· Selected Works of Hippocrates ·

伟大的希波克拉底，睿智的医师。

——古希腊哲学家 亚里士多德（Aristotle）

希波克拉底是真正的医学天才，他的著作是医学艺术的源泉。

——英国医生、现代循证医学奠基人 托马斯·西登汉姆（Thomas Sydenham）

希波克拉底誓言是医学伦理永恒的基石。

——加拿大医生、现代医学奠基人 威廉·奥斯勒（William Osler）

在医学中，是希波克拉底奠定了真正的观察原则。

——法国微生物学家 路易斯·巴斯德（Louis Pasteur）

"十四五"时期国家重点出版物出版专项规划项目

科学元典丛书

The Series of the Great Classics in Science

主　　编　任定成
执行主编　周雁翎

策　　划　周雁翎
丛书主持　陈　静

　　科学元典是科学史和人类文明史上划时代的丰碑，是人类文化的优秀遗产，是历经时间考验的不朽之作。它们不仅是伟大的科学创造的结晶，而且是科学精神、科学思想和科学方法的载体，具有永恒的意义和价值。

科学元典丛书

希波克拉底经典著作选

Selected Works of Hippocrates

［古希腊］希波克拉底 著

苏静静 译　张大庆 审校

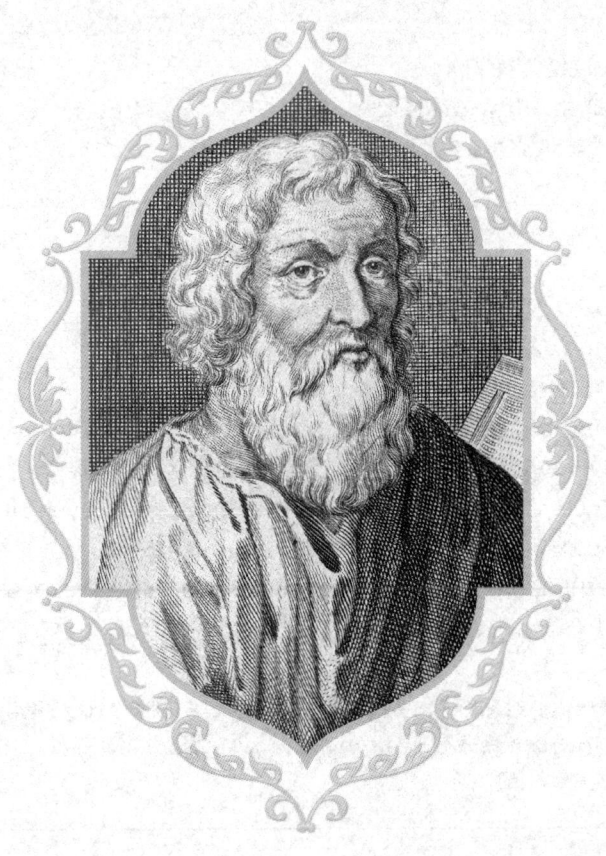

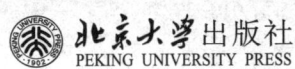
北京大学出版社
PEKING UNIVERSITY PRESS

图书在版编目(CIP)数据

希波克拉底经典著作选 / (古希腊) 希波克拉底著；苏静静译. -- 北京：北京大学出版社，2025.10. (科学元典丛书). -- ISBN 978-7-301-36507-6

Ⅰ. R-53

中国国家版本馆 CIP 数据核字第 20255K4D29 号

书　　名	希波克拉底经典著作选 XIBOKELADI JINGDIAN ZHUZUOXUAN
著作责任者	［古希腊］希波克拉底 著　苏静静 译
丛书策划	周雁翎
丛书主持	陈　静
责任编辑	郭　莉
特约编辑	冼诗晴
标准书号	ISBN 978-7-301-36507-6
出版发行	北京大学出版社
地　　址	北京市海淀区成府路 205 号　100871
网　　址	http://www.pup.cn　　新浪微博：@北京大学出版社
微信公众号	通识书苑（微信号：sartspku）　科学元典（微信号：kexueyuandian）
电子邮箱	编辑部 jyzx@pup.cn　　总编室 zpup@pup.cn
电　　话	邮购部 010-62752015　发行部 010-62750672　编辑部 010-62707542
印 刷 者	北京中科印刷有限公司
经 销 者	新华书店
	787 毫米 ×1092 毫米　16 开本　彩插 8　14.75 印张　260 千字 2025 年 10 月第 1 版　2025 年 10 月第 1 次印刷
定　　价	89.00 元

未经许可，不得以任何方式复制或抄袭本书之部分或全部内容。
版权所有，侵权必究
举报电话：010-62752024　电子邮箱：fd@pup.cn
图书如有印装质量问题，请与出版部联系，电话：010-62756370

弁 言

Preface to the Series of the Great Classics in Science

  这套丛书中收入的著作，是自古希腊以来，主要是自文艺复兴时期现代科学诞生以来，经过足够长的历史检验的科学经典。为了区别于时下被广泛使用的"经典"一词，我们称之为"科学元典"。

  我们这里所说的"经典"，不同于歌迷们所说的"经典"，也不同于表演艺术家们朗诵的"科学经典名篇"。受歌迷欢迎的流行歌曲属于"当代经典"，实际上是时尚的东西，其含义与我们所说的代表传统的经典恰恰相反。表演艺术家们朗诵的"科学经典名篇"多是表现科学家们的情感和生活态度的散文，甚至反映科学家生活的话剧台词，它们可能脍炙人口，是否属于人文领域里的经典姑且不论，但基本上没有科学内容。并非著名科学大师的一切言论或者是广为流传的作品都是科学经典。

  这里所谓的科学元典，是指科学经典中最基本、最重要的著作，是在人类智识史和人类文明史上划时代的丰碑，是理性精神的载体，具有永恒的价值。

一

  科学元典或者是一场深刻的科学革命的丰碑，或者是一个严密的科学体系的构架，或者是一个生机勃勃的科学领域的基石，或者是一座传播科学文明的灯塔。它们既是昔日科学成就的创造性总结，又是未来科学探索的理性依托。

  哥白尼的《天体运行论》是人类历史上最具革命性的震撼心灵的著作，它向统治西方思想千余年的地心说发出了挑战，动摇了"正统宗教"学说的天文学基础。伽利略《关于托勒密和哥白尼两大世界体系的对话》以确凿的证据进一步论证了哥白尼学说，更直接地动摇了教会所庇护的托勒密学说。哈维的《心血运动论》以对人类躯体和心灵的双重关怀，满怀真挚的宗教情感，阐述了血液循环理论，推翻了同样统治西方思想千余年、被"正统宗教"所庇护的盖伦学说。笛卡儿的《几何》不仅创立了为后来诞生的微积分提供了工具的解析几何，而且折射出影响万世的思想方法论。牛顿的《自然哲学之数学原理》标志着17世纪科学革命的顶点，为后来的工业革命奠定了科学基础。分别以惠更斯的《光论》与牛顿的《光学》为代表的波动说与微粒说之间展开了长达200余年的论战。拉瓦锡在《化学基础论》中详尽论述了氧化理论，推翻了统治化学百余年之久的燃素理论，这一智识壮举被公认为历史上最自觉的科学革命。道尔顿的《化学哲学新体系》奠定了物质结构理论的基础，开创了科学中的新时代，使19世纪的化学家们有计划地向未知领域前进。傅立叶的《热的解析理论》以其对热传导问题的精湛处理，突破了牛顿的《自然哲学之数学原理》所规定的理论力学范围，开创了数学物理学的崭新领域。达尔文《物种起源》中的进化论思想不仅在生物学发展到分子水平的今天仍然是科学家们阐释的对象，而且100多年来几乎在科学、社会和人文的所有领域都在施展它有形和无形的影响。《基因论》揭示了孟德尔式遗传性状传递机理的物质基础，把生命科学推进到基因水平。爱因斯坦的《狭义与广义相对论浅说》和薛定谔的《关于波动力学的四次演讲》分别阐述了物质世界在高速和微观领域的运动规律，完全改变了自牛顿以来的世界观。魏格纳的《海陆的起源》提出了大陆漂移的猜想，为当代地球科学提供了新的发展基点。维纳的《控制论》揭示了控制系统的反馈过程，普里戈金的《从存在到演化》发现了系统可能从原来无序向新的有序态转化的机制，二者的思想在今天的影响已经远远超越了自然科学领域，影响到经济学、社会学、政治学等领域。

　　科学元典的永恒魅力令后人特别是后来的思想家为之倾倒。欧几里得的《几何原本》以手抄本形式流传了1800余年，又以印刷本用各种文字出了1000版以上。阿基米德写了大量的科学著作，达·芬奇把他当作偶像崇拜，热切搜求他的手稿。伽利略以他的继承人自居。莱布尼兹则说，了解他的人对后代杰出人物的成就就不会那么赞赏了。为捍卫《天体运行论》中的学说，布鲁诺被教会处以火刑。伽利略因为其《关于托勒密和哥白尼两大世界体系的对话》一书，遭教会的终身监禁，备受折磨。伽利略说吉尔伯特的《论磁》一书伟大得令人嫉妒。拉普拉斯说，牛顿的《自然哲学之数学原理》揭示了宇宙的最伟大定律，它将永远成为深邃智慧的纪念碑。拉瓦锡在他的《化学基础论》出版后5年被法国革命法庭处死，传说拉格朗日悲愤地说，砍掉这颗头颅只要一瞬间，再长出这样的头颅 100 年也不够。《化学哲学新体系》的作者道尔顿应邀访法，当他走进法国科学院会议厅时，院长和全体院士起立致敬，得到拿破仑未曾享有的殊荣。傅立叶在《热的解析理论》中阐述的强有力的数学工具深深影响了整个现代物理学，推动数学分析的发展达一个多世纪，麦克斯韦称赞该书是"一首美妙的诗"。当人们咒骂《物种起源》是"魔鬼的经典""禽兽的哲学"的时候，赫胥黎甘做"达尔文的斗犬"，挺身捍卫进化论，撰写了《进化论与伦理学》和《人类在自然界的位置》，阐发达尔文的学说。经过严复的译述，赫胥黎的著作成为维新领袖、辛亥精英、"五四"斗士改造中国的思想武器。爱因斯坦说法拉第在《电学实验研究》中论证的磁场和电场的思想是自牛顿以来物理学基础所经历的最深刻变化。

在科学元典里，有讲述不完的传奇故事，有颠覆思想的心智波涛，有激动人心的理性思考，有万世不竭的精神甘泉。

二

按照科学计量学先驱普赖斯等人的研究，现代科学文献在多数时间里呈指数增长趋势。现代科学界，相当多的科学文献发表之后，并没有任何人引用。就是一时被引用过的科学文献，很多没过多久就被新的文献所淹没了。科学注重的是创造出新的实在知识。从这个意义上说，科学是向前看的。但是，我们也可以看到，这么多文献被淹没，也表明划时代的科学文献数量是很少的。大多数科学元典不被现代科学文献所引用，那是因为其中的知识早已成为科学中无须证明的常识了。即使这样，科学经典也会因为其中思想的恒久意义，而像人文领域里的经典一样，具有永恒的阅读价值。于是，科学经典就被一编再编、一印再印。

早期诺贝尔奖得主奥斯特瓦尔德编的物理学和化学经典丛书"精密自然科学经典"从 1889 年开始出版，后来以"奥斯特瓦尔德经典著作"为名一直在编辑出版，有资料说目前已经出版了 250 余卷。祖德霍夫编辑的"医学经典"丛书从 1910 年就开始陆续出版了。也是这一年，蒸馏器俱乐部编辑出版了 20 卷"蒸馏器俱乐部再版本"丛书，丛书中全是化学经典，这个版本甚至被化学家在 20 世纪的科学刊物上发表的论文所引用。一般把 1789 年拉瓦锡的化学革命当作现代化学诞生的标志，把 1914 年爆发的第一次世界大战称为化学家之战。奈特把反映这个时期化学的重大进展的文章编成一卷，把这个时期的其他 9 部总结性化学著作各编为一卷，辑为 10 卷"1789—1914 年的化学发展"丛书，于 1998 年出版。像这样的某一科学领域的经典丛书还有很多很多。

科学领域里的经典，与人文领域里的经典一样，是经得起反复咀嚼的。两个领域里的经典一起，就可以勾勒出人类智识的发展轨迹。正因为如此，在发达国家出版的很多经典丛书中，就包含了这两个领域的重要著作。1924年起，沃尔科特开始主编一套包括人文与科学两个领域的原始文献丛书。这个计划先后得到了美国哲学协会、美国科学促进会、美国科学史学会、美国人类学协会、美国数学协会、美国数学学会以及美国天文学学会的支持。1925年，这套丛书中的《天文学原始文献》和《数学原始文献》出版，这两本书出版后的25年内市场情况一直很好。1950年，沃尔科特把这套丛书中的科学经典部分发展成为"科学史原始文献"丛书出版。其中有《希腊科学原始文献》《中世纪科学原始文献》和《20世纪（1900—1950年）科学原始文献》，文艺复兴至19世纪则按科学学科（天文学、数学、物理学、地质学、动物生物学以及化学诸卷）编辑出版。约翰逊、米利肯和威瑟斯庞三人主编的"大师杰作丛书"中，包括了小尼德勒编的3卷"科学大师杰作"，后者于1947年初版，后来多次重印。

在综合性的经典丛书中，影响最为广泛的当推哈钦斯和艾德勒1943年开始主持编译的"西方世界伟大著作丛书"。这套书耗资200万美元，于1952年完成。丛书根据独创性、文献价值、历史地位和现存意义等标准，选择出74位西方历史文化巨人的443部作品，加上丛书导言和综合索引，辑为54卷，篇幅2500万单词，共32000页。丛书中收入不少科学著作。购买丛书的不仅有"大款"和学者，而且还有屠夫、面包师和烛台匠。迄1965年，丛书已重印30次左右，此后还多次重印，任何国家稍微像样的大学图书馆都将其列入必藏图书之列。这套丛书是20世纪上半叶在美国大学兴起而后扩展到全社会的经典著作研读运动的产物。这个时期，美国一些大学的寓所、校园和酒吧里都能听到学生讨论古典佳作的声音。有的大学要求学生必须深研100多部名著，甚至在教学中不得使用最新的实验设备，而是借助历史上的科学大师所使用的方法和仪器复制品去再现划时代的著名实验。至20世纪40年代末，美国举办古典名著学习班的城市达300个，学员50000余众。

相比之下，国人眼中的经典，往往多指人文而少有科学。一部公元前300年左右古希腊人写就的《几何原本》，从1592年到1605年的13年间先后3次汉译而未果，经17世纪初和19世纪50年代的两次努力才分别译刊出全书来。近几百年来移译的西学典籍中，成系统者甚多，但皆系人文领域。汉译科学著作，多为应景之需，所见典籍寥若晨星。借20世纪70年代末举国欢庆"科学春天"到来之良机，有好尚者发出组译出版"自然科学世界名著丛书"的呼声，但最终结果却是好尚者抱憾而终。20世纪90年代初出版的"科学名著文库"，虽使科学元典的汉译初见系统，但以10卷之小的容量投放于偌大的中国读书界，与具有悠久文化传统的泱泱大国实不相称。

我们不得不问：一个民族只重视人文经典而忽视科学经典，何以自立于当代世界民族之林呢？

三

科学元典是科学进一步发展的灯塔和坐标。它们标识的重大突破，往往导致的是常规科学的快速发展。在常规科学时期，人们发现的多数现象和提出的多数理论，都要用科学元典中的思想来解释。而在常规科学中发现的旧范型中看似不能得到解释的现象，其重要性往往也要通过与科学元典中的思想的比较显示出来。

在常规科学时期，不仅有专注于狭窄领域常规研究的科学家，也有一些从事着常规研究但又关注着科学基础、科学思想以及科学划时代变化的科学家。随着科学发展中发现的新现象，这些科学家的头脑里自然而然地就会浮现历史上相应的划时代成就。他们会对科学元典中的相应思想，重新加以诠释，以期从中得出对新现象的说明，并有可能产生新的理念。百余年来，达尔文在《物种起源》中提出的思想，被不同的人解读出不同的信息。古脊椎动物学、古人类学、进化生物学、遗传学、动物行为学、社会生物学等领域的几乎所有重大发现，都要拿出来与《物种起源》中的思想进行比较和说明。玻尔在揭示氢光谱的结构时，提出的原子结构就类似于哥白尼等人的太阳系模型。现代量子力学揭示的微观物质的波粒二象性，就是对光的波粒二象性的拓展，而爱因斯坦揭示的光的波粒二象性就是在光的波动说和微粒说的基础上，针对光电效应，提出的全新理论。而正是与光的波动说和微粒说二者的困难的比较，我们才可以看出光的波粒二象性学说的意义。可以说，科学元典是时读时新的。

除了具体的科学思想之外，科学元典还以其方法学上的创造性而彪炳史册。这些方法学思想，永远值得后人学习和研究。当代诸多研究人的创造性的前沿领域，如认知心理学、科学哲学、人工智能、认知科学等，都涉及对科学大师的研究方法的研究。一些科学史学家以科学元典为基点，把触角延伸到科学家的信件、实验室记录、所属机构的档案等原始材料中去，揭示出许多新的历史现象。20世纪后期兴起的机器发现，首先就是对科学史学家提供的材料，编制程序，在机器中重新做出历史上的伟大发现。借助于人工智能手段，人们已经在机器上重新发现了波义耳定律、开普勒行星运动第三定律，提出了燃素理论。萨伽德甚至用机器研究科学理论的竞争与接受，系统研究了拉瓦锡氧化理论、达尔文进化学说、魏格纳大陆漂移说、哥白尼日心说、牛顿力学、爱因斯坦相对论、量子论以及心理学中的行为主义和认知主义形成的革命过程和接受过程。

除了这些对于科学元典标识的重大科学成就中的创造力的研究之外，人们还曾经大规模地把这些成就的创造过程运用于基础教育之中。美国几十年前兴起的发现法教学，就是在这方面的尝试。20世纪后期全球兴起的基础教育改革浪潮，其目标就是提高学生的科学素养，改变片面灌输科学知识的状况。其中的一个重要举措，就是在教学中加强科学探究过程的理解和训练。因为，单就科学本身而言，它不仅外化为工艺、流程、技术及其产物等器物形态，直接表现为概念、定律和理论等知识形态，更深蕴于其特有的思想、观念和方法等精神形态之中。没有人怀疑，我们通过阅读今天的教科书就可以方便地学到科学元典著作中的科学知识，而且由于科学的进步，我们从现代教科书上所学的知识甚至比经典著作中的更完善。但是，教科书所提供的只是结晶状态的凝固知识，而科学本是历史的、创造的、流动的，在这历史、创造和流动过程之中，一些东西蒸发了，另一些东西积淀了，只有科学思想、科学观念和科学方法保持着永恒的活力。

然而，遗憾的是，我们的基础教育课本和科普读物中讲的许多科学史故事不少都是误讹相传的东西。比如，把血液循环的发现归于哈维，指责道尔顿提出二元化合物的元素原子数最简比是当时的错误，讲伽利略在比萨斜塔上做过落体实验，宣称牛顿提出了牛顿定律的诸数学表达式，等等。好像科学史就像网络上传播的八卦那样简单和耸人听闻。为避免这样的误讹，我们不妨读一读科学元典，看看历史上的伟人当时到底是如何思考的。

现在，我们的大学正处在席卷全球的通识教育浪潮之中。就我的理解，通识教育固然要对理工农医专业的学生开设一些人文社会科学的导论性课程，要对人文社会科学专业的学生开设一些理工农医的导论性课程，但是，我们也可以考虑适当跳出专与博、文与理的关系的思考路数，对所有专业的学生开设一些真正通而识之的综合性课程，或者倡导这样的阅读活动、讨论活动、交流活动甚至跨学科的研究活动，发掘文化遗产、分享古典智慧、继承高雅传统，把经典与前沿、传统与现代、创造与继承、现实与永恒等事关全民素质、民族命运和世界使命的问题联合起来进行思索。

我们面对不朽的理性群碑，也就是面对永恒的科学灵魂。在这些灵魂面前，我们不是要顶礼膜拜，而是要认真研习解读，读出历史的价值，读出时代的精神，把握科学的灵魂。我们要不断吸取深蕴其中的科学精神、科学思想和科学方法，并使之成为推动我们前进的伟大精神力量。

任定成
2005年8月6日
北京大学承泽园迪吉轩

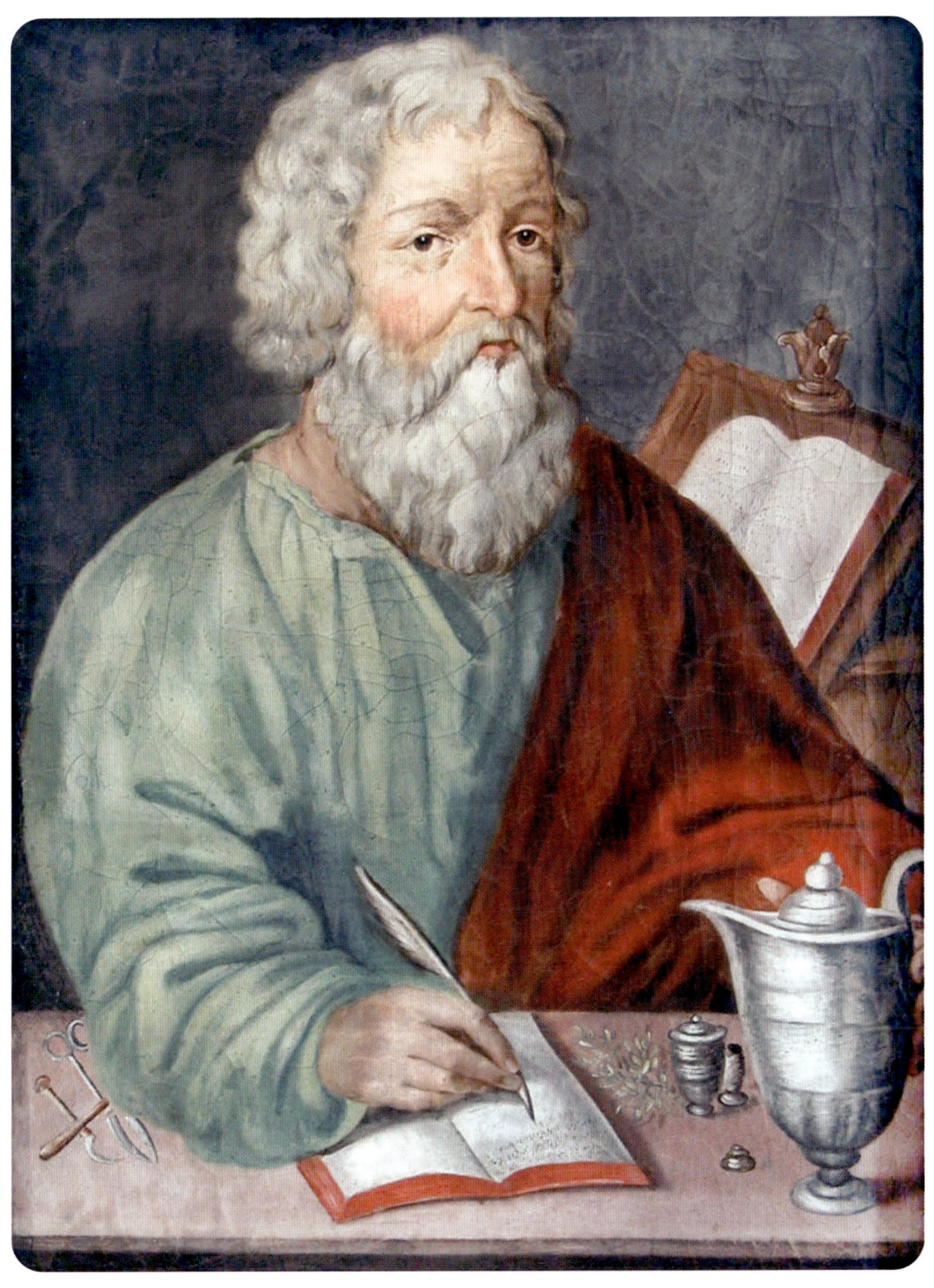

希波克拉底(Hippocrates,约前460—约前370),古希腊医生,古希腊医学思想之集大成者,被后世誉为"西方医学之父"。

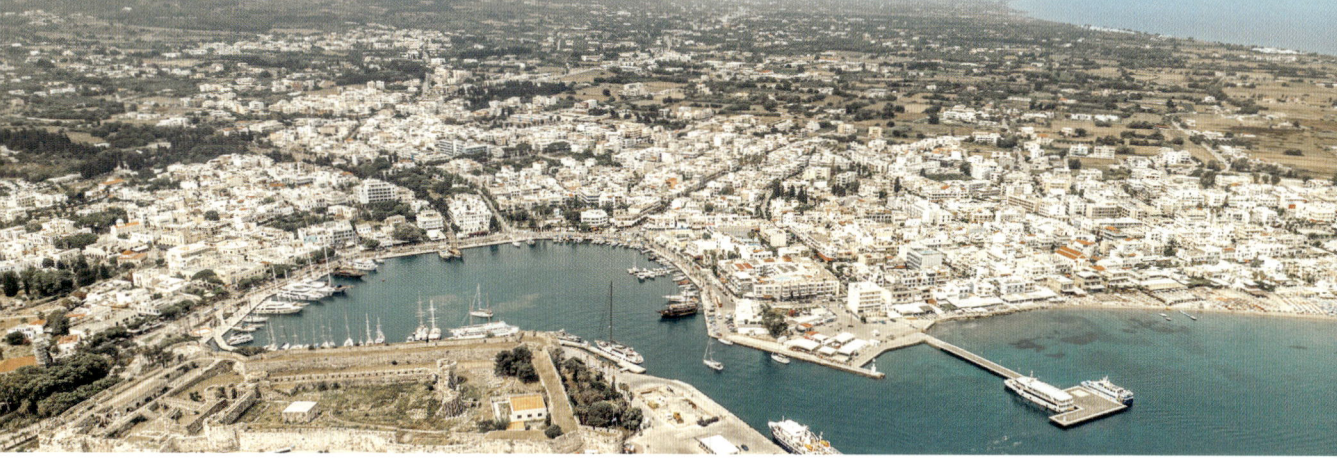

⬆ 今日的希腊科斯岛。

约公元前460年,希波克拉底出生于科斯岛一个行医世家,从小跟随父亲及祖父学医。据说他的祖父不仅是医生,还著有医学著作。

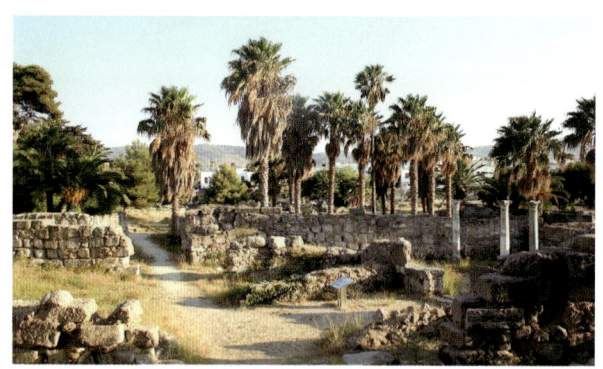

⬅ 科斯岛古市集遗迹。科斯岛古市集被认为是古希腊最大的市集之一。

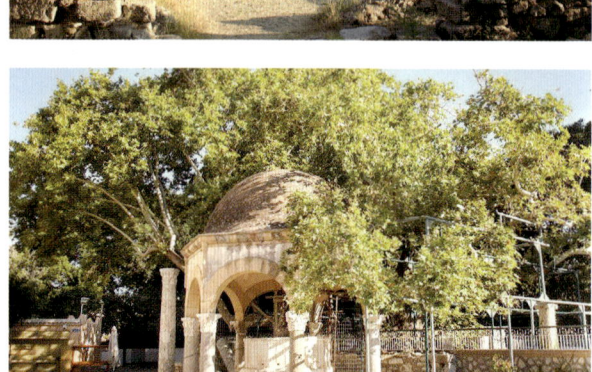

⬋ 科斯岛的希波克拉底之树。传说希波克拉底曾在树下向他的学生传授医学知识。如今,这株东方悬铃木的种子或插枝已作为医学的象征,传播到世界各地,开枝散叶。

⬇ 这幅画作表现了希波克拉底在树下给学生讲课的场景。

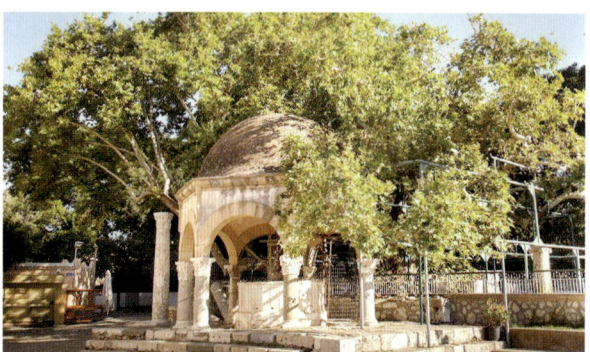

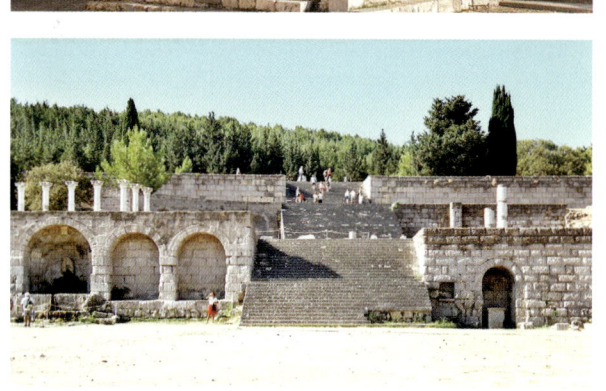

⬅ 科斯岛的阿斯克勒庇俄斯神庙。希波克拉底曾在此接受过医疗方面的训练。古希腊各地有超过300座阿斯克勒庇俄斯神庙。这些神庙供奉着医神阿斯克勒庇俄斯,是当地的疗养圣地和医治中心。

➡ **阿斯克勒庇俄斯雕像。**阿斯克勒庇俄斯是希腊神话中的医神，蛇及权杖是阿斯克勒庇俄斯形象的一部分。有一种解释是，权杖象征着人的脊椎，蛇则因周期性的蜕皮象征着疗愈与康复。后来，蛇盘绕的权杖在国际上成为医学及医学界的标志，世界卫生组织的标识中就有蛇盘绕的权杖形象。

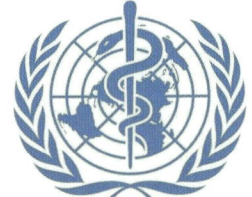

⬅ 世界卫生组织标识。

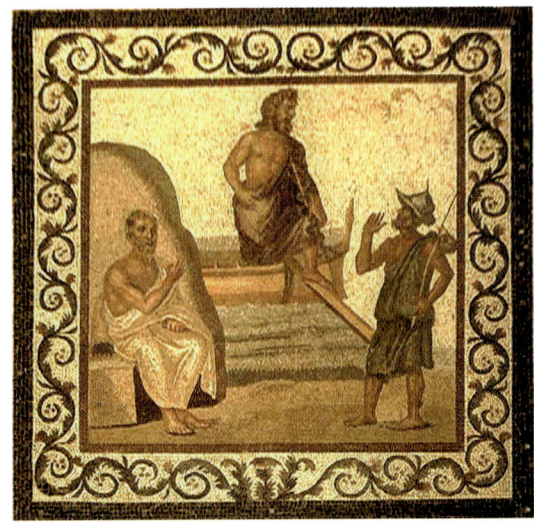

⬅ 科斯岛考古博物馆收藏的马赛克壁画（约公元前3世纪）。描绘了医神阿斯克勒庇俄斯（中）抵达科斯岛，希波克拉底（左）和一名公民（右）前来迎接他。也有说法认为希波克拉底是阿斯克勒庇俄斯的后裔。

➡ 病人在阿斯克勒庇俄斯神庙中接受治疗（英国画家埃内斯特·博德绘）。

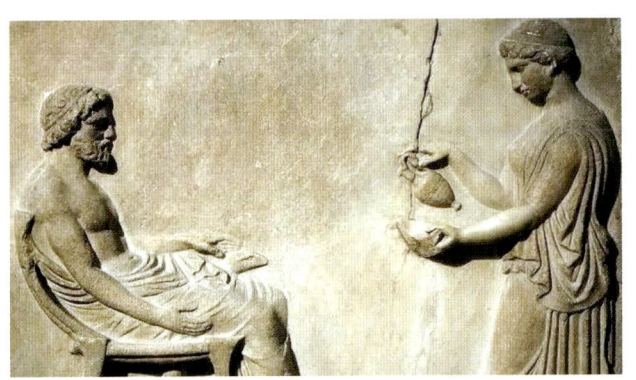

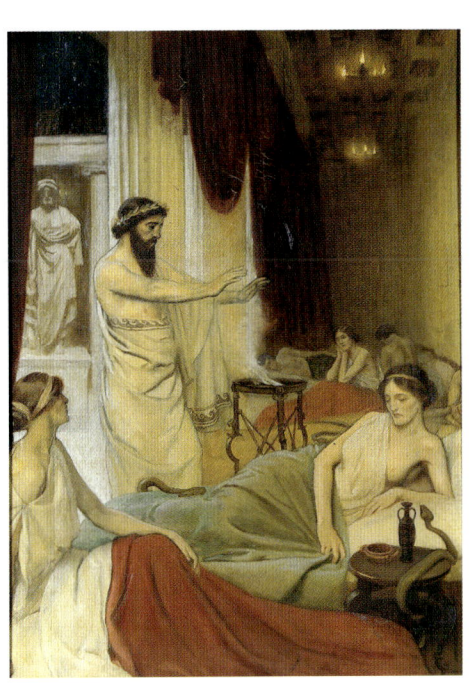

⬆ 医神阿斯克勒庇俄斯（左）和他的女儿许癸厄亚（右）。许癸厄亚是希腊神话中掌管健康、清洁和卫生的女神，英语中的"卫生"（hygiene）一词即源于她的名字Hygieia。

现存有关希波克拉底生平事迹的记录较少。公元 2 世纪的罗马医生索兰纳斯是首个为希波克拉底立传之人，也是现今关于希波克拉底的大多数个人信息的来源。希波克拉底的名字和事迹在同时期及后世的其他作品中也有少量涉及。

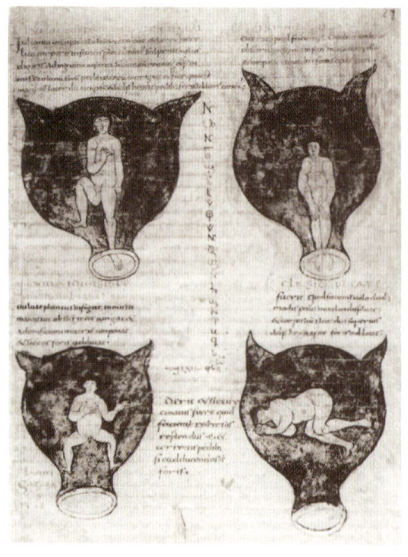

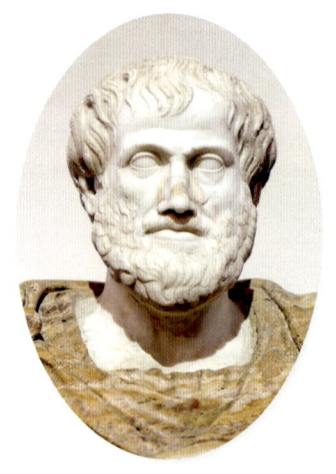

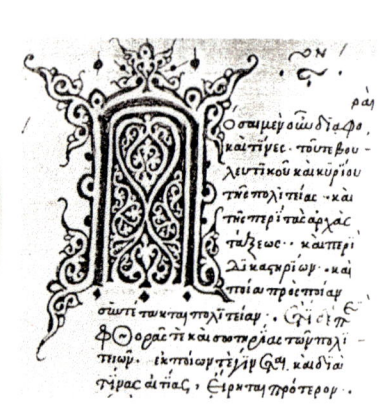

← 索兰纳斯所著《妇科学》中世纪手抄本中的插图。图中展示的是胚胎在子宫中的位置。索兰纳斯对产科医学有重要影响。

↓ 亚里士多德及其所著《政治学》（成书于公元前 4 世纪）。书中提到"伟大的希波克拉底，睿智的医师"。

↘ 柏拉图及其所著对话录《普罗泰戈拉》（成书于公元前 4 世纪）。柏拉图经常批评古希腊医生的工作，但在《普罗泰戈拉》中，他称希波克拉底为"科斯岛的著名医生"。

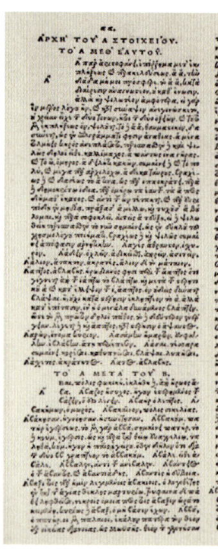

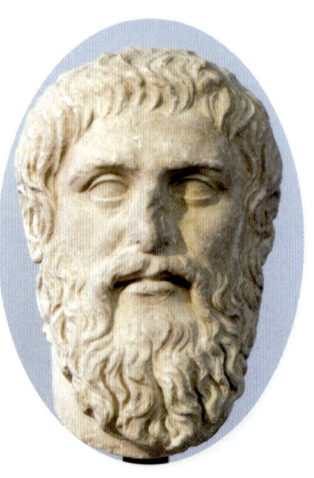

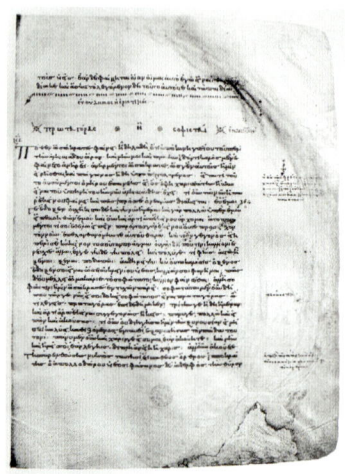

← 《苏达辞书》16 世纪写本。《苏达辞书》是 10 世纪末由拜占庭学者编纂的一部百科全书性质的辞书，以希腊语写成，有约三万个条目。其中记载了希波克拉底的部分生平事迹。

据传希波克拉底从小跟随父亲及祖父学医,又是名医赫罗迪科斯和修辞学家高尔吉亚的学生,还与原子论哲学家德谟克利特是好朋友。

▶ 赫罗迪科斯(Herodicus)。公元前5世纪的希腊名医。他认为运动和良好的饮食是健康的关键,他的理论被认为是运动医学的基础。一些学者认为,希波克拉底对卫生学的关注及对体液理论的提出受到了赫罗迪科斯的影响。

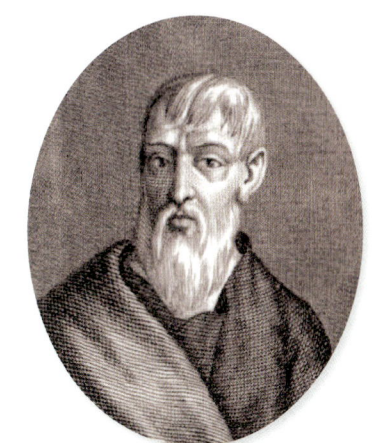

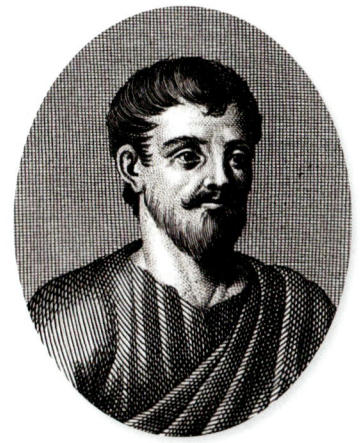

◀ 高尔吉亚(Gorgias)。古希腊哲学家及修辞学家,诡辩学派学者。他和医生赫罗迪科斯是兄弟。高尔吉亚开创了涉及结构和装饰的修辞创新,是第一个发展并教授"独特的说话风格"的演说家。

▶ 德谟克利特(Democritus)。古希腊自然派哲学家,古代唯物思想的重要代表,被认为是第一位百科全书式的学者。他的人生哲学充满乐观主义精神。据传,德谟克利特曾因遇事皆笑、几近疯癫而求助于好友希波克拉底,希波克拉底为其进行了检查。

希波克拉底一生游历广泛,他吸取各地的医疗经验,热心为人治病,并传播自己的医学思想和医疗技术。

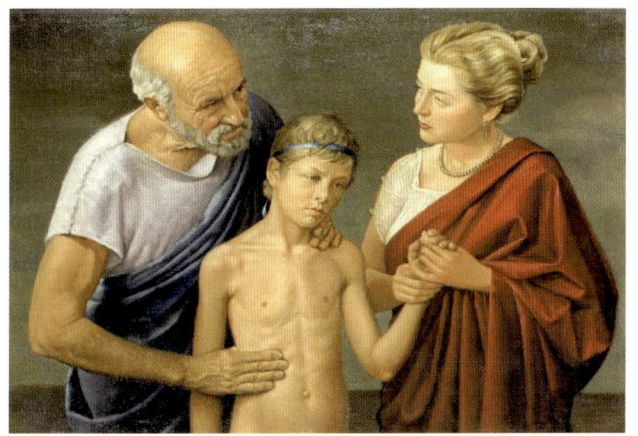

▶ 希波克拉底为病人进行检查(美国画家罗伯特·托姆绘)。

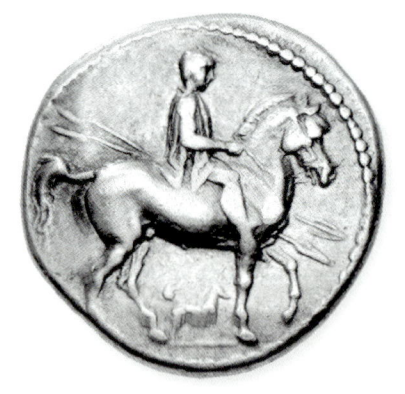

← 马其顿国王佩尔狄卡斯二世骑马像（公元前5世纪钱币）。传说希波克拉底曾担任马其顿王国的宫廷御医，他诊断出佩尔狄卡斯二世的健康问题源于相思病。

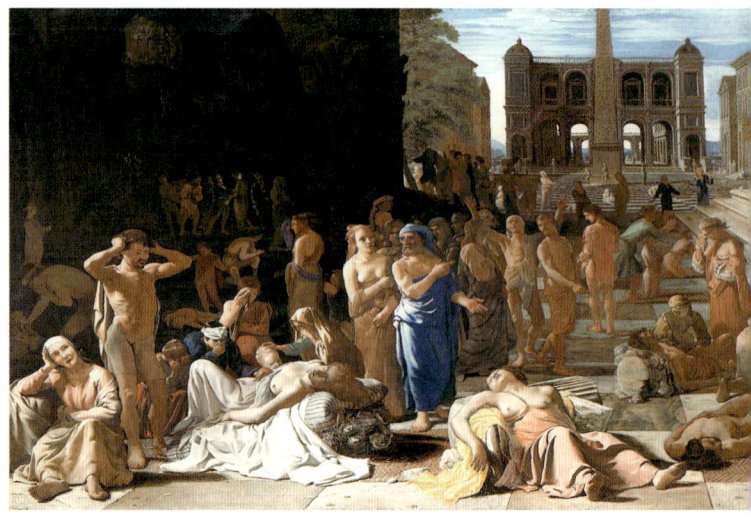

→ 雅典大瘟疫（法国画家米歇尔·斯威兹绘）。雅典大瘟疫大约爆发于伯罗奔尼撒战争的第二年（公元前430年），造成7.5万至10万人死亡，对雅典城邦造成了严重破坏。据记载，希波克拉底当时任马其顿王宫御医，他冒着生命危险赶往雅典救治患者，并通过在全城各处点燃火堆消毒，控制了瘟疫蔓延。

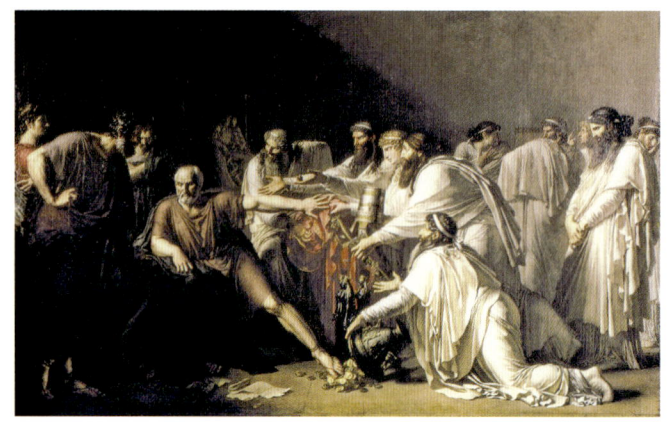

← 希波克拉底拒绝波斯国王的礼物（法国画家吉罗代·特里奥松绘）。法国哲学家拉波埃西的著作《论自愿为奴》中提到，希波克拉底曾写给波斯国王一封信，信中表示拒绝为想要杀害希腊人和奴役希腊的野蛮人服务。

↓ 希腊城市拉里萨所在的平原。据推测，希波克拉底约于公元前370年在拉里萨去世。

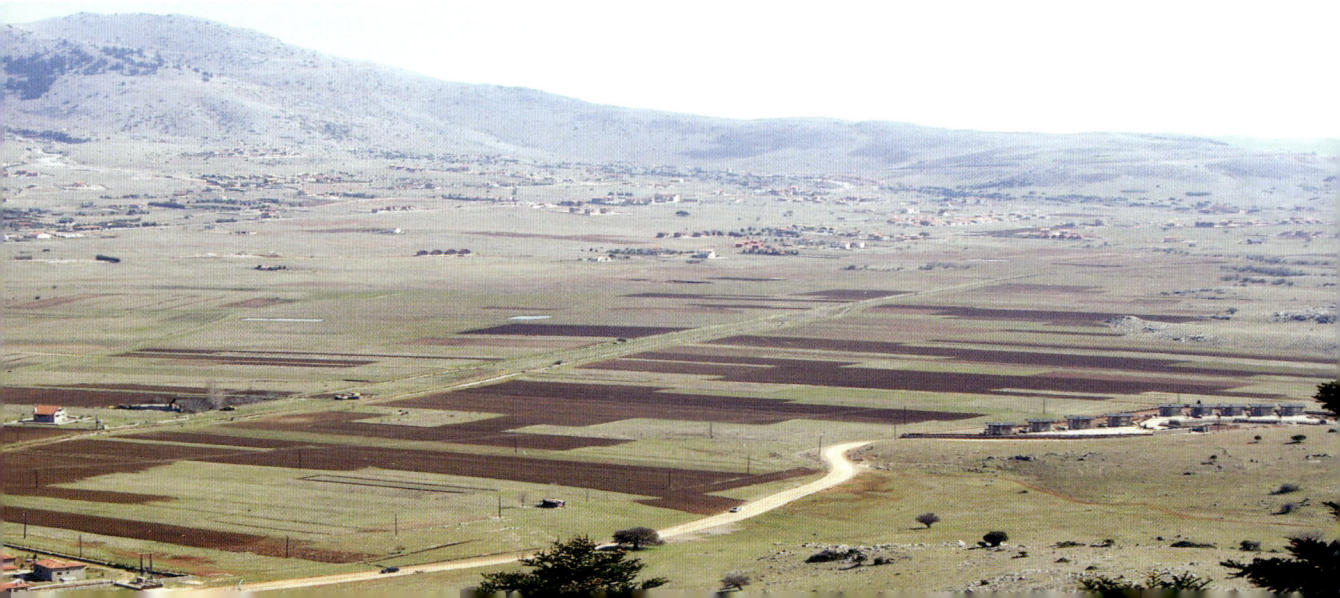

一般认为，希波克拉底时代可能就有了《希波克拉底文集》的文稿雏形，后来不断充实，各种稿本辗转流传，到希腊化时代经修订才成为现今流传的文本。文本表现出不同时代的不同特征，可能夹杂其他学派的观点，但无疑主要体现了以希波克拉底学派为主的医学理论和哲学思想。

▶ 15世纪的《希波克拉底文集》手抄本页面。

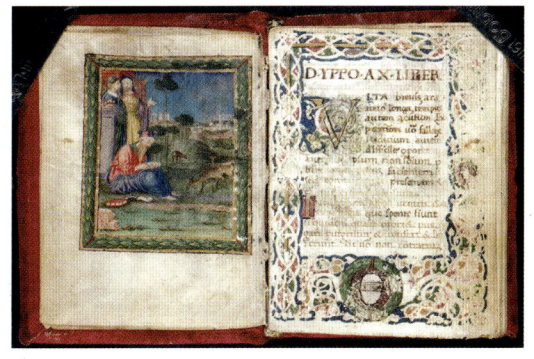

◀ 16世纪的《希波克拉底文集》手抄本目录。这份手抄本由意大利文艺复兴时期人文主义者卡尔乌斯（Marcus Calvus）亲手抄写。1525年，卡尔乌斯出版了《希波克拉底文集》的拉丁文版本。

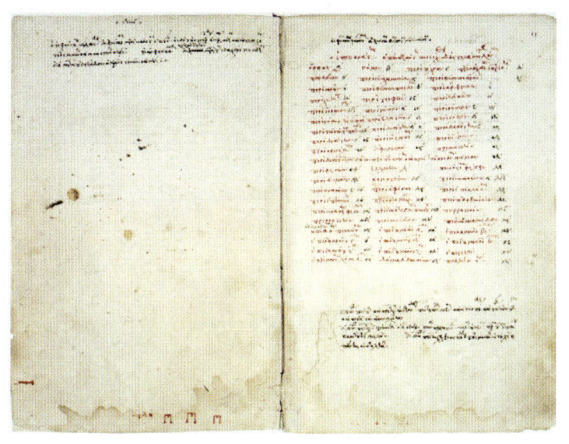

希波克拉底被后世誉为"西方医学之父"，他对医学的贡献改变了古希腊的医学实践，对医学的发展产生了革命性的影响。在他过世后，他的医学理论一直受到推崇。公元2世纪，古罗马医生盖伦延续了希波克拉底的医学传统，并展开了进一步的探索。

▶ 古罗马医生盖伦。盖伦是继希波克拉底之后西方最伟大的古代医学家，他的学说在长达上千年的时间里被奉为经典和信条。

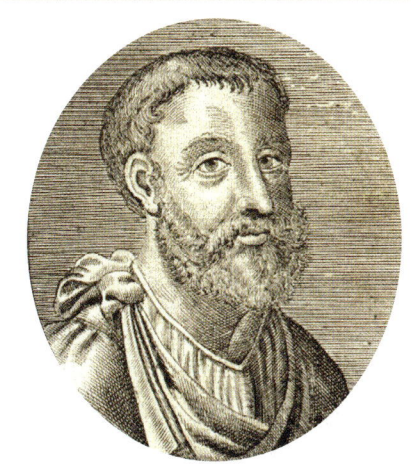

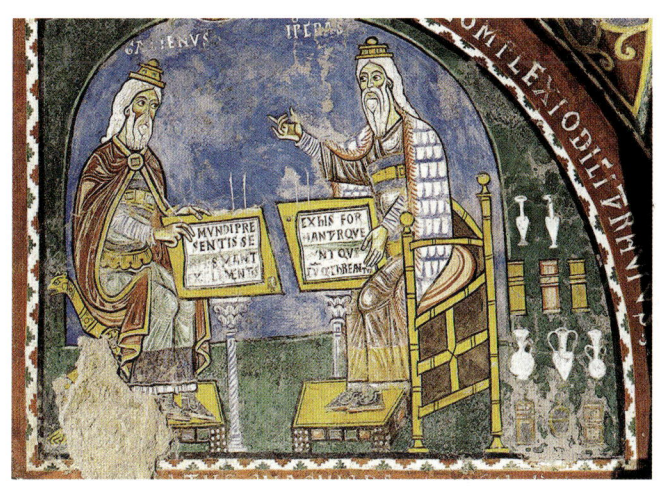

◀ 意大利阿纳尼圣玛丽大教堂地下室壁画（13世纪）。画面中希波克拉底（右）和盖伦（左）对坐相谈。希波克拉底和盖伦是西方古代医学史上的"双子星"，总是被相提并论。

希波克拉底是西方医学的象征。他的纪念雕像遍布世界各地。

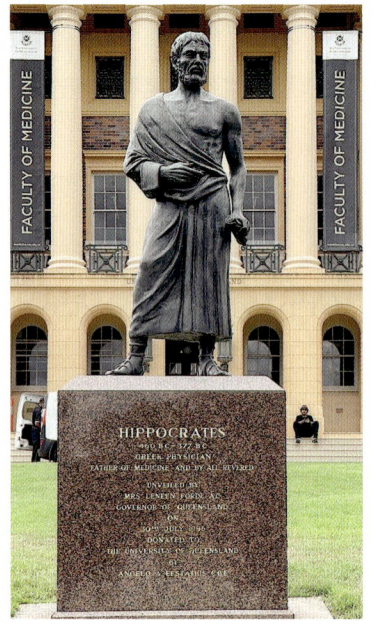
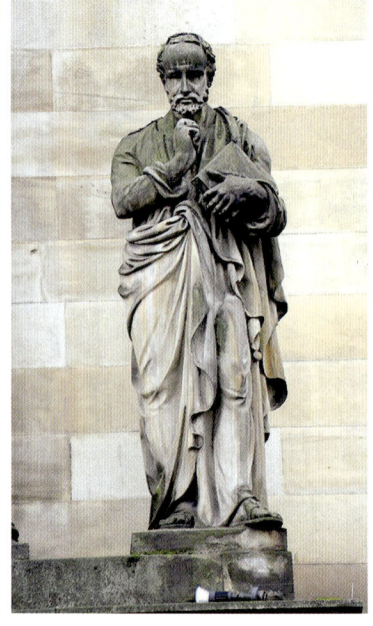
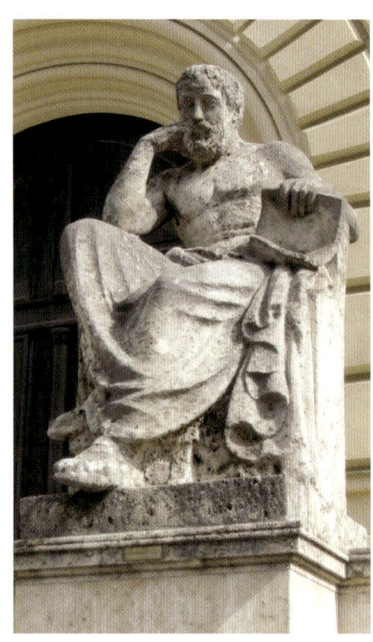

| ① | ② | ③ |
| ④ | ⑤ | ⑥ |

①澳大利亚昆士兰大学梅恩医学院。　②英国爱丁堡皇家医学院。
③德国巴伐利亚州立图书馆。　　　④墨西哥21世纪国家医学中心。
⑤英国牛津大学自然史博物馆。　　⑥巴西巴伊亚联邦大学巴伊亚医学院。

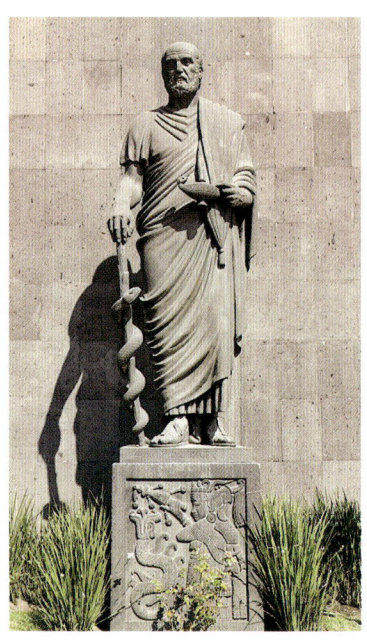
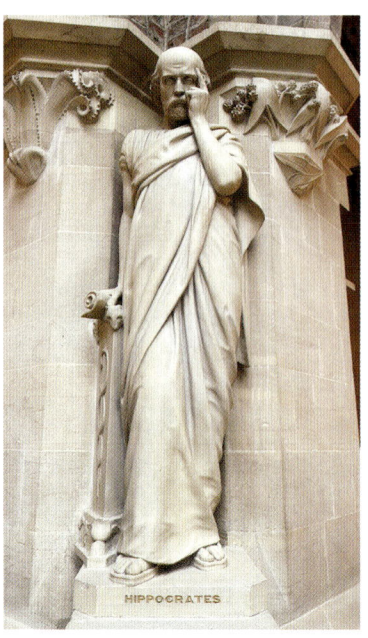
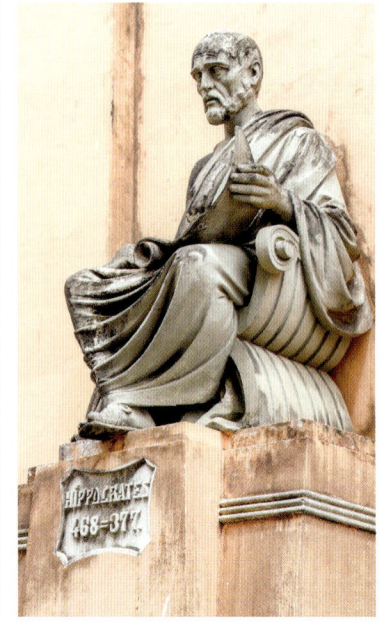

目 录

弁　言 / i

导　读 / 1

医学篇 / 1

誓言 / 3

法则论 / 4

论医学传统 / 5

论医学科学 / 17

医学格言篇 / 24

论气候水土 / 48

论人的自然性质 / 64

疾病篇 / 73

论流行病（卷一）/ 75

论流行病（卷三）/ 93

论神圣病 / 111

论预后 / 122

论急性病摄生法 / 133

论健康摄生法 / 147

论 梦 / 151

外科篇 / 157

论骨折 / 159

胚胎与解剖篇 / 181

论种子和儿童的特性 / 183

论心脏 / 203

导　　读

张大庆

（北京大学教授）

希波克拉底将理性观察与自然哲学引入医疗实践，摒弃当时盛行的宗教巫术思维，通过系统性记录症状、分析病因、总结经验，创立了以"体液理论"为核心的临床医学体系，被视为医学科学化的起点。他敏于观察，善于思考，吸收了东方医学和其他医学学派的智慧以及民间医学的优点，是古代希腊医学思想的集大成者。

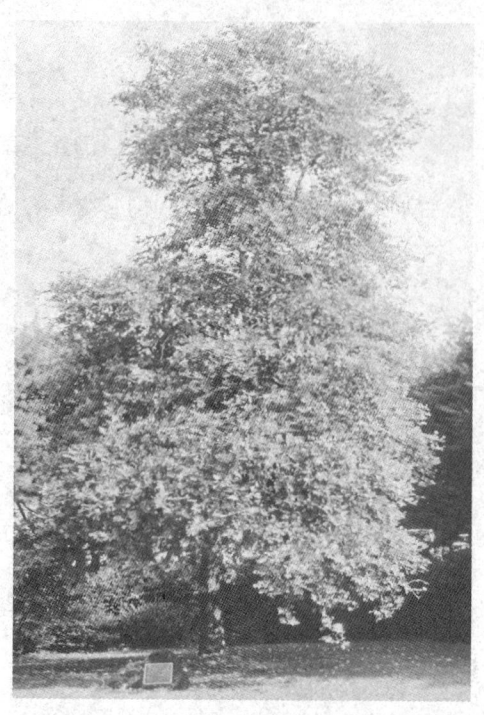
美国国立卫生研究院的希波克拉底之树

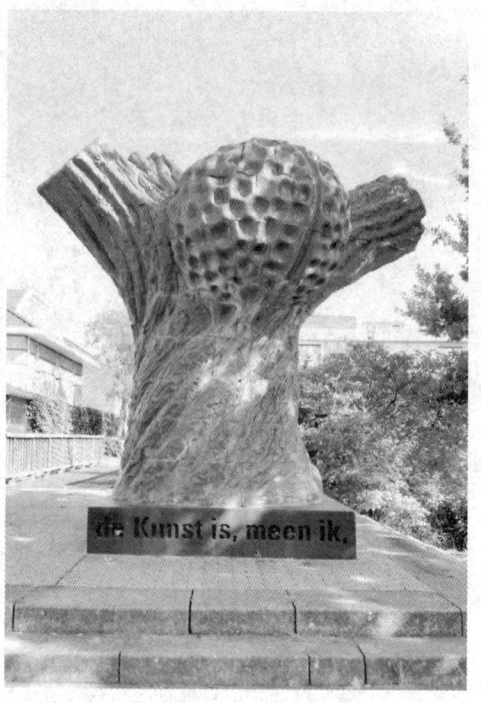
荷兰阿姆斯特丹大学医学中心的"希波克拉底之树"雕塑

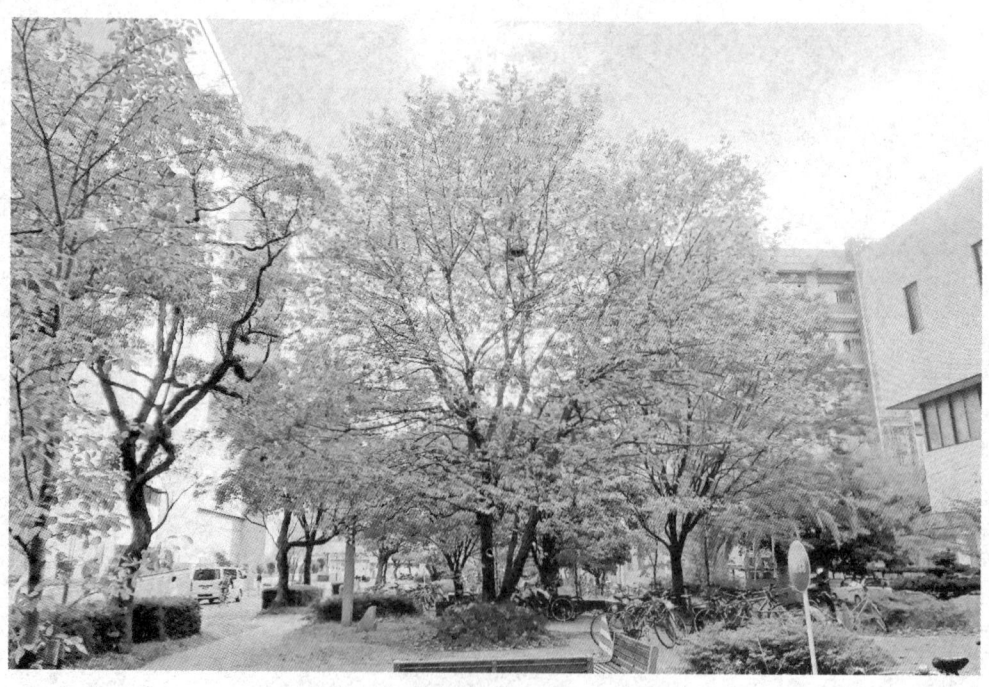
日本九州大学的希波克拉底之树

导 读

在公元前5世纪的古希腊，人类对疾病的理解尚笼罩在神谕与巫术的迷雾中，疾病可能被视为神灵的惩罚，治疗手段可能仅依赖占卜与祭祀。在这个蒙昧的时代，一位来自科斯（Cos）岛的医师以理性的光芒划破黑暗，将医学从神坛引向人间。他便是被后世尊为"西方医学之父"的希波克拉底（Hippocrates，约前460—约前370）。

希波克拉底生活于古希腊伯里克利时代，正值古希腊文明繁盛时期。他将理性观察与自然哲学引入医疗实践，摒弃当时盛行的宗教巫术思维，通过系统性记录症状、分析病因、总结经验，创立了以"体液理论"为核心的临床医学体系，被视为医学科学化的起点。他敏于观察，善于思考，吸收了东方医学和其他医学学派的智慧以及民间医学的优点，是古代希腊医学思想的集大成者。

流传至今的《希波克拉底文集》（Hippocratic Corpus），在整合古代埃及、美索不达米亚传统医学与希腊本土实践经验的基础上，汇集了希波克拉底本人以及多个医学学派的理论与实践之精华，是一部反映古典时期医学理论的里程碑式文献总集。其中的《誓言》《论医学传统》等篇章，确立了古代西方医学的整体论原则及重视经验、强调自然自愈力的特征，特别是著名的"希波克拉底誓言"提出的"不伤害原则"，构建了医生对病人的道德责任，成为西方医学道德的规范，对后世产生了重要的影响。

《希波克拉底文集》不仅有助于我们理解西方医学的起源和演进历程，也有助于我们更深刻地认识医学利他主义的精神为何能穿越两千五百年的时间长河，至今仍是，并将永远是医学职业传统的坐标。

1. 希波克拉底的生平、著述及其编译

关于希波克拉底的生平，留下来的记载不多。他的故乡是科斯岛，医疗在那里是受人尊敬的职业，那里还出现了以希腊神话中的医神阿斯克勒庇俄斯命名的医生组织。希波克拉底出生于一个行医世家，从小跟随父亲及祖父

◀ 世界各地的希波克拉底之树

学医。科斯岛的阿斯克勒庇俄斯神庙是古希腊医学中心之一，神庙中特有的"治愈仪式"融合了宗教与早期医疗实践。希波克拉底少年时曾在此接受训练，学习草药、外科技术与病患护理。他还是名医赫罗迪科斯（Herodicus）和智者、修辞学家高尔吉亚（Gorgias）的学生，与原子论哲学家德谟克利特（Democritus）是好朋友。

在希波克拉底所处的时代，医生尚不是现代意义上的职业，存在着各种类型的行医人，包括草药师、接生婆、巫师等。实际上，由于当时并没有法律或王权来确认医生的资质，任何人只要愿意，都可以宣称自己是医生。因此，医生需要通过建立一套程序来确立自己的地位，例如跟随名师学习、遵守某种行医规范等，以使自己区别于江湖郎中、游医、庸医等。

希波克拉底不仅具有高深的医学造诣，而且拥有广博丰富的自然科学知识和人文社会知识。他游历广泛，到过萨索斯（Thasos）岛、塞萨利（Thessaly）、色雷斯（Thrace）、普洛彭提斯（Propontis），有人认为他还到过埃及、利比亚和斯基泰（Scythia）。在游历中，他吸取各地的医疗经验，热心为人治病，并传播自己的医学思想和医疗技术。据说，他曾应邀治愈了马其顿王的怪病，帮助德谟克利特家乡的居民摆脱了肆虐的瘟疫，在伯罗奔尼撒战争期间曾设法使阿提卡地区抵御了瘟疫的袭击。

希波克拉底的哲学思想和医学理论主要反映在《希波克拉底文集》中。一般认为，这部文集并非希波克拉底的个人作品，而是那个时代希波克拉底学派的医生和哲学家甚至其他学派医生著作的合集，因为文集从内容编排上看内在联系不强，不同篇目体裁和风格也有显著的差异。甚至在不同的篇目中，关于同一题目有不同的说法，其写作时间前后相距可能有一百年之久。以研究希波克拉底的权威学者利特雷（Emile Littre，1801—1881）为代表的传统看法认为，《希波克拉底文集》是公元前3世纪希腊化时代，由亚历山大图书馆的学者编纂而成的。而现代学者普遍认为希波克拉底时代可能就有了文稿的雏形，后来不断充实，各种稿本辗转流传，到希腊化时代经修订才成为现今流传的文本，所以文本表现出不同时代的不同特征。尽管难免夹杂其他学派的观点，但因为都编在希波克拉底的名下，文集无疑主要体现了希波克拉底学派的医学理论和哲学思想。[①]也有学者认为，应该放弃有关《希波克拉底文集》哪些是希波克拉底原著的争论，只是将之视为早期的希腊医学文献就可以了。[②]剑桥大学古代科学与医学史学家劳埃德（Geoffrey Lloyd，1933—　）爵士认为，古往今来无数学者为判别《希波克拉底文集》中哪些是由希波克拉底本人所著进行了各种尝试，但至今无人取得成功，也没有一本权威认证的希波克拉底医典。不过，《希波克拉底文集》是否是由希波克拉底本人所著已不是问题的关键，也不影响这些文章的重要性。在劳埃德看来，文集中所呈现的医生道德典范至今仍被尊崇，文集有助于读者理解西方理性医学的起源和发展，及其对西方医学思想的深刻影响。

根据琼斯（William H. S. Jones，1876—1963）的研究，《希波克拉底文集》现存最早的版本出现在 16 世纪。拉丁文版《最伟大的医生希波克拉底作品集》（*Hippocratis Coi Medicorum Omnium Longe Principis, Opera Quae ad nos Extent Omnia*）于 1525 年在罗马出版。1526 年，意大利阿尔丁出版社（Aldine Press）又编辑出版了古希腊文版《希波克拉底文集》（*Omnia Opera Hippocratis*）。此后至 20 世纪初，约有 20 多个版本的《希波克拉底文集》问世，其中影响最大的是 19 世纪法国学者利特雷编辑的《希波克拉底文集》。后来荷兰学者埃尔梅林斯（Franz Z. Ermerins，1808—1871）也编辑过一个三卷本的《希波克拉底及其医学遗产》（*Hippocratis et Aliorum Medicorum Veterum Reliquiae*）（1859—1864）。

希波克拉底著述的内容十分丰富，包括总论、解剖生理、摄生法、病理学、治疗法则、内科、外科、妇产科、儿科、眼科、诊断及预后、药剂学及誓言等，是研究西方医学思想发展史的重要文献。其中有些篇目是与医学密切相关的自然哲学论述，侧面反映了当时自然哲学的演进历程。《希波克拉底文集》在医学史上具有重要地位，古罗马时代的盖伦就已开始对其进行研究，至今已有两千多年了。《希波克拉底文集》被翻译成英、法、德、意、中、俄、拉丁等多种文字，在世界医学发展史上具有重要的学术价值和深远的历

---

① L. I. Conrad et al., *The Western Medical Tradition*, Cambridge University Press, 1995, 22.
② P. van der Eijk, On "Hippocratic" and "Non-Hippocratic" Medical Writings, In L. Dean Jones and R. Rosen (eds.), *Ancient Concepts of the Hippocratic*, Leiden, 2016, 15–47.

史影响。

《希波克拉底文集》此前有两个中文译本，一个由赵洪钧、武鹏译，徐维廉、马堪温校，1988年由安徽科学技术出版社出版，2007年由中国中医药出版社再版。另一译本是李梁翻译的《医学原本——西方医学与医德的奠基之作》，2011年由江苏人民出版社出版。

此次由北京大学出版社出版的《希波克拉底经典著作选》，从《希波克拉底文集》的各种版本中遴选重要篇章，并进行了全新的研究与翻译，较全面地反映了希波克拉底的医学思想与医学道德思想。

2. 希波克拉底的医学思想

希波克拉底的医学思想是古代希腊思想的重要组成部分。在希腊自然哲学理论的发展中，医学起着重要作用。学者冈珀茨（T. Gomperz）认为，希腊的知识来源于三个方面：哲学学派的形而上学和辩证论辩，赫卡泰乌斯（Hecataeus）和希罗多德的半历史方法，以及医学学派。[①] 无论是哲学家、历史学家还是医学家，都试图消除自然观念和知识中的武断因素。因此在古希腊，医学理论的发展是与自然哲学思想的发展交织在一起的。

到公元前5世纪，古希腊医学在自然哲学思想的影响下，已形成了各具特色的学派：克尼杜学派受伊奥尼亚自然哲学传统的影响较大，后来又吸收了恩培多克勒四元素论的思想；南意大利西西里学派受毕达哥拉斯和恩培多克勒思想的影响，也夹杂一些宗教巫术的神秘思想；科斯学派则吸收了前两派的合理思想，并力图超越和革新传统的自然哲学理论原则。作为科斯学派代表的希波克拉底思想充分体现出了这种融会贯通并有所创新的特点。

希波克拉底的医学思想主要体现在以下方面：

（1）突破自然哲学的框架

希波克拉底摒弃了关于健康和疾病的各种超自然想象，提出无论是人体的正常机能还是疾病，都可用理性的思辨和经验的观察予以解释。他在《论神圣病》中指出："在我看来，'神圣病'并不比其他任何疾病更加神圣或神

---

① T. Gomperz, *Greek Thinkers*, Vol 1, Charles Scribner's Sons, 1901, 300.

奇，相反，它有着具特异性的特征和明确的成因。正因为它与其他疾病完全不同，才被那些无知和大惊小怪的人视为神的降临。由于该病难以理解，这种神源论得到了一部分拥趸。"希波克拉底尖锐地批评了当时南意大利西西里学派以及其他地区医生的巫术迷信思想。他说："最早把这种病叫作'神圣病'的人，正是我们今天所说的巫医、神婆、江湖郎中和庸医。他们是自称虔诚和自作聪明的人。通过召唤神性，他们就可以掩盖自己无法给予恰当治疗的失败，将此称为神圣病，就可以掩盖他们对疾病本质无知的事实。"希波克拉底强调，一切疾病的发生都有其自然原因，主张消除医疗活动中的宗教迷信成分，依据经验和思辨推理来探寻疾病的原因。

希波克拉底的医学理论是建立在自然哲学基础上的。实际上，《希波克拉底文集》清楚地反映了当时流行的各种自然哲学的影响。如在《论健康摄生法》中，希波克拉底认为，自然万物都是由具有热、干性质的火与具有冷、湿性质的水所构成的，生命现象是水和火的对立平衡过程，这体现了伊奥尼亚自然哲学思想的影响。他又将恩培多克勒的四元素论引入医学，认为人的身体也是由空气、土、水、火四种元素所构成，这四种元素结合起来组成机体的各部分。人体内还存在四种体液，即黏液、血液、黄胆汁和黑胆汁。各种体液配合正常，人就健康。若某种体液过多或过少，或与其他体液分离，则致病。由此，他建立了体液理论。

类比推理是古代医生建立理论的重要依据。希波克拉底学派关于机体内部结构和功能的知识主要来自类比推理，机体内不可见的工作可通过可见的过程推导得知。眼被比作信号灯，胃被比作炉灶，肾被比作水杯。疾病被认为可能是体内漂浮的有害物质沉积到某处，或液体运动的障碍所致。例如，该学派认为，癫痫的原因是黏液阻碍了机体内空气的循环运动，癫痫时出现的身体抽搐是因为空气与黏液战斗以找到循环的通路；这种疾病通常发生在春季，因为湿润的南风吹来，使得大脑潮湿，在患癫痫的山羊的大脑中发现水证实了这种解释。

尽管古希腊的医学思想深受自然哲学思想的影响，但希波克拉底试图突破自然哲学的框架，在总结以往医学经验和实践观察的基础上，建立新的医学理论和思想。他认为医生不应当忽视古代的技艺，或视其为错误而摒弃，而应当吸取和发扬光大古代医学中行之有效的实际经验。但同时他又指出，医生若墨守成规，无视经验和事实，一味恪守抽象的自然哲学原则，则会阻碍医学的发展。他说："那些打算对医学有所论述的人，都采用某些假设作为他们论据的基础——热、冷、湿、干，或其他任何他们能想象的东西，他们将人的疾病和死亡的因果关系弄得非常狭隘。……因为那些医生并没有发现热、冷、湿、干以及其他东西本身是什么样的……实际上他们是诉诸空洞的废话，诉诸我们熟悉的一种本原。"

在这里，希波克拉底已经意识到，仅仅用热、冷、湿、干等自然哲学的概念来解释人体疾病的原因，既不能概括错综复杂的生命现象，也不能很好地指导临床实践。希波克拉底进一步指出，若医生不研究人体的生理现象和病理过程，只是空洞地谈论热、冷、湿、干，将其奉为医学的基本原则，则既难以确诊多样的复杂的疾病，也不能做到对症治疗。他认为随着解剖生理学的发展和临床医学资料的日益丰富，在医学领域仅仅依赖朴素的自然哲学的基本原理就显得十分简单和狭隘了。他深刻地指出了医学理论的发展应当摆脱陈旧的自然哲学原理的束缚，强调医疗活动和医学研究不能从抽象、空洞的原则出发，而应该从经验事实和临床观察出发，具体分析生理现象和病理过程的多样性和复杂性，从中总结出科学的理论来。因此，冈珀茨指出希波克拉底力图使医学摆脱自然哲学，摆脱思辨的形而上学的樊笼，成为一种完全独立于普遍科学的个别学科。[①]

（2）有机整体观

在古希腊自然哲学的自发辩证法思想的影响下，希波克拉底及其学派认为人体是由多种要素构成的一个有机的整体，在流动变易之中调节着整体的平衡。身体的每个器官都与其他的器官相关联，每一种疾患都影响整个机体。他指出："人体是由其自身各个部分的一致而又交流着的知觉环构成的，每一部分既是头又是尾。当其中任何一部分受到侵袭时，整个身体都可能受到影响。……即使人体某个很小的部分受到损害，全身也会感到不适，因为各部分之间是相互联系的。"[②] 因此，希波克拉底不仅注意患病器官的治疗，而且

[①] T. Gomperz, *Greek Thinkers*, Vol 1, Charles Scribner's Sons, 1901, 310.
[②] F. Adams (trans.), *The Genuine Works of Hippocrates*, The Williams & Wilkins Company, 1939, 17.

关心病人整体的状况。他始终强调，医生在诊断疾病时应关注病人的总体情况，必须全面观察；在治疗时要注重调动整个机体的抗病能力，推崇全身康复治疗。

希波克拉底在强调人体整体性的同时，也认识到了人体与自然的和谐统一，认为人体与自然之间也应当保持一种变易中的平衡状态。在《论气候水土》中，他论述了自然环境对人体的健康和疾病，对人体的结构和形态，甚至对人的性格特点和心理都有着重要的影响。他认为人的生理状态、自然本性和心理性格习惯等，都深刻地受到自然和社会环境的制约。

希波克拉底认为，合适的环境和恰当的生活方式可以使人体与环境保持和谐的统一，促进人体健康；反之，不合适的自然条件和不恰当的生活方式会破坏人体同自然的和谐，破坏人体内部的生理平衡，最终导致疾病的发生。他在《论气候水土》中详细地考察了季节、气候的变化与疾病流行的关系，分析了水质和土质的不同对人的消化、营养以及生育的影响，还讨论了生活方式，如饮食习惯、体育运动以及酗酒与疾病的关系等。他认为："任何想要认真学好医学的人，都必须从以下主题入手。首先，应该考虑一年中各个季节的差别以及影响。其次，要认识冷风和暖风，包括一个国家中各地共同的风以及特有的风。最后，水对健康的影响也不能忽视。正如不同的水，其味道和密度不同，对身体健康的影响也不尽相同。……医生初来乍到，只有对这些情况摸得一清二楚，至少是尽量掌握清楚，才能知道当地重要的疾病以及居民的一般状况。"希波克拉底强调，从人与自然和社会环境的关系中去研究疾病的原因和机理是医学发展的重要途径，他还提出气候因素和地理环境可直接影响不同民族的生理和心理特征。

他认为亚洲的气候是温和平衡的，因此亚洲人性格比较温和，人们不从事艰巨的工作，常惯于长时间懒散，所以他们能服从暴君的统治，全然听任王公大臣的管制，缺乏好战的性格。而欧洲地区的民族和部落，由于气候和地理情况多变，造成他们性格的多样性，尤其是那些高地的游牧民族，他们的性格更为独立不羁。在《论气候水土》中他还描述了斯基泰人（Scythians），他们居住在草原地带，那里的空气永远是潮湿的，春天长达数月，常多日下雾。当地动物的体型小而繁殖慢，草木稀少，蔬菜不丰，居民肥胖而体弱，妇女不易生育，男人软弱乏力。

希波克拉底是最早提出并探讨气候条件和地理位置等自然环境对人的生理状态和心理特征存在影响的学者。他也充分认识到了社会制度和生活习惯与民族性格和个人健康的关系。这些对于医生理解人体的生理和病理过程以及疾病的发生发展趋势都是有价值的。然而，这种简单地将欧、亚人的生理和性格特征归结于气候和地理的差异的看法显然也是不全面的。

（3）重视自然治愈力和疾病的预后

希波克拉底十分重视疾病发生、发展的全过程，从而动态地分析疾病的转归，主张调动机体内的自然治愈力来治疗疾病。他认为治愈是通过自然力获得的，自然力是生命力的体现。因此，医生实施治疗就是帮助病人恢复自然的治愈力。在《论流行病》中，他说："自然力是疾病的医生……是自然自己找到的方法，无须教育和训练，自然之行为即是正确。"[1] 虽然在希波克拉底的医学理论中，对"自然"有着各种不同的解释，如自然有时代表整个机体，有时代表四种主要的体液或个体的体质，有时还代表支配机体的法则等，但从总体上看，这种"自然"的活动就是指人体所具备的一种对抗疾病的能力（power）或体力（physis）。在希波克拉底看来，每个人都有其所特有的这样或那样的、天生的战胜疾病的能力，因此医生必须依据每个人的特性来实施治疗。由于不同的人对医生所施用的方法产生的反应也是千差万别的，医生应当将治疗方法建立在他自己所获得的经验基础之上。

希波克拉底认为，当人体因内部或外部因素影响而出现体液平衡失调时，体内会产生"致病物质"（materia peccans）。治疗就是调动体内的自然治愈力，排出这种致病物质。因此，在临床治疗时，他提倡应用各种能调动自然治愈力的方法，如滋补疗法、饮食疗法、体育疗法、精神疗法、空气疗法、沐浴和按摩疗法等。他指出："在我看来，医生如果是称职的，就应当具备关于整个自然的知识，懂得人同食物和饮料的关系，懂得人同生活习俗的一般关系，以及每样事物对人所能产生的结果。"[2]

---

[1] 卡斯蒂格略尼：《世界医学史》，北京：商务印书馆，1986，第150页。

[2] F. Adams (trans.), *The Genuine Works of Hippocrates*, The Williams & Wilkins Company, 1939, 53–55.

由于当时对许多疾病都缺乏有效的治疗措施，对疾病预后的判断对医生来说就显得尤为重要。"预后"一词在古希腊医学中的含义比现在的意思更为广泛，它包括综合与分析对病人的观察，以及预言这种疾病可能出现的情况和病程。希波克拉底学派的医生十分重视预后判断，医生通过预后判断确定适当的治疗程序，告知病情状况和可能的发展，从而赢得病人的信任。

3. 希波克拉底的医学道德思想

希波克拉底不仅使古希腊医学摆脱了宗教迷信的束缚，走上科学发展的道路，而且提出了医生应当具备的美德和优良品质，建立了医生行医的道德准则。《誓言》中记载的著名的"希波克拉底誓言"已成为西方医学道德的规范，对后世具有广泛的影响。誓言全文如下：

仰赖医神阿波罗、阿斯克勒庇俄斯及天地诸神为证，鄙人敬谨宣誓，定以自身能力及判断力所及，恪守此约。

凡授我业者，敬之如父母，视为终身同业之伴侣，彼若有急需，我必接济。视彼儿女，犹我兄弟姊妹，其如欲受业，当免费并无条件传授之。凡我所知，无论口授书传，皆会传授。我将传与吾子与吾师之子及发誓遵守此约之生徒，除此之外，决不传与他人。

我愿尽我之能力与判断力所及，遵守为病家谋利益之信条，并检束一切堕落与害人之举。

我决不予人有害之药品，亦不作该项之指导，虽遇请求，亦断然拒绝，尤不为妇人施堕胎之术。

我愿以此纯洁与神圣之精神，终生践行我之职务。

凡患结石者，我不施手术，此乃专家之事。

无论身处何处，遇男遇女，尊贵或贫贱，我之唯一目的乃为病家谋幸福，并检点吾身，不为害人之举，尤不行诱奸之事。

凡我所见所闻，无论有无业务关系，凡我认为应守秘密者，我愿保守秘密。

倘使我严守上述誓言，祈求神祇让我之生命与医术可得无上光荣。我苟违誓，天地鬼神共弃之。

《誓言》充分地体现了希波克拉底学派的道德理想，也反映出当时医学团体和行会组织的伦理准则。《誓言》中提倡的为病人利益着想的原则、不伤害原则、保密原则，成为西方医学道德传统的核心。此外，《誓言》禁止医生施行堕胎术等可能是因为此类手术会伤害病人的生殖机能，有造成不孕的风险。

除《誓言》之外，在《希波克拉底文集》的其他篇章里也包含了许多关于医学道德的论述。在《论高尚的品行》中，希波克拉底指出："医学和哲学之间没有大的不同，因为医生也应当具有优秀哲学家的一切品质：利他主义，热心，谦虚，高贵的外表，严肃，冷静的判断，沉着，果断，生活纯朴，习惯简洁，明了生活中有用而必需的知识，摈斥恶事，无猜忌心，对神的信仰。"[1] 在《论医生》中，他强调了医生必须具有良好的仪表和充分的营养，因为人们认为不会照顾自己身体的人，也不会照顾别人的身体。医生应当诚实，应当温和宽容地对待诚实的人。医生的行为不得冲动，也不可轻率，需保持镇静、平和的态度，决不发脾气，也不应太放纵。[2]

希波克拉底认为，医术是一切技术中最美和最高尚的。然而，一方面由于一些行医者缺乏经验，另一方面由于评价医生者的浅薄，医术被列在其他技术之后。因此，医生应当依据行医准则行事，纠正不当的行为，以维护医学职业的荣誉和地位。他强调医生进入病人的房间时应当注意自己的言行举止：衣着整齐，态度冷静，对病人要非常关心，在困难面前要保持镇静。医生如因缺乏经验而不能辨明病情，应找其他医生会诊，通过会诊弄清病情。被请来的会诊医生不应作尖刻的争辩，也不应嘲笑同行。希波克拉底提倡的这些准则在后来的医疗实践中得到了普遍应用。

希波克拉底的医学道德思想不仅体现为以正确的态度处理与病人和同行的关系，也体现为以严谨、诚实的态度处理医学中的问题。他认为获得正确的医疗知识要经历一个认识发展的过程，医生必须投身于医疗实践，不应首先研究似是而非的理论，而应致力于同理性相联系的实践经验。希波克拉底坚持从经验出发的求实精神，认为武断和空谈对医生和病人都是极具欺骗性

---

[1] A. Castiglioni, *A History of Medicine*, Alfred. A. Knopf, Inc, 1947, 158.
[2] A. Castiglioni, *A History of Medicine*, Alfred. A. Knopf, Inc, 1947, 157.

的、有害的。他在《论流行病》中记述了 42 个病例，并坦率地指出其中有 25 例（约占 60%）死亡。他说："我把这些直率地记载下来，相信对于研究失败的教训和原因是有价值的。"[①]

希波克拉底的名言"生命虽短促，医术永长存，机遇在疾逝，经验常谬误，判断则困难"不仅反映出希波克拉底的医学智慧，也是对医师职业精神的永恒训诫。希波克拉底将"生命短促"与"医术长存"并置，体现了古希腊对个体生命有限性与医疗技术发展永恒性的辩证思考，暗示医学是依赖代际积累的群体智慧结晶。"机遇在疾逝"强调临床时机转瞬即逝的特性，"经验常谬误，判断则困难"则直指经验主义陷阱，呼应了柏拉图对感知经验的质疑，批判了将经验等同于真理的做法，倡导通过理性来分析病因。时至今日，希波克拉底的名言依然如同德尔斐神谕般发人深省，不仅警示医者保持谦逊，更要求医学共同体在永恒追求与动态实践中寻找平衡。真正的医学进步，或许不在于对这句箴言的超越，而是以敬畏之心对其内涵进行持续的时代重构。

从古希腊至今，西方医学已走过漫漫长路。《希波克拉底文集》中的许多医学理论与实践经历了不断修正，但希波克拉底的医学思想依然闪耀着睿智的光。他所倡导的建立在细致观察和谨慎推理上的临床实践模式仍具有现实意义，他所强调的医生应具备优秀哲学家的一切品质，医生不仅应热心地研究病症，而且应热情地关爱病人，从而引导医学走向人性化科学的理想，至今仍是医学的追求。

---

① F. Adams (trans.), *The Genuine Works of Hippocrates*, The Williams & Wilkins Company, 1939, 135.

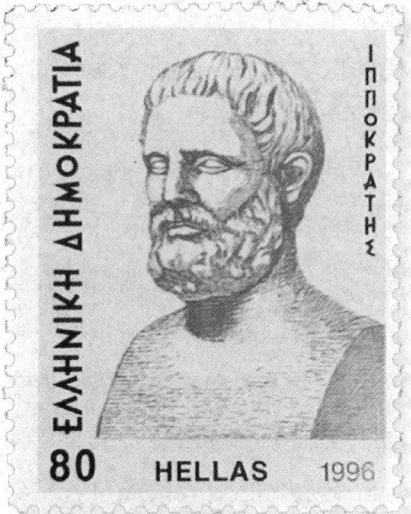 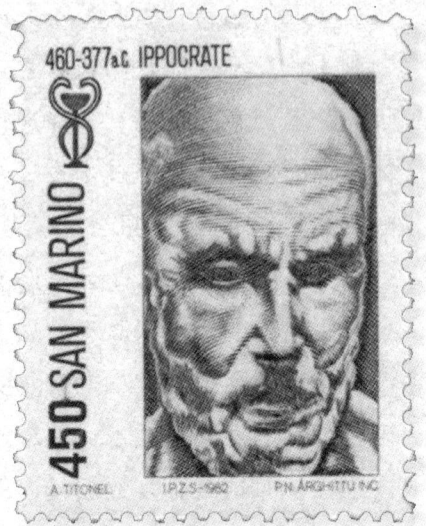
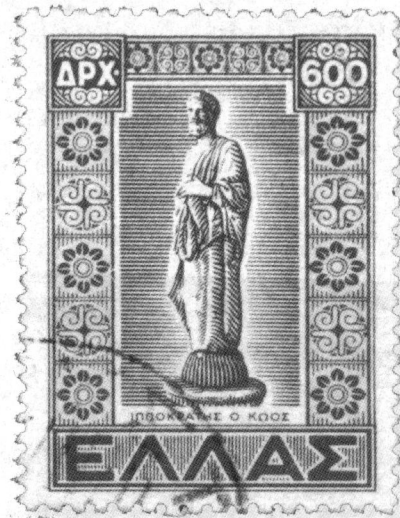 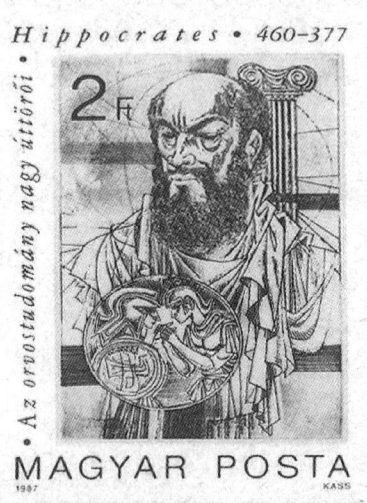

印有希波克拉底头像的邮票

医 学 篇

· Medicine ·

　　医学这门最为重要的科学,是优秀的医学施教者和从业者可以赢得无上荣誉的科学。医学很早之前就具备了成为一门科学的品质。这些品质是长期以来很多有价值的发现得以做出的起点和方法。

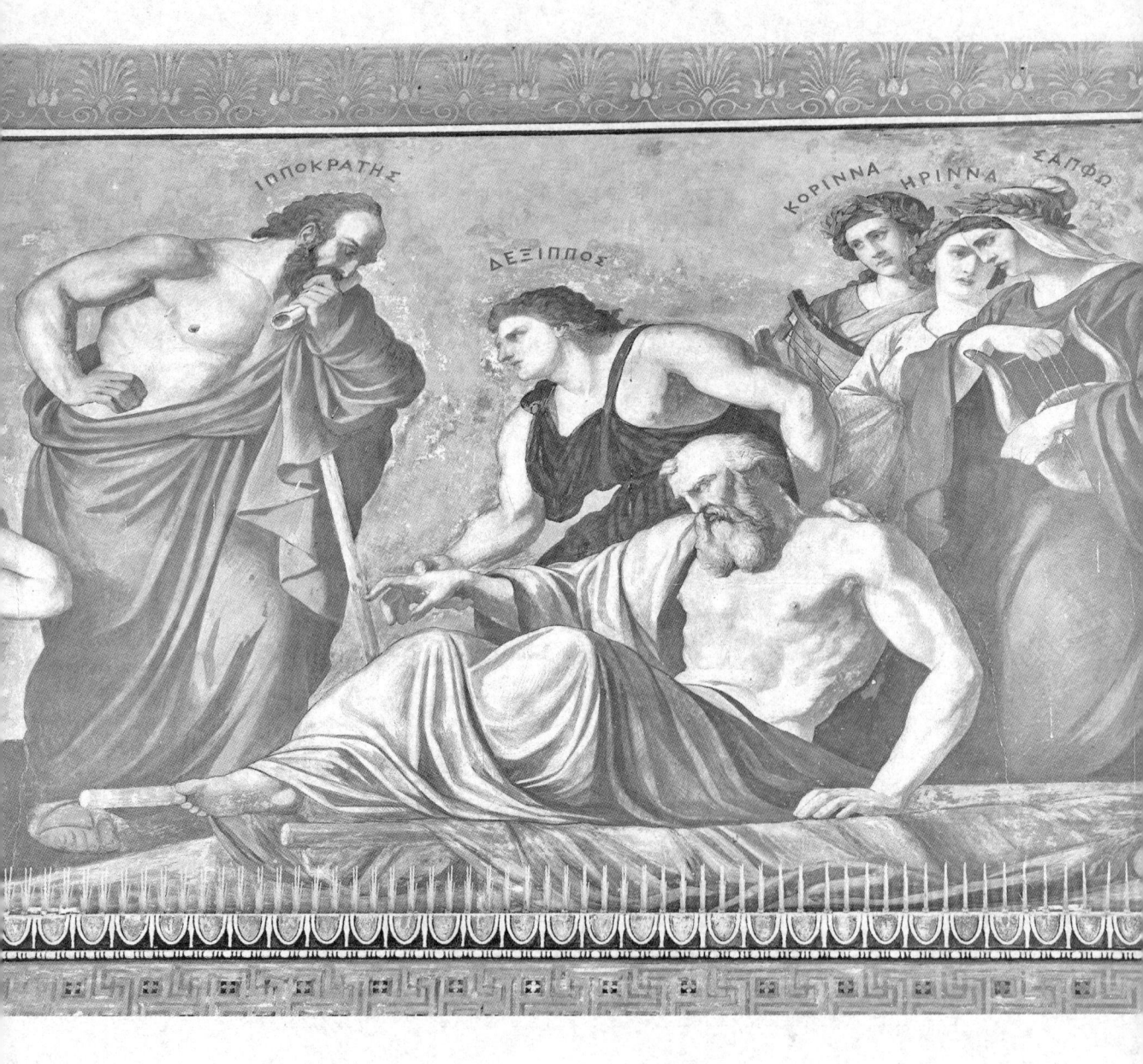

誓 言

The Oath

仰赖医神阿波罗、阿斯克勒庇俄斯及天地诸神为证，鄙人敬谨宣誓，定以自身能力及判断力所及，恪守此约。

凡授我业者，敬之如父母，视为终身同业之伴侣，彼若有急需，我必接济。视彼儿女，犹我兄弟姊妹，其如欲受业，当免费并无条件传授之。凡我所知，无论口授书传，皆会传授。我将传与吾子与吾师之子及发誓遵守此约之生徒，除此之外，决不传与他人。

我愿尽我之能力与判断力所及，遵守为病家谋利益之信条，并检束一切堕落与害人之举。

我决不予人有害之药品，亦不作该项之指导，虽遇请求，亦断然拒绝，尤不为妇人施堕胎之术。

我愿以此纯洁与神圣之精神，终生践行我之职务。

凡患结石者，我不施手术，此乃专家之事。

无论身处何处，遇男遇女，尊贵或贫贱，我之唯一目的乃为病家谋幸福，并检点吾身，不为害人之举，尤不行诱奸之事。

凡我所见所闻，无论有无业务关系，凡我认为应守秘密者，我愿保守秘密。

倘使我严守上述誓言，祈求神祇让我之生命与医术可得无上光荣。我苟违誓，天地鬼神共弃之。

◀ 创作于19世纪的雅典大学壁画，左一为希波克拉底

法 则 论

The Canon

医学本是最高贵的艺术，但由于医学施教者的无知和评论家的武断，医学已沦为声誉最差的艺术。在我看来，造成这种情况的主要原因是：医学是唯一一门尚未因为行为过失而遭到惩处的科学。恶名是唯一的惩罚，而这对于本就声名狼藉的庸医来说，几乎不能构成伤害。好比舞台上的龙套，穿着演员的衣服，看上去像个演员，但其实并不是演员。医生亦是如此，很多人是徒有其名，只有很少人是真的名副其实。

真正适合行医之人必须要有天赋、必要的教导、有利的环境、教育，并付出勤奋和时间。第一要素是天赋，勉为其难终是徒劳。若能自幼悉心教养，提供有利于学习的环境，并因材施教，教导一个有天赋的孩子十分容易。在学生方面，若他有长期的勤奋，心中有方圆，则必成大器。

学习医学俨如种庄稼。天赋能力是土壤，老师的训诫是种子。所谓教育，便是按照时令播种。教学环境好比庄稼生长的气候条件。假以勤奋和时日，庄稼方能茁壮成长，开花结果。

唯有具备这些素质，学习医学知识，掌握真才实学，再广泛游历，才是一位真正的医生，而非徒有其名。医术不够是一件可悲的事情。它会日渐夺走你的自信和平静，把你变得怯懦和鲁莽。怯懦意味着无力，鲁莽意味着无知。所谓科学和成见是两个截然不同的事物，前者是知识之父，后者是无知之母。

唯有圣人，才能揭开圣物。只有走进科学的奥秘，世俗之人才能获悉这些圣物。

论医学传统

· Tradition in Medicine ·

1. 曾经，讲述或书写医学的作者们会把某些武断的假说加入自己的论述中。他们把人类疾病和死亡的原因归入一个狭窄的范畴，认为不过只有一种或两种原因而已：冷或热，干或湿，抑或是其他臆想之物。从很多方面来看，他们的错误是显而易见的；事实上，他们已经证明了自己的错误。他们之所以应该受到更多的苛责，是因为他们从事的不是什么伪科学，而恰恰是医学这门最为重要的科学，是优秀的医学施教者和从业者可以赢得无上荣誉的科学。然而，除了他们，还有一些医术欠佳的从业者和满腹歪理邪说的施教者。如果说医学是一门毫无建树的伪科学，那么这一切都将不会发生。如果是这样的话，所有从业者将都是同等地毫无经验、愚昧无知，病人的病情也将只能交给运气。但事实并非如此，医学从业者们不论是在理论还是实践中都呈现良莠不齐的情况，和其他任何一门科学无异。因此，我认为医学不需要用某种新的假说来解释那些看不到的或有问题的物质，并且要严肃地讨论这些假说还需要新的假说。在这方面，医学有别于天文学和地质学这类学科，在后两者的领域，一个人可能知道某个真理并且可以教授它，但在医学领域，一个自认为掌握真理的人和他的听众并不能判断这是否为真理，因为并没有确定的标准。

2. 医学很早之前就具备了成为一门科学的品质。这些品质是长期以来很多有价值的发现得以做出的起点和方法。按照这样的方法，如果有人足够聪慧，能够观察过去并将其作为研究的起点，将会在这门科学中挖掘出其他的发现。如果有人想拒绝或抛弃这些方法，试图用新的方法，然后断言自己做出了某种发现，那他已经误入歧途了，或者正走在通往歧途的路上。因此，这样是无法做出发现的，至于原因，我将试图以解释这门科学真正的本质来说明。我将清楚地证明，除正统方法之外，用其他任何一种方法都无法做出新的发现。

以我之见，在谈到医学这门科学时，只选择公众已知的问题是至关重要的，因为研究和讨论的主题都只能是他们自己生过的病。尽管对普通人来说，要亲自发现自己所罹患的是什么病，病情为何会恶化或减轻，并不是一件易事，然而，当其他人做出了发现并给出解释时，听懂这些就很容易了。于是，当听到某个疾病时，他只需要想起自己的经验就好了。但如果有人背离大众知识，导致他的听众无法听懂，那他就是不务实的。因此，医学不需要假说。

3. 事实上，若非有必要，医学最初就不会做出科学发现，也不会有人以此为追求的目标。如果病人和正常人一模一样地吃喝和生活，采用相同的摄生法，就能好起来，医学科学也就没有必要存在了。医术之所以有必要，正是因为病人即便遵循着与健康人相同的摄生法也无法保持健康，不会因此而好转。更进一步说，假若人和牛、马或其他所有动物吃一样的食物，喝一样的水，也能维持健康，我们并不会形成当下的生活方式和当下的饮食习惯。水果、蔬菜和草都是土地的产物，是动物的食物，动物的生长和强壮全然倚赖它们，而不需要其他饮食。我认为，人们过去是靠这些食物来维持生存，而现代饮食是多年摸索的结果。这一进步是必要的，因为在原始社会，人类吃的是那些生的、未经烹煮、难以消化的食物，他们的饮食和动物的食物是类似的，难以消化，他们因此而承受了巨大的痛苦。实际上，这种饮食给彼时的他们带来的痛苦丝毫不亚于给现在的人带来的痛苦，他们动辄需要承受剧烈的疼痛、疾病甚至早逝。当然，由于他们已经习惯了这样的食物，他们的病情可能会稍轻一些，即便如此，这些疾病也是非常严重的，体质差的人大多数因此而失去了生命。更强壮的人活的时间会更长一些，正如现在一样，有些人很容易消化坚硬的食物，而其他人则可能要因此承受巨大的痛苦，甚至会由此生病。我想，由于这个原因，原始人想要找到适合自己体质的食物，然后就找到了我们今天的食物。因此，他们将小麦浸泡、碾磨、过筛、混合，然后烤成了面包；同样地，用大麦制成了大麦饼。人们总是依据自己的天性和能力，把硬的和软的食物混合、稀释，或煮或烤，层层加工。他们知道，如果吃了坚硬的食物，身体会无法消化，因而导致疼痛、疾病和死亡，然而，若是进食容易消化的食物，身体就能吸收其中的营养，从而维持生长和保持健康。对于这样的研究和探索，除了称之为医学，难道还有更加妥帖的名字吗？医学的建立是为了人类的健康、保养和营养，并摒弃那些会带来疼痛、疾病和死亡的饮食。

4. 若是断言这不是科学，恐怕也并非不合理，因为对于"医学"来说，没有人掌握所有的真相，而所有对事实的了解都是基于必要性和经验，大概没有人可称为医学科学的实践者。医学的发现至关重要，是许多人思想和技能的结晶。例如，即使是现在，田径运动的教练们仍然在用同样的方法取得发现，他们决定运动员必须吃什么、喝什么，才能对身体有最大的掌控，实现体力最大化。

5. 现在，我们来讨论一下一般被认可为医学科学的部分，即有关病人的发现，这已被冠上了科学之名，成为执业者的招牌。让我们来考虑一下，医学是否有相同的目的，以及它的起源是什么。正如我之前所说的，假如有一种对于病人和健康人都好的摄生法，便没有人会去探索这样一门科学了。甚至今天很多人，包括并没有医学知识的蛮族人和某些希腊人，生病后依然一切如常。他们恣意而为，既不会约束，也不会节制。那些探索医学并建立了医学的人们则抱着与我前面谈到的那批人相同的想法。我猜，他们首先是在不改变食品品质的情况下，减少了食量，让病人只吃一点点食物。当他们发现这种摄生法对某些病人有益，却不适用于所有人，而且有些同样状况的人甚至连一点食物都无法消化，他们便得出结论，在有些情况下，需要食用容易消化的食物。于是他们发明了稀粥，将少量的硬质食物与大量的水混合，经过稀释和烹煮降低硬度。对那些稀粥也无法消化的人，他们会用液态的营养物来代替，小心配置适当的浓度和食用量，既不能太稀，也不能太稠。

6. 不过，必须清楚一点，并不是每个病人都需要喝稀粥。对于某些疾病，稀粥会加剧发热和疼痛，成为疾病的补品，反而导致身体虚弱和变差。但在这种情况下，若食用干的食物，比如大麦饼和面包，即使量很少，病情会比只食用稀粥重十倍以上，因为食物太硬了。对于宜流食不宜干食的病人，吃干食越多，身体受害愈重，病情愈重，即使少量进食也会导致疼痛。事实上，这种疼痛的所有原因显然都可以归结为同一个原因：过硬的食物对人体是非常有害的，不论是健康时还是患病时。

7. 那么，有两种人，一种人是被视为科学家的医生，他们发现了适合病人的生活方式，另一种人从最初就探索发现了我们今天烹饪食物的方式，而没有采用和动物一样野蛮的饮食方式。这两种人的目的有何不同呢？我看没有差别；他们探索的是同一件事。一个是试图除去食物中粗粝、无法稀释因而人类无法消化吸收的部分，否则人无法保持健康；另一个是从病人的病情出发，发现病人无法消化的食物。这样看来，两者有什么不同吗？一个更加复杂，需要更多的研究？事实上，一个是另一个的先驱。

8. 比较健康人和病人的饮食会发现，健康人的饮食之于病人的害处尚不如野兽的饮食之于健康人。假设一个人患上了疾病，不是恶性病，也非不治之症，亦非微不足道的小病，他对自己的病情有充分的认识。如果他吃的是对健康人有营养的饼、肉或其他食物，但食量远比健康时少，他可能要忍受疼痛和承受一些风险。假设一个健康人，既说不上体弱多病，也不是身强力壮，如果他吃了少量能给牛马以力量和营养的食物，比如野豌豆或大麦粒，他所承受的疼痛和风险可能并不比病人误食面包或大麦饼更少。由此证明，医学科学可以按照这些原则经由研究来进一步探索。

9. 如果事情就是这样简单，无论病人还是健康人，坚硬的食物都是有害的，而稀软的食物是好的，有营养的，那事情就好办了。只要坚持稀软的饮食便是最安全的。但是，一个人吃不饱与吃过饱是同样错误的。饥饿是人体一个有力的机制，它可以致残，可使人虚弱甚至死亡。营养不良也会导致很多问题，尽管所造成的问题不同于过于饱食的问题，但由于更加多样和特殊，其严重性并不更低。如果要明确所谓正确饮食的标准，你会发现不论是数量还是重量都没有办法准确定义，除了人体感觉再无其他标准。因此，准确是很难实现的，小错误在所难免。对于犯小错误的医生，我由衷地肯定；准确无误是极少见的。依我看来，大多数医生都是拙劣的舵手。在风平浪静时，他们能够隐藏自己犯的错，但是狂风暴雨或巨浪滔天时，所有人都会发现舵手的无知和错误,这可能会造成船毁人亡。而占绝大多数的不如人意的医生也是如此。他们给那些病情很轻的人治病,即使犯下了大错,也不会造成严重的后果。这样的小病有许多,而且比严重的病更加常见。医生在这些病例上犯错的话,外行人或许看不出来他们的错误,但当他们不得不处理那些严重而危险的疾病时,一切错误和拙劣的医术就会暴露无遗了,所有的错误都会立竿见影地显现出后果。

10. 过度饱食所造成的疾病绝不亚于过度禁食,其对健康的影响是很容易理解的。有些人认为一日一餐更好一些,并且也养成了这样的习惯。而另外一些人感觉中午和傍晚各一餐比较好。有的人选择一日一餐,也有的人选择一日两餐,仅仅是个人喜好或者是环境使然。对于大多数人来说,一日一餐或两餐对健康来说都不怎么要紧。不过,也有的人会因为没有因循平时的习惯,在一天之内感到严重不适。有些人原本不吃午餐,当他吃了午餐,身体和精神立马变得迟钝,开始呵欠连天、睡眼惺忪和口干舌燥。假如他们当天又吃了晚餐,则会排气、腹部绞痛和腹泻,这常是严重疾病的开端,尽管他们吃下的东西并没有多于平时饭量的两倍。同样,如果有人习惯了吃午餐,因为感觉自己很适合这样吃,那么一旦耽误了吃午餐,就会觉得虚弱、心慌和晕眩。另外,他还会眼睛凹陷、尿色发黄、嘴里发苦,加上胃里难受。他会头昏眼花、无精打采、体力不支。当他终于坐下来吃饭的时候,他会感觉食物不合口味,饭量也比平时减少许多。食物会导致他腹部绞痛、肠鸣、烧心,睡眠不好,噩梦连连。对这样的人来说,这也常是一些疾病的开端。

11. 我们来探讨一下这是为什么。那些习惯了每天一餐的人多吃一顿之所以会难受,其原因在于距离上一顿的时间不够长。胃还没有完全消化吸收前一天吃下的食物,肚子也还没有空下来,也就是还没有平静下来。新的食物进入时,胃还在消化和发酵之前的食物。这样,胃的消化速度会变慢,亟待休息和放松。而习惯吃午餐的人若是吃不上午饭就会难受,因为他的身体需要营养,而之前吃下去的食物已经消化完毕。如果不进食,身体只能挨饿消耗,我前面所描述的症状的原因就在于此。我认为,其他的健康人如果禁食2—3天,也会出现同样的问题。

12. 在我看来,那些对习惯的改变反应迅速而且严重的人,体质比较弱。

体弱的人与病人仅一步之遥，病人就更容易因进食不当而变得更虚弱。对于精微如斯的问题，科学要想做到永无过失几乎是不可能的。医学中的很多问题都需要像对待饮食问题一样仔细判断，我将在下面谈到。我认为，绝不能说医学科学是不存在的，或者因为它偶失精准就说它研究有误。尽管它不是在各个方面都全然准确，但是对于未知之处，它能通过推理力求接近绝对正确的标准，这一事实就值得唤起对医学科学发现的尊重。这些发现不是偶然的产物，而是通过好的、真实的研究得出的。

13. 现在，我想再回头谈谈部分人的观念，他们认为科学研究的基础是新的方法：对假说的推论。他们假定有些基本元素是对人有害的：冷、热、干、湿。正确的治疗方法是用热中和冷，用湿中和干，以此类推。在这一假定的基础上，我们来设想一个体质虚弱的人吃的是刚打下的生麦粒、生肉，喝了水。如果他继续这样的饮食，我确定他会很难受。他得忍受痛苦，身体会愈加虚弱，胃也会功能紊乱，他也断不会长寿。那么，对于这种情况下的人，应该给予他什么治疗呢？热的还是冷的？干的还是湿的？按他们的理论，答案显然是其中之一，因为这些是疾病的原因，治疗的方法应依据相克原则。当然，最确定的治疗是停止这样的饮食，让他吃面包而不是麦粒，吃烹煮过的肉而不是生肉，然后以酒佐肉。这样的调整肯定可以让他重回健康，只要之前的饮食不当没有持续过久而把健康完全摧毁。我们能得到什么结论呢？他是因为冷而生病，这种疗法治愈了他，是因为疗法本身是热的而纠正了冷，还是反过来呢？我想这个问题会让人非常迷惑。在用小麦做成面包的过程中，去掉了什么？热、冷、湿还是干？面包在制备的过程中用到了火、水和很多其他东西，每一个都有其作用。小麦最初的部分性质已经丢失了，有些性质也与其他性质经过了混合和结合。

14. 我也知道不同方式烘烤的面包对人体作用不同。面包用的是纯面粉还是全麦面粉，用的面粉有没有筛过，掺了很多水还是一点点水，面粉与水是充分混合还是稍微混合一下，面包是烤煳的还是没有烤熟的，除此之外还有数不尽的区别。大麦饭的烹饪也是同样的道理。每个步骤的影响都是巨大的，各个步骤的作用迥然不同。一个人若是从未思考过这些问题并理解它们，他如何能够了解人类疾病之万一呢？饮食中的每一种物质都会作用于人体，并且以某种方式改变它，人的生命完全取决于这些变化，不论他是身处健康、疾病，抑或是在逐渐康复之中。可以肯定的是，几乎没有比这更必要的知识了。早期的研究者很好地沿着正确的路线进行研究。将世间万物与人体的本质相对应，他们认为这样一门科学可以用神祇来解释，直到现在依然如此。他们从未想过是冷或热、干或湿在伤害人的健康，也从未想过它们对于健康是必需的。他们把疾病归因为比人体更强大的无法掌控的因素。他们想要摒除的正是这些因素。每种性质都是浓度最高时最强大：糖越多越甜，苦越多越苦，酸越多越酸等。他们认为人体内存在这些性质及其有害的影响。人体内存在着咸、苦、甜、酸、收敛、舒缓和无数种其他的性质，每种性质都有其作用、数量和强度。当这些性质充分混合和结合后，它们既无法被观察到，害处也消失了。但是当某一种品质被分离出，单独存在时，它将会变得明显和有害。相似地，那些于身体不宜的食物，如果吃下去就会对我们有害。所有不宜食物都会有这些特点，要么苦、要么咸、要么酸，或者有某些更为强大、未被稀释的性质。我们因此而深受其扰，正如某些相似的性质如果潴留体内会伤害我们的健康。显然，人们的日常食物，比如面包、大麦饼等，会尽量除去那些强烈或奇怪的味道。这种方式有别于我们为了快乐和奢侈而制备或设计的食物。通常，单一的食物引起身体紊乱的可能性最小。事实上，力量、生长和滋养并非来自乌有，而恰恰是来自充分混合，其中不再含有硬度大、未稀释的成分。

15. 我完全不明白，那些偏爱这些假说论证并将科学简化为简单的"假说"的人是如何根据他们的假说来治疗病人的。我并不认为他们找到了纯粹属于热或冷、干或湿，而没有掺杂某些其他性质的物质。更确切地说，他们为病人规定的饮食与我们所用的饮食是完全相同的，不过他们会将一种物质归为热，将另一种物质归为冷，将第三种归为干，然后是湿。你若是叫病人"吃些热性的东西"是没有用的。他会立即问："什么是热性的？"那么医生只能技巧性地胡言乱语或信口说几种众所周知的固体物质。但是，假设一种热性的物质也是收敛的，而另一种热性的物质又是舒缓的，而第三种热性的物质会导致肠鸣，世界上有许多种热性的物质，拥有很多种不同的作用，其中有的可能是相冲的。吃热性、收敛的食物与吃热性、舒缓的食物会有什么不同？又或者是吃冷性、收敛的食物与吃冷性、舒缓的食物会有什么不同？据我所知，情况恰恰相反。一切物质都有其特定的效果。不仅之于人体是这样的，就是用于加工生皮和木材的物质，或者其他比血肉之躯敏感性差的东西，亦是如此。这种效果不是物质的加热作用，加热与收敛、舒缓等作用不过是同样的作用，无论物质是内服还是外敷，都是如此。

16. 我认为，由于这些原因，冷和热是人体中作用力最弱的。只要冷和热同时存在，它们就是无害的，因为热可以通过冷来调节，而冷可以由热来抵消。但是，当这两个要素彼此分离时，它们将变得有害。当人体变冷时，人体本身会自动产生热量，因此无须采取特殊措施，无论是在健康还是疾病状态中都是如此。例如，如果一个健康人通过泡冷水浴或其他任何方式来冷却自己的身体，那么身体越冷，当他重新穿上衣服、进入房间时，会感觉越温暖。当然，只有他没有完全冻死，这个描述才是正确的。类似地，如果他用热水浴或烤火取暖，随后进入凉爽的地方，似乎会比之前冷得多，而且会发抖。如果有人在炎热的天气中扇风纳凉，那么当停下扇子时，他会感觉比没有纳凉时还要热十倍。现在让我们考虑一个更极端的例子。如果人们在雪地里行走，或因暴露于寒冷，而冻僵了脚、手或头，当他们晚上钻进被窝暖和过来，他们这时感受到的灼热和刺痛可想而知；在有些情况下，冻伤位置的周围还会冒出烧烫伤一样的水泡。但是，在重新暖和过来之前，这些都不会发生。可见，冷热交替是多么容易。要说这个问题，我可以找到无数个其他的例子。难道不是着凉最严重的病人发热最严重吗？甚至发热稍退一些，病人仍然很热。当冷空气穿过身体时，最后会停在脚上，这是身体最容易受寒着凉的部位，也是最后暖和过来的部位。当病人退热出汗时，他会感觉比没有发烧时冷得多。那么，当一个相反的性质以如此快的速度出现并消除掉前者留下的所有影响时，它究竟会产生多么巨大或可怕的作用呢？同样，如果身体可以自动中和它的作用，还需要医生进一步的帮助吗？

17. 有些人可能会提出反对意见，即剧热、肺炎或其他重病的病人并不会迅速地退烧。在这些情况下，发热都不是间歇性的。我认为这样的观察很好地证明了我的观点，即温度高并不是发热的唯一要点，也不是造成高热病人体质虚弱的唯一原因。难道没有一个东西既苦又热，既辣又热，既咸又热，以及无数包括热和冷的组合？在每个组合中，任何两种性质的共同作用的效果都将是不同的。这样的性质可能是有害的，但是体力活动产生的热量会随着活动强度的增加而增加，并且不会产生不良影响。

18. 通过考虑以下征象，可以证明这一点的正确性。一个很明显的征象，是我们都经历过，并将继续经历下去的，就是着凉，即普通感冒。当我们流鼻涕，并且分泌物流到鼻孔外面时，相比我们健康时流鼻涕，黏液所带来的刺痛感要严重得多。如果用手擤鼻涕，鼻子会肿胀、发烫且会严重发炎。如果持续很长时间，鼻子里无肉而硬的部分会溃烂。流鼻涕时不会退烧，但是当鼻涕变稠，刺痛感减弱，更加温和，更像平时的时候，就开始退烧了。单纯的冷可能也会导致类似的变化，但也可以观察到相同的过程。从冷到热、从热到冷都有相同的变化，变化很容易发生，不需要任何"消化"过程。我也断言，由体内刺激性的或未稀释的体液引起的所有其他疾病都遵循类似的过程；随着体液的减弱和稀释，疾病也消退了。

19. 那些会影响眼睛的体液刺激性非常强烈，会引起眼睑溃疡；有时它们会破坏脸颊和眼睛下方的部分。分泌物会腐蚀它碰到的任何东西，甚至吞噬眼睛周围的膜。疼痛、热和肿胀会一直持续，直到分泌物被"消化"完，变得浓稠并产生一种清液。"消化"来源于它们相互混合、稀释并一起加热的过程。同样，引起声音嘶哑、喉咙痛的体液以及引起丹毒或肺炎的体液最初是咸的、湿的和刺激性的。在这个阶段，疾病开始滋生。但是，当分泌物变得越来越浓，越来越温和，并失去刺激性时，发热也会停止，疾病对身体的其他有害的影响也会消失。这些疾病由于存在某些物质所致，当存在这些物质时，势必会产生这种结果。但是，当这些物质的性质改变时，疾病就到了尽头。如果是纯粹由于热或冷而引起的异常，根本没有其他因素的加入，那么当从热转冷，或从冷转热时，病情也就应当趋缓了。但是，病情的变化实际上是按照我上面描述的方式发生的。人所有的疾病都是由于各种"力量"的作用。例如，如果胆汁过多，病人会诉及恶心、发热和虚弱，当自发或经过泻药的治疗去掉某种苦的物质，我们称之为"黄胆汁"，发烧和疼痛就同时消除了。只要这种物质没有被吸收或稀释，就没有办法终止疼痛或发烧。当体内存在刺激性的锈色酸性物质时，腹部和胸部会出现剧烈的绞痛。只有把起作用的刺激性体液排净，通过与其他体液混合中和掉其毒性作用，这种应激才能被纠正。正是这种消化、变化、稀释或增稠的过程，改变了体液的性质，这才是造成疾病的原因。正是由于这个原因，对于某些特殊的疾病来说，分利期[①]和周期性才如此重要。如果把所有这些变化都归因于热和冷的影响，这是非常不恰当的，因为这些元素并不会变质或变稠。疾病的变化并不能归因于不同元素混合的作用，因为唯一会与热混合并降低其温暖度的是冷，反之亦然。当体内的各种力量相互适应后，它们会变得更加温和，更有益于健康。当这些因素相互平衡，没有哪一种力量喧宾夺主时，人才是最健康的。

20. 我想我已经充分地讨论了这个问题，但是仍有些医生和诡辩家坚持认为，除非知道人是什么，否则任何人都无法理解医学科学；任何人在提出治病方案之前都必须首先了解这些。然后，他们的话语开始变得哲学，在恩培多克勒等人有关自然的著作中就可见一斑。他们讨论了人类的起源以及人类是如何被创造的。我相信，相比于医学，这些医生或自然诡辩家所写的东西与绘画的关系可能更大一些。我不认为除了研究医学然后完全掌握这门科学，还有其他更能获悉自然知识的渠道。我将讨论什么是人以及他是如何存在的，因为在我看来，医生研究这些并充分了解自然是必不可少的。之后，他会理解人体是如何发挥功能的，包括吃什么喝什么，以及采取某种措施会对哪个特定的器官产生影响等。仅仅说"奶酪是有害的，因为如果大量食用，会导致疼痛"，这是不够的。医生应该知道是什么样的疼痛，为什么会导致疼痛，以及是身体的哪个器官出现不适。还有很多种饮食是有害的，它们会以不同的方式影响人体。例如，饮用大量未稀释的葡萄酒会对身体产生一定的影响，人们都已经认识到，葡萄酒是原因，而我们知道哪些器官会特别受到影响。我想说，普遍的情形也是有例外的。我前面举了奶酪的例子，奶酪并不是对所有人都有同样的危害。有些人可以吃一肚子奶酪，而没有任何不愉快的后

[①] 分利（crisis）体现了对疾病进程的认识，是希波克拉底时期到阿拉伯医学时期的一个重要概念。分利期（critical days）被视为疾病进程中至关重要的转折点，往往可由此转折点，推测患者的最终转归。其分类涉及多重维度：分利是否彻底（完全性/不完全性）、预后吉凶（良好/不良）、致病因子转移或排出的时机以及转移或排出的方向。已知诸多因素会影响分利的性质，包括疾病性质、患者气质禀赋、发病季节，甚至天体运行的影响——尤其是月球的潮汐力。现代医学中"crisis"的概念依然保留，但内涵已发生变化，多译为"危象"。——译者注

果，适合吃奶酪的人可以因此而变得更加强壮。另一方面，也有些人很难消化奶酪。因此，这两种人的体质肯定是有所不同的，而不同之处在于，后一种人的身体中有某种体液对奶酪不耐受，会被奶酪激发和扰乱。体内含有的这种体液越多、越强，当然情况也就更为严重。如果奶酪对所有人的体质都有害，那么它将影响所有人。了解这一点则可以避免伤害。

21. 在恢复期和病情迁延的过程中，经常会出现并发症。其中一些是疾病进程中自然发生的，还有一些是偶然发生的。大多数医生会和外行人一样，认为此类事件是因为病人沉迷于某些特定的活动所致。同样，他们可能将原因归于病人沐浴、步行或饮食的变化，而不管这是不是实际情况。由于迅速地跳到了结论，事实可能会被忽略。医生应当准确地知道在错误的时间沐浴或过于疲劳会有什么影响。不论是在错误的时间沐浴，吃得太多，还是吃错食物，不会总是产生相同的结果，这还取决于其他因素。如果医生不了解这种行为在不同情况下对于人体的作用，就不会知道这样做的结果，因此也就无法恰当地将它们作为治疗手段来使用。

22. 我认为，医生还应该知道什么样的"力量"会导致什么疾病，"形态"是什么。所谓"力量"，是指体液的构成变化对人体运作的影响；所谓"形态"，是指身体的器官。有些器官是有空腔的，并且直径不同。有的一端狭窄，一端宽大。有的是细长的，有的是实心的，有的是球形的，有的是扁平和悬浮的，有些是被拉长的，有的大，有的厚，有的多孔呈海绵状。例如，哪种类型的空腔器官更能从身体的其他部位吸收水分？是整体宽大的空腔，还是部分宽、部分狭窄的空腔？答案是后一种。这些事情必须根据身体之外发生的事情推论。例如，如果你把嘴巴全部张开，是无法吸进去任何液体的，但是如果你噘起嘴巴，抿紧嘴唇，然后插入一根管子，就可以轻松吸进液体了，而且无论多少均可。同样，拔罐杯是凹面的，目的是把体表组织吸进里面，诸如此类还有很多别的例子。在人体的内部器官中，膀胱、颅骨和子宫具有这样的形状，众所周知，这些器官专门吸收来自人体其他部位的水分，并且总是充满液体。另一方面，宽大的器官虽然能够容纳流体，使液体能够很好地流入器官内，但吸收液体的容易程度也并不相同。此外，实心、球形的器官既不吸水，也不能存水，因为流体无处可置。海绵状、质地疏松的器官，例如脾脏、肺脏和女性的乳房，都很容易从身体附近吸收液体，之后变得坚硬和肿胀。这类器官不会像包含有液体的空腔器官一样，日复一日地吸收液体，然后再排出去。当它们吸收了液体，并且所有的腔隙都填满了液体时，器官会变得坚硬、致密，而不再柔软。它们既不会消化液体，也不能排出液体，这是其解剖构造的自然结果。能发生肠胃胀气和绞痛的身体器官，例如胃和胸腔，会产生杂音和鸣音。有的空腔器官不会充满液体，不过是通过变化和活动来保持这一状态的，则势必会产生杂音，并具有活动的表现。柔软多肉的器官容易被堵塞，然后容易出现迟滞和饱胀。有时，患病的器官会压到一些扁平的组织。这些组织的强度不够，无法与肿胀器官的力量抗衡，也不够灵活，无法通过自身的弯折为患病的器官腾出空间。例如，肝脏是柔软的、充血的和实心的，这些特点使其能够抵住其他器官的移动。因此，被阻挡的气流会变得更加猛烈，继而以更大的力量攻击阻挡它的器官。若是一个充血、柔软的器官，比如肝脏等，就只能承受疼痛。因此，肝区的疼痛总是尤其严重，而且时有发生。脓肿和肿瘤也常发生在肝区，以及膈下。后一种情况虽然较不常见，但更为严重。膈的范围相当大，与其他器官形成对峙。尽管这一区域可能会发生疼痛和肿瘤，但是膈肌更有韧性和力量，不易受疼痛困扰。

23. 人与人之间在身体器官的形状方面存在较大的个体差异，因而在健康和疾病状态中，会有不同的反应。有的脑袋大，有的脑袋小；有的脖子瘦长，有的脖子粗短；有的肚子大，有的肚子圆；有的胸窄，有的胸平。此外，还有无数种差异，医生必须知道这些差异的影响，然后才能理解患病的确切原因。只有这样，才能给予病人适宜的照顾。

24. 同样，医生必须掌握每种体液对身体的影响，正如我之前说过的，必须理解不同体液之间的关系。我的意思是：如果甜的体液改变了自身的性质，不是通过与其他体液的混合，而是自发地改变，它会表现出什么特质呢？苦、咸、收敛还是辛辣？我倾向于辛辣。与其他体液相比，辛辣的体液特别不利于食物的消化。至少是不利于，而我们知道甜的体液最适合食物的消化。

因此，如果有人能够通过在体外做实验来验证真相，那么他肯定能给出最好的结论。最好的医嘱应该是最妥当的。

论医学科学①

· The Science of Medicine ·

1. 有些人俨然把艺术和科学的滥用变成了一门技艺，尽管他们自己不会承认，但他们的目的只是炫耀自己的博学。在我看来，聪明才智的用武之地是在任何相关的领域做出新的发现，完成未竟的任务。另一方面，他们希望借由滥用这门技艺来贬低他人的科学发现，在无知者面前诽谤有识之士的发现，而不是提出建设性的批评，这不是聪明才智的用武之地，而不过是性格扭曲和水平欠奉的佐证。那些人徒有当科学家的野心，但能力不足，便养成了一项陋习：如果别人是对的，就诽谤之；如果别人是错的，就谴责之。在其他科学领域，让那些有能力的人在自己擅长的问题上去阻止自己的对手。本文将回应医学科学的反对者们，从他们所谓的评判中获得勇气，从所辩护的学科中获得支持，从训练有素的医学判断中获得力量。

2. 在我看来，没有一门科学是没有事实基础的。假定一个存在的事物不存在，这本身就是很荒谬的。谁能以不存在的东西作为证明其存在的依据呢？如果我们能够看到没有实质的事物，它看上去就像真实存在的事物一样，那么这种事物就不能再被称为不存在的，因为它对于眼睛和头脑来说都是同样存在的。真相难道不是这样的吗？存在的事物总是可见的、可识别的，不存在的事物既不可见也不可识别。传授的科学活动是看得到的东西，而不是不可见的，不论形式如何。至少在我看来，医学源于实实在在、名副其实的事

---

① 这篇捍卫医学的檄文是对那个时代最好的写照。作者的主要论点是：医学是一门精确的科学。彼时，对于不合格的执业者没有任何防范措施，所有医生都面临着被批为江湖庸医的指控。此篇名直译自英译本篇名"The Science of Medicine"。此处"科学"为广义的"知识"或"学问"之意，指通过学习或经验获得的理解。——译者注

物。若是假定"实副其名",这是荒谬的,也是不可能的,因为"名"是约定俗成的,而"实"却不是人为发明的,而是事物的特征,是事物的根本。

3. 如果一些读者没有充分理解这个观点,也许换一种说法来解释会更清楚一些。让我们以医学科学为例来加以说明,因为这是我擅长的专业。首先,我将医学定义为消除病人的痛苦,缓解急症,拒绝治疗那些已经病入膏肓的病人,并清楚医学并非无所不能。我想证明,医学的确做到了这些,并且一直都有能力做到。在描述医学科学的同时,我也将反驳反对者们的论点,无论他们是如何自负于自己的攻击方式。

4. 我的第一个前提是每个人都认同的:接受过医疗救治的人,一部分恢复了健康。但是,不是每个人都能被治愈,这一事实被当作否定医学科学的证据。而那些痊愈的人,据医学科学的诽谤者所言,他们的治愈应归功于好运气,而不是医术。尽管我不能排除运气的作用,但我认为所谓的运气不好,通常是指那些没有找到好医生的人,而所谓的运气比较好,是指那些找到好医生的人。其次,除了医术,还有什么能用于解释病人接受医疗救治后为何得以康复呢?这些人不再寄希望于等待福泽庇佑,把自己托付给了医学科学。排除了机会因素,那就只剩下了医学科学的作用。他们遵从医嘱,相信医学,并对其怀有信心,医学也向他们证明了效果。

5. 我的反对者会说,许多病人从来没有看过医生,但还是康复了。我并不怀疑这一点。但在我看来,那些不求助医生的人,也是碰运气一样尝试了一些疗法,虽然不知道对错。如果他们成功了,那是因为他们采用了与医生相同的疗法。即便是那些不相信医学的人,医学还是拯救了他们,这在相当程度上证明了科学的真理和伟大。那些生病后不求医然后痊愈的人必须知道,他们之所以痊愈,要么是因为做了什么,要么是因为没有做什么。治愈他们的可能是禁食或大量进食,大量饮水或者少量饮水,沐浴或不沐浴,锻炼或休息,睡觉或清醒,抑或是这几种的组合。如果他们好转了,他们自然会知道是什么使他们受益;如果病情恶化了,又是什么使他们受害。但并非每个人都能提前分辨出什么是有益的或者有害的。如果某个病人在赞扬或责怪某种疗法,那么他就是在运用医学科学。疗法失败也同样证明了这门科学的真实性。疗法唯有在正确应用时才会有益于病人。如果使用不当,疗法则会有害。如果疗法有正确和错误之分，那么对它们进行充分的考虑就势必构成一门科学。我断言，凡是没有正确和错误之分的，就没有科学，科学在于区分不同的做法。

6. 如果医学科学和医疗行业在治疗的过程中只关心用药、催吐、通便以及干湿冷热，那我的论点就会很没有说服力。我们看到，最知名的医生也在用饮食和其他医嘱作为治疗方法。然而，即使是一个目不识丁的外行人，都不能否认这是医学科学的一部分，更不要说医生了。优秀的医生从不会做无用的事情，而在医学科学中，亦没有任何无用的东西。绝大多数植物和药剂都含有具某种疗效或药性的成分，没有求助医生而痊愈的人也不能将自己的痊愈归功于运气。事实上，略一推敲便可发现，所谓的运气是不存在的。任何现象都有其原因。如果凡事皆有因果，那么运气就只是一个空洞的名词了。不论是各种现象出现的原因，还是这些现象发生的前提，都说明医学是真正的科学，而且这一事实永远不会改变。

7. 对于那些贬低医学而将他们的健康归功于运气的人，现在已经充分地回应了他们。有些人把死于疾病的病人作为医学有效性的反例，这却让我想问，是什么站得住脚的原因使他们无视病人品性的薄弱，却归罪于医生的不高明。说得就好像医生会开错药，但病人从不会违背医嘱一样！然而，病人不遵医嘱的可能性远比医生开错药方的可能性大得多。医生是在身心健康的情况下接诊病人。他们将病人目前的症状与过去见过的类似的病例进行对比，然后可以确定不同的疗法有哪些疗效。但从病人的角度看，他们既不知道自己患了什么病，也不知道为什么会患上这种病，更不知道接下去会有什么症状。他们也没有类似疾病的经验。他们对未来的恐惧会加剧当下的痛苦。他们生着病，营养不良；相比找到一种重回健康的疗法，他们更想立即减轻疼痛。虽然他们不想死，但他们没有勇气保持耐心。当他们拿到医嘱时，他们的情况就是这样。那么，哪个更有可能呢？他们会执行医生的嘱咐还是做别的事情？考虑到我前面所述的医生的态度，难道不是病人拒遵医嘱比医生开错药方更有可能性？毫无疑问，病人很可能无法遵从医嘱，而正是由于不依从，导致了自己的死亡。因此，那些把责任归于无辜者而为有责者辩护的人，是错误的。

8. 也有人因为医生不愿意治疗不治之症而对医学科学予以谴责。他们声称：医生所试图治疗的那些疾病无论如何都会好转，而那些需要医疗救助的疾病却被忽视了；如果医学真的是一门科学，那么所有病人都应该获得同等的治愈。事实上，如果他们责备医生没有治疗像他们这样的疯子，这种指控还比较有道理。一个人要是认为科学可以超越边界，或者说自然可以完成非自然的事情，那么他已经是处于几近疯狂的愚昧，而不只是无知了。医学实践受限于自然或技术所提供给我们的手段。如果某个人所患的病超出了医学手段的能力范围时，绝不能期望医学取得最后的胜利。例如，在医学已知的范围内，火的烧灼力是最强大的，还有许多其他效力较弱的烧灼剂。因此，如果只是因为某种疾病不能被较弱的疗法治愈，就说它是不治之症，这是不合理的，但如果最强大的手段也无法治愈它，那它确实是不治之症。如果火不能实现某种期待的效果，不是只有通过某种不用火为工具的科学来实现吗？医疗实践中其他应用失败的方法同样是如此。因此，我断言，医生的失败，其实是疾病的力量而不是医学科学的缺陷造成的。这些批评者想让我们在无能为力的病人和有力为之的病人身上花一样多的时间和精力。这让那些徒有其名的医生感到有压力，而真正从事医学科学的人却觉得十分可笑。医学专业人士既不需要他们愚蠢的赞扬，也不需要他们的指责。他们需要的批评是来自那些全盘考虑过的人，比如医学所能提供的服务，还存在哪些不足，以及这些不足中有多少归咎于医生，有多少归咎于病人。

9. 对于其他科学的辩护，我将再找一个时间，另辟一篇专门讨论。在本篇，我将只关注医学科学，讨论医学的本质，以及如何评判医学的实践。我已经部分论证了这一点，接下来我将继续探讨这一议题。那些在医学科学方面有一定造诣的人将疾病分成了两类。其中一小部分是体征肉眼可见的疾病，身体外观上发生改变，或有可以观察到的肿胀。另外，还有一大部分疾病，则不容易诊断出来。前一类疾病，可以通过观察和触摸来发现体征，比如皮肤是否紧致和潮湿，是热的还是冷的，每种体征都很有意义。这类疾病应该是可以完全治愈的，倒不是因为这类疾病更容易治疗，而仅仅是因为我们已经发现了治愈的方法。这些发现不是偶然的，而是由这方面的专家钻研出来的。然而，只要不缺乏智力，任何人都可以通过教育成长为这样的专家。

10. 因此，对于明显的或外部的疾病，在处理上不应该有任何困难；对于那些不太明显的疾病或内部疾病，医学科学也并非完全束手无策、无能为力。骨骼和身体腔隙的疾病属于后一种情况。人的身体内有许多空腔器官，其中有两个负责接收和传递食物，其他许多器官还有待研究它们的人予以了解。每个被肌肉包被的身体部位都有一个空腔。无论是否有皮肤或肌肉包被，每个单独的器官都是中空的，在健康状态下充满了赋予身体生命的元气；在疾病状态下，则充满了有害的体液。例如，手臂、大腿和小腿都有这样的空腔。即使是那些只有薄薄一层肌肉包裹的部位也含有这样的空腔。由此，躯干是空心的，包裹着肝脏，颅骨包裹着大脑，胸腔包裹着肺脏。由此，身体的分区就像一系列容器，每个容器都包裹着不同的器官，其中一些对身体是有害的，也有一些是有益的。此外，还有许多血管和神经，它们不是松散地分布在肌肉之中，而是附着在构成关节的骨骼和韧带上。关节本身，即骨头的末端转动的地方，被一个囊袋包裹，其中含有一种泡沫状的液体。如果打开关节，会有大量的液体流出，从而造成严重的损伤。

11. 由于这些疾病不能通过肉眼观察来诊断，我将其称为"内部疾病"，这也是医学行业所使用的术语。目前，我们尚未完全掌握内部疾病，但已尽最大努力地掌握了。未来的发展要取决于病人的信息在多大程度上给我们以下结论的能力，以及研究人员将来的能力有多高。如果无法通过观察来确定某种疾病的实质，那么相比肉眼可见的疾病，在诊断上就需要下更多的功夫，当然也需要花费更多的时间。对于那些目不可及的内容，我们要用心灵之眼来捕捉。医生如果看不到疾病的实质，病人也无法告知疾病的情况，则必须从病人所呈现的征象来进行推理。因此，病人的诊断延迟并不是因为医生的失败，而是因为疾病和病人的实质特征。诊断之所以变得更加困难，是因为患有身体内部疾病的病人在向医生描述症状时，是基于对可能病因的猜测而不是对疾病的了解。如果早知道是什么导致了疾病，他们就会知道如何预防。了解疾病的原因，并理解预防疾病的各种方法，实质上就具有了治愈这种疾病的可能性。当无法根据病人对症状的描述做出准确的诊断时，医生必须采用其他方法来指导自己。任何诊断的延误都是由于病人的身体状况而不是医学科学的缺陷造成的。医学的目的是治愈那些已诊断的疾病，治疗应建立在判断的基础上，而不是考虑不周的意见，是基于热情而不是冷漠。身体的本质就是这样，即清晰可见的疾病是可以治愈的。然而，如果确诊延误，造成疾病进展迅速，那么病人可能无法得到及时的救助。如果疾病进展的速度慢于治疗的速度，在起病时就开始给药治疗，则有望康复。但是，如果起病时疾病潜伏在体内，无法看到，病人只有在病情加重后才去找医生看诊，那这就已经不是发病之初了。

12. 因此，如果医学科学能够成功地缓解身体内部疾病，那么与治疗明显无望的疾病相比，医学的效果会得到更加有力的证明。而在其他手艺行当，却遵循不同的原则。必须用火的手艺，要是没有火就开不了张。进一步说，其他手艺用的是可以纠错的材料，比如木头、兽皮，或是雕刻铜、铁或金属。用这类材料加工的制成品是很容易修正的，但如果缺少其中一种材料，那这项手艺也就没有办法操作了。此外，时间因素并不重要，手艺的精湛比追求速度能产生更好的结果，尽管后者可能更有利可图。①

13. 虽然肉眼是最令人满意的观察方法，但身体深处的脓肿，或者肾脏、肝脏及体内其他器官的疾病是肉眼看不见的，不过，医学仍然找到了可以做出诊断的手段。这些手段包括注意音色是清晰还是嘶哑，呼吸频率是加快还是减慢，从身体内流出的各种体液的构成、气味、颜色、稀薄和黏稠程度。通过斟酌这些不同迹象的意义，可以推演出是什么疾病，过去发生了什么，并预测疾病未来的走向。即使没有自然产生这些征象，医学实践者通过已知的某些无害的措施也可以发现。这样，医生就能确定应该采用什么治疗措施。例如，病人可以通过服用某些酸性饮剂和食物来咳出黏液。因此，某些潜在疾病会产生一些可见的症状，否则无法被发现。如果让病人爬坡或跑步，就能观察到静息时不明显的呼吸异常。出汗这种方式，就是可被观察到的发热的征象，正如热水散发的蒸汽提示了火的存在。服用利尿、发汗的物质后，可以发现疾病好转。然后，医学发现了口服的饮剂和物质所产生的热量会超越造成发热的原因，然后作用于发热原因，并引发退热，这便是这种治疗的效果。不过，可采用的治疗方法和效果都因人而异。因此，医

---

① 此处可能原文有缺漏。——译者注

生可能难以解释这些征象，以致使治疗相对缓慢，也滋生了对医生能力的不信任。

14. 本文已经表明，医学科学确实善用一些真正有帮助的科学原则。但是，期望医学能够治愈那些几乎不可能康复的病人是不公平的，要求医学疗法一定百试不爽也是不公平的。大医用精湛的医术进一步证明了医学的价值，毕竟行动更胜于雄辩。我并不是说医生看不起作家，而是他们相信大多数人更愿意相信自己亲眼所见的，而不是从别人那里听说的。

医学格言篇

· Aphorisms ·

第一篇

1. 生命虽短促，医术永长存，机遇在疾逝，经验常谬误，判断则困难。只赖医生司其职责恐难成事，病人和照料者亦需尽心尽力，天时地利也必不可少。

2. 若胃肠出现紊乱，自发呕吐，那么将有害物质排出对病人是有益的。如若不然，则适得其反。禁食亦是如此，达到预期效果则是有益的，否则亦是有害的。因此，必须通盘考虑地点、季节、病人的年龄和疾病的性质。

3. 对于运动员来说，过于好的健康状态也是危险的，一种极端状态难以长期维持下去，由于它不会变得更好，因此只能变得更坏。有鉴于此，应当尽快结束这种过于好的健康状态，让身体可以从头开始恢复。不宜让身体过瘦，因为过瘦也是危险的，而应该处于一种可以自然保持的状态，不论这种状态是什么。禁食也是如此，如果走向极端，也是危险的；增重也是如此，不宜过度。

4. 对不适宜的慢性病和急性病而言，清淡、简单的饮食是危险的。导致体重过度降低的饮食以及对消瘦者的过度加餐都会带来麻烦。

5. 病人如果只吃清淡的饮食是错误的，因为这只会徒增他们的痛苦。不论病情如何，他们若是只食用清淡饮食，病情恶化的程度会超过食用稍丰富些的饮食。因此，长期坚持清淡和简单的饮食是危险的，甚至对于健康人也是如此，因为营养不良者较之营养良好者抵御疾病的能力要弱。因此，总体来看，清淡和简单的饮食要比稍丰富些的饮食更为危险。

6. 极端的病例需要极端的治疗之法。

7. 在病情的特别急性期，痛苦最为严重，宜采取最为清淡的饮食。在其他时间，若病情允许食用较为丰富的食物，则应随着病情好转而缓慢增加其比例。

8. 当病情发展至高峰时，应进食最为清淡的食物。

9. 在病情高峰期，要考虑病人是否有足够的体力来承受医嘱建议的饮食。是病人先因体力耗尽导致不能承受这种饮食，还是病情先趋缓而消弭？

10. 若病情发展迅速，很快达到高峰期，则一开始就必须采取清淡饮食。若疾病缓慢达到最严重程度时，只需在那时之前稍早一点开始减少饮食。此前，应视病人体力，采用较丰富的饮食。

11. 病情发作期间，必须减少饮食，增加饮食则有害。因此，对于间歇期发作的疾病，每次复发时都应减少饮食。

12. 热病的发作期与缓解期可以通过疾病的性质来预测。因此，热病发作的季节性和周期性，不论是每日发作、间日发作或者间隔更长时间，都具有指示性。某些征象的出现也有助于做出判断。例如，如果胸膜炎早期出现痰液，则提示病程将是短暂的。如果晚期出现痰液，则提示病程将会迁延。尿液、粪便、出汗的征象，可以提示疾病预期的持续时间和严重程度。

13. 老年人禁食最为容易，成年人次之，青少年再次，儿童最难忍受。机能越活跃，承受禁食的能力越低。

14. 生长发育中的万物皆最为温热，相应地，所需的营养最多。若无法提供足够的营养，身体会日渐衰竭。老人的热度最低，维持热度所需的食物最少，若进食过多，反而会导致身体过热。因此，老人发热往往不太急骤，因为他们的身体是偏凉的。

15. 在冬春两季，胃是温热的，且睡眠时间最长。因此，这两个季节应当进食更多，因为身体产热较多，所需的营养更多。年轻人和运动员恰好说明了这一点。

16. 流质食物对所有发热病人都是有利的，若病人为儿童或习惯于流食者，则尤为相宜。

17. 至于每日一餐还是每日两餐，更加频繁还是更少，以及每次食量多还是少，都必须根据习惯、年龄、地域和季节酌情决定。

18. 淀粉类食物在夏秋两季最难消化吸收，冬季最容易消化，春季次之。

19. 对于那些存在间歇期的疾病，不宜在发作之前禁食，也不可强迫病人进食，而应减少他们日常的饭量。

20. 若病人进入分利期，或分利期刚过，不宜尝试新的治疗方法，不论是给药物还是予以刺激。应顺其自然。

21. 在需要引导的地方，应对疾病的发展进行引导，以使其按照自然倾向以最有利的方式发展。

22. 只有在疾病已经成熟时才使用药物，而不是在其发展时，除非它已经成熟到适合这种治疗，但这种情况很少见。

23. 不要根据粪便的量来评判它，而是要察其性质和排便的状况，以及病人是感到急迫还是舒适。如果需要，可以使病人进入昏厥状态，前提是他有足够的体力承受。

24. 若是急性病，只有在发病之初可偶尔用（泻）药。即使在这种情况下，若未经彻底检查，切不可给药。

25. 如果应当排出的东西已排空，病人必将受益而轻松，否则病人将会痛苦不堪。

第二篇

1. 若睡眠导致病情加重，则该病是致命的；若睡眠导致病情缓解，则该病不是致命的。

2. 若睡眠后谵妄停止，则为佳兆。

3. 不论是睡眠还是清醒，若时间超过适当的限度，均为凶兆。

4. 过于饱食或禁食均不适当，凡事逾越自然的度，均有恶果。

5. 无缘无故的疲劳，提示患病。

6. 若病人有身体疾患，却感觉不到严重的疼痛，则患有精神紊乱。

7. 若病人长期消瘦，迁延很久，应缓慢进补。若病人短时间内快速消瘦，则宜迅速进补。

8. 若病人在患病后康复期间虽摄入营养却无法增强体力，说明需要更多的食物。如果营养充足，依然如此，说明有必要通便催吐。

9. 若有必要清肠，应首选润肠排便。

10. 若尚未清肠，营养补给愈多，则伤害愈大。

11. 摄入饮料多于食物是更好的。

12. 疾病出现分利后，体内残余物常常会引起疾病复发。

13. 病人会在分利前夜感到痛苦难熬，但分利后次日夜间，病人普遍较为舒适。

14. 在胃出血的情况下，除非有明显不利的征象，否则粪便性状改变提示病情好转。

15. 在病人罹患咽喉疾病或肿瘤的情况下，应检查其粪便。若粪便为胆汁质，则提示该病为全身疾病的部分表现。若粪便并无异常，则提示该病是局限性的，进食是安全的。

16. 营养不良者不宜从事重体力劳动。

17. 进食过多会导致疾病，正如治疗过程所显示的那样。

18. 进食太快、狼吞虎咽者，也会迅速排空食物。

19. 对于急性病病人，轻易地预言其死亡或痊愈都是不明智的。

20. 年轻时便溏者，年老后易便秘；年轻时便秘者，年老后则易便溏。

21. 饮用烈酒能缓解饥饿感。

22. 过量进食所致的疾病可以通过禁食治愈；禁食所致的疾病可以通过过量进食治愈；其他诸症皆是如此。通过反其道而行之可以治愈。

23. 急性病可在十四日内达到分利。

24. 在病情发展过程中，以七日计一周期，每个第四日具有指示性。以第八日作为下一个七日周期的开始，第十一日应特别留意，因为这是第二个周期的第四日。同样，第十七日是第十四日后的第四日，第十一日后的第七日，须注意观察。

25. 在夏季，四日热通常病程较短；在秋季，通常病程较长，秋末冬初染病者尤其如此。

26. 与惊厥后发热者相比，发热后惊厥者预后较好。

27. 一定不要相信无明显原因的好转，也不必畏惧多余的无规则症状。这两种变化一般均无特定含义且不会持久不变。

28. 若出现热病，而身体状况大致如前，无明显消瘦，或消瘦程度超过预期，则预后不良。前者提示病久不愈，后者提示病人在不断变虚弱。

29. 如需要，发病之初可予以清肠。但若病已至高峰，保守为宜。

30. 疾病初期和即将痊愈时，一切症状最轻；在疾病高峰期，症状最重。

31. 病愈后，若病人进食良好，但并未增重，是为凶兆。

32. 一般而言，若病人起病时进食良好，但体重未增加，他们最终会拒绝进食；反之，若起病时坚决拒绝进食，但后来又稍有进食，则最后会痊愈。

33. 不论哪种疾病，如果病人心态健康，胃口尚可，则为佳兆。反之，为凶兆。

34. 若疾病的性质与病人的体质、年龄及所处季节相适应，危险较小。若其中一项不相符合，则危险较大。

35. 不论何种疾病，腹部肥胖者，恢复得最好；腹部消瘦和衰弱者，情况最糟。后一种情况下，若清肠，可能会有危险。

36. 身体不够健康者极易在服用清肠药物后昏倒；若是食用了不当的食物，也同样如此。

37. 身体状况良好者，亦难以通过服用清肠药物来清肠。

38. 至于饮食，可口而稍不适宜要比不可口但更为适宜更可取。

39. 老年人较之青年人不常生病，但一旦染上慢性病，往往要伴随终生。

40. 老年人并不会发生声音嘶哑和流涕的"熟化"。

41. 无明显原因而频繁发作严重晕厥，会导致猝死。

42. 严重中风者无法治愈，轻度中风亦不易治愈。

43. 当窒息者意识丧失，尚未完全死亡，若口吐白沫，则无法痊愈。

44. 天生肥胖的人比瘦弱的人更容易猝死。

45. 治疗青年人癫痫的主要因素在于变化，尤其是由于生长发育带来的变化，不过，气候的季节性变化、改变居所或生活方式也十分重要。

46. 如果病人身体的两个不同部位同时出现疼痛，那么较重的一处会掩盖较轻的一处。

47. 相比脓液形成以后，生脓阶段更常见发热与疼痛。

48. 不论何种身体状况，一旦发生疼痛，通过休息都可以大大缓解。

49. 即使是瘦弱年迈之人，如果已经习惯忍受疼痛，比起那些身强力壮但不习惯忍受疼痛的年轻人来，忍痛更容易。

50. 与不习惯的事物相比，长期忍受而变成习惯的事物所引起的不适要少一些，即使后者更为严重。但有时，可能有必要去适应一些不习惯的事物。

51. 无论是禁食还是过量进食，过热还是过冷，一切剧烈扰乱身体之变化都是有害的。一切过度都违背自然规律。循序渐进更为安全，尤其是在改变摄生法时。

52. 在保持最初的诊断不变的情况下，如果按常规方法治疗均未见预期的效果，也不宜更改治疗方法。

53. 年轻人如果有腹泻症状，通常情况下比便秘的人预后较好，但随着年龄增长，情况会变得相反，因为一般来说，随着年龄增长，肠道会变得更加容易便秘。

54. 对于年轻人来说，体格壮硕显得富态、招人喜欢；对于老年人来说，身材臃肿要比身材瘦小更笨拙，也不可取。

第三篇

1. 季节变化特别容易引发疾病。在同一个季节，由热转冷，或由冷转热，也会带来巨大的变化。其他天气变化也会导致类似的严重影响。

2. 有些人天生适合夏季，有些人适合冬季，还有些人不适合夏季或者冬季。

3. 疾病之间的关系各不相同，有些相互对立，有些则相互适应。同样，某些年龄段的人对某些季节、地点和摄生法比较适应，其他则不然。

4. 若一日之内忽冷忽热，不论是在一年中的哪个季节，你都应该预期那些常见于秋天的疾病。

5. 南风会引起耳聋、视力模糊、头痛、懒散和身体松弛的症状。当南风盛行时，这些症状会在疾病中出现。北风会带来咳嗽、咽喉疼、便秘、尿潴留伴有寒战、侧腹和胸部疼痛。当这种风盛行时，病人会遇到这些状况。

6. 若夏季像春季一样，则发热过程会有大量出汗。

7. 在旱季会发生高热。如果全年干燥，不论一般气候条件如何，都会发生类似的疾病。

8. 当天气宜人，农作物定期成熟时，疾病的出现是有规律的，很容易进入分利。当天气不规律时，疾病就会没有规律，也不容易进入分利。

9. 秋天的疾病往往最为急性，且最有可能致命；春天是一年中最健康、最不致命的时间。

10. 秋季对痨病病人最不利。

11. 关于季节：若冬季多北风且干燥，接着是一个有南风的潮湿春季，则夏季必多见急性发热、眼病和痢疾。妇女和水性体质的人尤其如此。

12. 另一方面，若冬季伴有南风，温和潮湿，接着是一个有北风的干燥春季，会在春季导致分娩的孕妇稍有不慎就流产。若幸而分娩成功，孩子亦体弱多病，要么立即夭折，要么存活下来但瘦弱不堪，缠绵病榻。同样的季节特征也会导致痢疾、干眼病，而老年人常会患上可能迅速导致死亡的卡他性炎。

13. 若夏季干燥且多北风，接着是一个潮湿且多南风的秋季，则冬季多见头疼、咳嗽、咽喉嘶哑、流涕，有些人会患痨病。

14. 另外，若秋天多北风且无雨，对妇女和水性体质的人有利。其他人将患干眼病、急性发热、流涕，有些人会患忧郁症。

15. 一般说来，干旱比多雨更健康，且引发致死性疾病的可能性较小。

16. 通常，雨季特发慢性热、腹泻、坏疽、癫痫、中风和喉咙痛，旱季特发痨病、眼病、关节炎、痛性尿淋沥和痢疾。

17. 关于一天之内的天气变化：北风能刺激身体，让人保持良好的状态，面色红润，思路敏捷，耳聪目明，但会有便秘和双目刺痛。另外，这种风会加剧胸痛。而南风使人身体松弛，组织湿润，导致听力减退，并引起头疼、眩晕，双目和全身动作迟缓，便溏。

18. 关于季节，春天和盛夏最有利于儿童和青年，夏天到初秋最有利于老年人，而冬天最有利于介于这两个年龄段之间的人。

19. 每种疾病在一年四季都可能会发生，但在某些时间更高发且更为严重。

20. 比如，狂躁、忧郁、癫痫、出血、咽喉疼痛、卡他性炎、声音嘶哑、咳嗽、麻风、晕眩、溃疡破裂等常见病，以及肿瘤和关节病，在春季都很高发。

21. 在夏季，虽然上述这些疾病仍然存在，我们还必须预期会发生稽留热、剧热、三日热、呕吐、腹泻、眼病、耳痛、口腔溃疡、生殖器坏疽和热斑。

22. 在秋季，虽然仍可见到很多夏季的疾病，我们还必须预期会发生四日热、不规则热、脾脏疾病、水肿、痨病、痛性尿淋沥、肠炎、痢疾、臀部疼痛、喉咙酸痛、肠梗阻、癫痫、疯病、忧郁等。

23. 在冬季，常见胸膜炎、肺炎、嗜睡、鼻卡他、声音嘶哑、咳嗽、胸痛、肋部及腰痛、头痛、晕眩、中风。

24. 那么，如果按照不同的年龄将疾病分类，我们会发现新生儿多见口疮、呕吐、咳嗽、失眠、噩梦、脐周炎、耳内分泌物。

25. 出牙时，还会多发齿龈疼痛、发热、惊厥和腹泻，特别常见于犬齿萌出、胖孩子或肚子硬的孩子。

26. 随着孩子长大，扁桃体炎、颈椎侧弯、哮喘、结石、蛔虫和蛲虫感染、蒂状疣、阴茎异常勃起、瘰疬①和其他肿瘤等疾病会出现。

27. 临近青春期时，除了上述疾病，常见的还有迁延热和鼻出血。

28. 通常，儿童疾病大都在四十日、七个月或七岁内达到分利期。其他疾病则在临近青春期时好转。不过，若疾病持续到青春期之后，或者在女孩月经初潮后仍迁延不愈，则可能发展为慢性病。

29. 在青年时期，除了其他疾病，尤其是上述疾病，还会增加咯血、痨病、急性热和癫痫等病症。

30. 之后，我们还会遇到哮喘、胸膜炎、肺炎、嗜睡、脑热、剧热、慢性

---

① 颈部的豆粒大小圆滑肿块，相当于颈部淋巴结核。——译者注

腹泻、霍乱、痢疾、肠炎和痔疮。

31. 在老年人，多见呼吸困难、卡他性咳嗽、痛性尿淋沥、排尿困难、关节炎、肾炎、头晕、中风、消瘦、全身瘙痒、失眠、腹水、流泪和流涕、视力下降、青光眼所致的失明以及耳聋。

第四篇

1. 如有需要，孕妇在妊娠第五个月至第七个月期间可服用清肠药物。过了这段时间，应该减少剂量。给婴儿和儿童用药时也必须谨慎。

2. 所用药物应使病人排出那些如果自行排出会对身体有益的物质。若排出某种物质后对身体不利，则不宜排出。

3. 若排出物是应当排出的，则病人受益，也能很好地承受。否则，病人会倍感痛苦。

4. 在夏季，应使用作用于肠道上部的药物；在冬季，则应使用作用于肠道下部的药物。

5. 在天狼星上升期及稍前的一段时间里，用药会有些困难。

6. 对于体形瘦弱且易呕吐的病人，宜用针对肠道上部的药物（催吐药），但在冬季应减小剂量。

7. 对于体形肥胖且不易呕吐的病人，宜用针对肠道下部的药物（催泻药），但应避免在夏季使用。

8. 对于痨病病人，在清肠时只可用小剂量。

9. 对于忧郁症病人，清肠时应依照相克原则施加治疗。

10. 对于十分紧急的情况，应在当天给予所需的药物。这种情况若是迁延，则为凶兆。

11. 脐周绞痛、腰痛的病人，若用药或其他方式未能缓解，将会发展为腹胀。

12. 对于易患肠炎的病人，在冬季忌服用针对肠道下部的药物。

13. 对于催吐困难的病人，应提前多进食和充分休息，使身体湿性增加，然后再给以藜芦。

14. 在病人服用藜芦后，应让病人多活动，而不是静坐和睡觉。人在海上旅行时会晕船，证明身体晃动有助于扰动肠道而引发呕吐。

15. 若要使藜芦更有效，应让病人保持活动。若要使藜芦的药效停止，则嘱病人静卧和休息。

16. 对于身体健硕的病人，藜芦是一种危险的药物，因为它可诱发惊厥。

17. 若病人未发热，没有食欲，且伴有烧心、晕眩、口苦，宜用针对肠道上部的药物。

18. 若病人膈上疼痛，则提示需要服用针对肠道上部的药物；若膈下疼痛，则宜用针对肠道下部的药物。

19. 对于无渴感的病人，服用泻药后，其作用会一直持续到他感到口渴。

20. 如果无发热的病人感到腿部绞痛、双腿沉重、腰痛，宜服用针对肠道下部的药物。

21. 若病人自行排出黑便，像血一样，不论是否发热，均为凶兆。颜色越深，情况越严重。不过，若黑便是由于服用泻药所致，则不论颜色多深，均无临床意义。

22. 若起病之时呕出或排出黑胆汁，均为死兆。

23. 若病人因急性病、慢性病或外伤而出现急剧消瘦，之后排出黑胆汁或类似黑血样物质，次日将死亡。

24. 若病人是以排出黑胆汁开始的痢疾，系死兆。

25. 若病人出现呕血，无论血液情况如何，均为凶兆；若大便中出现血液或为黑便，均非吉兆。

26. 若痢疾病人大便中有类似固体的组织样物，为死兆。

27. 如果病人发热且伴有大量出血（不论身体任何部位），则恢复期会出现肠道松弛（腹泻）。

28. 当继发耳聋时，胆汁质大便会停止；当继发胆汁质大便时，耳聋也会痊愈。

29. 发热后第六日出现寒战，是进入分利期的征兆。

30. 若在前一天退热的同一时刻再次发热，是进入分利期的征兆。

31. 关节炎，尤其是颌关节炎，可能会继发于发烧后的虚弱。

32. 在疾病恢复期，若某个部位出现疼痛，则提示该处将出现化脓。

33. 但是，若某个部位在起病前已感疼痛，该处才是疾病的发病部位。

34. 若发热病人突发窒息而又无咽部肿胀，则为死兆。

35. 若发热病人突然颈部扭曲，几乎无法吞咽，而无颈部肿胀，则提示病人将要死亡。

36. 发热病人于第三、五、七、九、十一、十四、十七、二十一、二十七、三十一、三十四日出现盗汗，为良兆。这种周期性发作标志着分利期。若发作周期不是这样的，则将会有疼痛，且迁延不愈，反复复发。

37. 若严重发热，寒战伴有盗汗，是死兆，病情较轻者也将病久不愈。

38. 身体某一部位出汗，表明该部位有疾病。

39. 如果身体的某个部位比其他部位热或冷，则提示疾病就出现在该部位。

40. 若全身从热转冷，然后再转热，或颜色变化，则提示病情迁延不愈。

41. 睡眠后没有明显原因而大量出汗，提示身体营养过剩。若发病时病人没有进食，则提示需催吐催泻。

42. 若大汗不止，不论冷汗还是热汗，均提示患病。若是冷汗，则提示病情严重；若是热汗，则提示病情轻微。

43. 若稽留热病人隔日加剧，提示病情危险；若为弛张热，不论间歇周期如何，均提示没有危险。

44. 发热迁延可能会导致关节肿胀和疼痛。

45. 发热导致关节肿胀和疼痛的病人，进食过多。

46. 如病人已经虚弱，不间断发热后继发寒战，则为死兆。

47. 若病人患稽留热时咳出青灰色的、带血的、恶臭的或胆汁质的痰液，都是不利的征兆。不过，如果咳痰可以排出致病物质，则病情将好转。尿液和粪便也有类似的规律。但是，如果这些排出物不能顺利带走致病物质，预后就会不太乐观。

48. 若稽留热病人体表厥冷却体内灼热，并伴有口渴，为死兆。

49. 稽留热病人如果出现以下情况，则预示死亡临近：嘴唇、眉毛、眼睛或鼻孔扭曲变形，或者病人已经虚弱，视力和听力都下降。

50. 若稽留热病人呼吸困难并发生谵妄，提示将要死亡。

51. 除非发热所致的脓肿在首次分利时已化脓流出，否则病程将会迁延很久。

52. 若罹患热病或其他疾病的病人忍不住哭出来，这并不奇怪。但若是不由自主地流泪，则临床意义更值得关注。

53. 在发热期间，若病人牙龈化脓，则发热会加重。

54. 剧热的病人若稍有刺激便频繁干咳，则不会口渴。

55. 如果在出现腹股沟淋巴结肿大后发热持续超过一日，则情况严重。

56. 若发热过程中出汗，且与退热无关，则为凶兆，这提示病人体内过湿，病程将迁延。

57. 若病人在惊厥或强直性痉挛期间继发发热，则惊厥或强直性痉挛发作会结束。

58. 若病人剧热期间继发寒战，则剧热会停止。

59. 完全三日热病人最多经历七次周期性发热后，进入分利期。

60. 若病人发热过程中继发耳聋、鼻出血或胃肠道紊乱，则预示着热病将接近尾声。

61. 若发热的时间不是奇数日，很可能会复发。

62. 若病人发热后七日内出现黄疸，则预后不佳，除非出现水样腹泻。

63. 若发热期间每日寒战，则每日发热是间断的；此种发热并非弛张热。

64. 若发热后于第七、九、十一或十四日出现黄疸，且右季肋部无硬结，则预后良好。否则，预后不佳。

65. 若病人在发热期间出现腹部烧灼感和烧心，预后不佳。

66. 若病人在急性发热期间发生惊厥或肠道剧痛，预后很差。

67. 若发热期间，病人从睡梦中惊醒后出现恐惧或惊厥，情况很严重。

68. 若病人发热期间呼吸不规律，预示痉挛发作，是凶兆。

69. 若发热病人尿液混浊，布满结块且量少，当尿量增加并变清，提示病情好转。如果在起病之初或很快即有沉淀物，尤其容易发生这一变化。

70. 若发热病人尿液混浊，如牛马尿，则病人要么已经头痛，要么将会头痛。

71. 若病人在第七日达到分利，尿液在第四日会有红色絮状物，其他情况正常。

72. 若尿液无色，是为凶兆，尤其常见于脑病病人。

73. 若病人季肋部胀满且有肠鸣，并继发腰痛和发热，除非病人排气或大量排尿，否则病人会发生腹泻。

74. 疑似关节化脓的病人，若排出大量白色、浓稠的尿液，就像四日热病人的尿液一样，则可避免化脓。若伴有鼻出血，将很快就会停止化脓。

75. 尿液中有血或脓，提示肾脏或膀胱内有溃疡。

76. 尿液浓稠，其中有细小的丝线状肉样物，提示肾脏有分泌物。

77. 尿液浓稠，内有麦麸状颗粒物，提示膀胱有炎症。

78. 尿液中突然出现血液，提示小的肾血管破裂。

79. 尿液中有泥沙样沉淀物，提示膀胱内有结石形成。

80. 尿液中有血块，并伴有痛性尿淋沥、下腹部和会阴部疼痛，提示膀胱附近部位受累。

81. 尿液中有血、脓和絮状物，且刺鼻难闻，提示膀胱有溃疡。

82. 尿道形成肿瘤，则脓肿化脓、破溃流出时，病情缓解。

83. 夜间大量排尿，提示粪便排出较少。

第五篇

1. 病人服用藜芦后出现惊厥，是致命的。

2. 外伤后继发惊厥，为死兆。

3. 若严重出血后出现惊厥或呃逆，为凶兆。

4. 过度催吐催泻后出现惊厥或呃逆，为凶兆。

5. 如果醉酒后突然在惊厥发作中出现失语，除非随后出现发热，或从宿醉中恢复语言能力，否则会在惊厥后死亡。

6. 除非病人在强直性痉挛发作后四日内死亡，否则可望康复。

7. 儿童时期的癫痫，能够痊愈。但若首次发作是在 25 岁之后，通常会一直迁延至死亡。

8. 若胸膜炎病人十四日内未能咳出痰液，则炎症会发展为脓胸。

9. 痨病最常见于18至35岁之间。

10. 喉咙酸痛的病人，若病情发展到肺部，要么在七日内死亡，要么在挺过这个期限后发展为脓胸。

11. 若将痨病病人的痰液倾倒于燃烧的火炭上，会有恶臭味。如其现脱发，死亡之兆将近。

12. 若痨病病人出现脱发并伴有腹泻，为死兆。

13. 从肺部咯出的血液呈泡沫状。

14. 若痨病病人出现腹泻，为死兆。

15. 对于胸膜炎导致的脓胸，若溃破后四十日内咳痰排净脓液，则病愈。否则，即转为痨病。

16. 若病人频繁高热，会导致如下问题：皮肉松弛、神经衰弱、头脑麻木、出血、昏厥，有时会死亡。

17. 寒冷会导致痉挛、强直发作、坏疽、发热性寒战。

18. 寒冷对于骨骼、牙齿、神经、大脑和脊髓是不利的，而温暖是有益的。

19. 应使已经受到寒冷影响的部位完全回暖，除非该处已经在流血或可能会流血。

20. 对于已经患有溃疡的病人来说，寒冷会产生严重的影响。寒冷会使溃疡周围的皮肤和肌肉变硬，引起无脓的疼痛、坏疽、发热性寒战、痉挛及强直发作。

21. 对于营养良好的年轻人来说，有时会出现不是由溃疡引起的强直发作。对于这些人，在夏天进行冷水浴后会有温暖的反应，从而达到治愈的效果。

22. 温暖可促进化脓，这对一些但不是全部溃疡病人是有效的，化脓是重要的痊愈之兆。温暖可软化、干燥皮肤，缓解疼痛。此外，它还能够缓解寒战、痉挛和强直发作。对于头部，它可以有效地缓解头痛。温暖对骨折的治疗也很有价值，特别是开放性的骨折。它在治疗头部溃疡方面也很有用。温暖可大大缓解由于受冷所引起的溃疡或坏疽，并达到分利。它对肛门、阴部、子宫、膀胱等处的溃疡都有好处，而且促进分利。对这些疾病而言，寒冷是有害的，并会导致死亡。

23. 在以下情况应该使用冷敷：用于大出血或有出血危险的部位。不要直接冷敷在出血处，而是应该敷在周围。冷敷可以用于发红或充血的烫伤或脓包。长期冷敷可以使迁延不愈的脓包变黑。无溃疡的丹毒病人，可使用冷敷。如果已经形成溃疡，冷敷将有害。

24. 像雪和冰等的冰冷之物对胸部有害，会引起咳嗽、出血及泄泻。

25. 如果与疮疡、痛风和痉挛无关，关节的肿胀、疼痛在大多数情况下可通过冷水灌洗而消肿、镇痛。适当的麻木可消除疼痛。

26. 轻的水能快速加热和快速冷却。

27. 若病人夜间口渴，迫切地想喝水，喝水后即能入睡，为佳兆。

28. 芳香蒸汽浴有助于治疗女性疾病，若不会引起头痛，也可有助于缓解其他疾病。

30.[①] 若孕妇罹患急性病，会导致死亡。

31. 若对孕妇行放血治疗，会导致流产，尤其是当胎儿较大时。

32. 若妇女呕血，月经来潮后可停止。

33. 若妇女月经停止后发生鼻出血，是为佳兆。

34. 若孕妇频繁腹泻，会有流产的危险。

35. 若孕妇罹患子宫症（hysteria）[②]或难产，打喷嚏可视为佳兆。

36. 若经血颜色不佳且月经不规律，提示有必要行清肠治疗。

37. 若孕妇乳房突然变小，提示她将要流产。

38. 孕妇怀双胎，若一侧乳房变小，提示一个胎儿已流产。若是右侧乳房变小，提示是男胎流产；若左侧乳房变小，提示是女胎流产。

39. 若没有怀孕或分娩的妇女产生乳汁，提示她已停经。

40. 若妇女乳头周围充血，是疯癫之兆。

41. 要知道妇女是否怀孕，在她没有吃晚饭的时候，临上床之前服用一剂蜂蜜酒（蜂蜜加水发酵后制成）。如果胃绞痛，即为怀孕；否则，未孕。

---

① 第29节缺漏。——译者注
② hysteria从构词上来讲是子宫疾病的意思，在古希腊医学中，人们将一些妇女出现的情绪失控、焦虑、痉挛等症状归结为由子宫疾病引起，后来这个词逐渐泛化，用来指代情绪失控、焦虑、恐慌等精神障碍症状，被译为歇斯底里、癔症。——译者注

42. 如果是男胎，孕妇的面色会比较好；如果是女胎，孕妇的面色会比较不好。

43. 若孕妇罹患子宫丹毒，将死亡。

44. 体质异常娇弱的孕妇容易在胎儿长大之前流产。

45. 若胖瘦适中的妇女怀孕 2—3 个月时无明显原因发生流产，系因胎盘充满黏液，不能承受胎儿的重量，而导致胎儿流出。

46. 异常肥胖的妇女无法受孕，是因为大网膜压迫堵塞子宫口。除非变瘦，她们才会受孕。

47. 若子宫内脓肿扩散到髋关节周围区域，应该用棉绷带填塞阻止扩散。

48. 男胎通常趋向右侧，女胎通常趋向左侧。

49. 若使用引起打喷嚏的药物来排出恶露，应堵住口鼻。

50. 要想停止月经，可用最大的拔罐杯在两侧乳头拔罐。

51. 怀孕期间，子宫口是闭合的。

52. 如果孕妇溢出大量乳汁，说明胎儿虚弱；如果乳房干燥，则胎儿健康。

53. 如果有发生流产的危险，乳房会变得松弛。若乳头再度变硬，提示将出现乳头或髋关节、双眼和膝盖处疼痛，而不会发生流产。

54. 如果子宫口发硬，其必然是闭合的。

55. 若孕妇发热，或者不明原因地极度消瘦，则提示要么难产，要么有流产的风险。

56. 月经后发生惊厥或昏厥，为凶兆。

57. 月经过多或过少，均提示子宫疾病。

58. 直肠和子宫炎症会导致痛性尿淋沥，肾脏的化脓性疾病也会如此。不过，肝脏的炎症会导致呃逆。

59. 若妇女一直未孕，而想知道是否还能受孕，可用斗篷将她包裹住，然后在下方焚香。若香味能穿过身体到达鼻子和嘴，则提示她不是不孕的。

60. 若在孕期出现月经出血，则提示胎儿不健康。

61. 若妇女月经停止，且无寒战或发热，并感到恶心，说明她怀孕了。

62. 若妇女子宫口冷且厚，则不易受孕。同样，若子宫口过于潮湿，会湮没并破坏精子，而过于干且热的子宫口会因缺乏滋养而破坏精子，不属于这两个极端情况者，适宜受孕。

63. 对于男人来说，情况也基本相同。若身体整体松弛，内部气压不足导致外泄无力，无法排出精液；若组织肥厚，也会导致水分无法通过。同样，过冷会导致精液无法充分加热而集中于应当聚集的位置；或者由于过热，也会有相同的结果。

64. 对头痛病人，不建议服用牛奶。牛奶对发热、腹部肿胀、肠鸣不断或口渴的病人有害，对急性热且粪便呈胆汁质的病人不利，对大量便血的病人也有害。牛奶对罹患痨病但发热不高的病人有益。若无上述禁忌证，持续低热、过分消瘦的病人，喝奶有益。

65. 若外伤病人创口格外肿胀，则不容易发生惊厥或狂躁。不过，若肿胀突然消退，创口在身体背侧，则会发生惊厥及强直发作。若创口在身体前侧，则随后会发生狂躁、两侧急性疼痛或化脓。肿胀特别红的地方会出现感染。

66. 若严重的深在创口未出现肿胀，则预后非常糟糕。

67. 若肿胀处质软，富有弹性，则情况不严重；若肿胀处质硬，则情况严重。

68. 若颅后疼痛，分割开前额上下走行的血管，可有所缓解。

69. 妇女寒战通常会从后腰部开始，经过背部到达头部。而男性寒战更多是从身体的背面而不是从前面开始，比如前臂和大腿的背面。但男性的皮肤孔隙更多，这一点可由男性多毛发看出。

70. 四日热的病人根本不会出现痉挛。若先前有痉挛，随之又发生四日热，那么痉挛就会停止。

71. 皮肤干燥紧绷的病人死亡时不出汗。皮肤松弛多孔的病人死亡时发汗。

72. 黄疸病人特别不容易罹患胀气。

第六篇

1. 若慢性肠炎病人发生烧心，且之前没有出现过，是为佳兆。

2. 若病人流鼻涕，并且精液稀薄如水，提示病重。反之，则较为健康。

3. 若慢性痢疾病人食欲不振，则预后不佳，尤其是伴有发热时。

4. 若溃疡处边缘剥落，则是恶疾。

5. 医生应仔细观察病人诉及疼痛的地方是否有明显较严重的部位，是否是两肋部、胸部或其他部位。

6. 罹患肾病和膀胱疾病，在老年人中很难治愈。

7. 在腹部出现的疼痛和肿胀，表浅处较之深处疼痛程度较轻。

8. 若水肿病人发生溃疡，难以痊愈。

9. 大面积皮疹不会伴有严重的瘙痒。

10. 若病人耳、鼻、口流出脓液、血液或体液，严重的头痛可得到治愈。

11. 若忧郁症或肾病病人继发痔疮，是为佳兆。

12. 慢性痔疮出血治愈后，若不对痔疮予以处理，则有并发水肿或痨病的危险。

13. 打喷嚏并发于呃逆发作时，可治愈后者。

14. 在水肿病人，如果水分从血管流入腹腔，病情会得到缓解。

15. 自发性呕吐可终止慢性腹泻。

16. 胸膜炎或肺炎病人并发腹泻，为凶兆。

17. 眼炎病人发生腹泻，为佳兆。

18. 膀胱、大脑、心脏、横膈膜、小肠、胃或肝脏若有深在创伤，均为致命的。

19. 骨骼、软骨、肌腱、下颌的凹细部或包皮断裂时，既不能再生，也不能愈合。

20. 血液流入腹腔，则必然导致化脓。

21. 狂躁病人发生静脉曲张或痔疮，狂躁发作可停止。

22. 自肩部至肘部的脓肿可以经由放血治愈。

23. 长期恐惧和压抑，容易罹患忧郁症。

24. 内脏破裂，则无法修复。

25. 丹毒由身体表面向深部扩散，则预后不佳。不过，当炎症从深处扩散到表面，预后良好。

26. 剧热病人若出现颤抖，可随谵妄出现而终止。

27. 对溃疡或水肿病人实施手术或烧灼治疗时，若导致积脓或水样积液大量流失，必定死亡。

28. 阉人不会患痛风，也不会秃头。

29. 在更年期之前，妇女不会患痛风。

30. 在性生活开始前，青少年不会患痛风。

31. 通过饮用纯葡萄酒、泡澡、蒸汽浴、放血或服用某些药物，可治愈眼部疼痛。

32. 口齿不清的病人易患慢性腹泻。

33. 患烧心的病人并不会特别容易罹患胸膜炎。

34. 秃头之人不易患静脉曲张。若脱发之人患上静脉曲张，则头发还会再长出来。

35. 水肿病人咳嗽，是为凶兆；但若水肿之前已在咳嗽，则为佳兆。

36. 排尿困难可以通过放血治疗，应取静脉内侧行切开术。

37. 咽喉酸痛病人，若气管外侧出现肿胀，是为吉兆。

38. 对于身体内部患癌的病人，不宜予以治疗。因为若治疗，反而会加速死亡；若不治疗，他们会存活一段时间。

39. 暴食或禁食都可以治愈痉挛。呃逆也是一样。

40. 季肋部①疼痛而无伴发炎症，发热可以使之缓解。

41. 组织本身的厚度可能会导致深部脓肿不出现化脓的征象。

42. 黄疸病人若出现肝硬化，是为凶兆。

43. 脾肿大病人若罹患痢疾，并迁延成慢性痢疾，则会继发水肿或肠炎，进而导致死亡。

44. 因痛性尿淋沥导致肠绞痛的病人，若非继发发热和大量排尿，七日内必会死亡。

45. 持续一年或更长时间的溃疡会导致溃疡面下方的骨头被侵蚀，继而留下凹陷的疤痕。

---

① "hypochondrium"直译即"肋软骨下方的区域"。在解剖学中，这一术语精准对应中文的"季肋部"，是肝脏、脾脏等重要器官的体表投影区。18世纪欧洲医学将"过度关注季肋部不适"定义为"疑病症"（hypochondriasis），患者常因该区域轻微不适而疑心自己患上重病。——译者注

46. 若病人尚未进入青春期，因哮喘或咳嗽而造成驼背的，会死亡。

47. 在适宜的情况下，放血或清肠治疗在春季实施更有效。

48. 对于罹患脾病的病人，出现痢疾有助于病情好转。

49. 若痛风病人出现炎症，炎症会在四十日内消退。

50. 脑裂伤后，必出现发热和胆汁质呕吐。

51. 若健康人突然头痛、失声、呼吸声如打鼾，又不继发热病，七日内必然死亡。

52. 应注意观察病人睡眠中眼睛的情况。若眼睑闭合时仍可见到白眼球外露，除非是由腹泻或用药所致，否则非佳兆，病人将命不久矣。

53. 伴有笑声的谵妄，较为安全；神色严肃的谵妄，较为危险。

54. 对于急性热病病人而言，叹气样呼吸是凶兆。

55. 痛风通常在春秋两季高发。

56. 对于忧郁症病人而言，体液流向身体一处是危险的，因为会导致中风、惊厥、狂躁或失明。

57. 中风通常发生于40岁至60岁之间。

58. 若肠系膜脱出，必然会腐烂溃败。

59. 在某些情况下，髋关节脱位后重新复位会形成积液。

60. 若髋部慢性疼痛，关节脱位，患腿将会萎缩，病人将跛脚。这可通过烧灼术预防。

第七篇

1. 在急性病中，四肢冰冷是为凶兆。

2. 若病骨周围的皮肉出现青紫色的紫癜，是为凶兆。

3. 呕吐后发生呃逆、眼睛充血，是为凶兆。

4. 出汗后恶寒，并非佳兆。

5. 若疯癫病人出现痢疾、水肿或狂喜，是为佳兆。

6. 若病人病程迁延，食欲减退且大便匀质，是为凶兆。

7. 饮酒过多后发生寒战和谵妄，是为凶兆。

8. 若病人体内肿瘤破溃，会伴发头晕、呕吐和昏昏欲睡。

9. 若病人出血后出现谵妄或惊厥，则预后不佳。

10. 若肠梗阻病人出现呕吐、呃逆、抽搐或谵妄，则预后不佳。

11. 若胸膜炎病人并发肺炎，则预后不佳。

12. 肺炎继发脑热，则预后不佳。

13. 严重烧伤并发癫痫或强直发作，则预后不佳。

14. 头部撞击后，发生昏迷或谵语，则预后不佳。

15. 咳血后咳脓痰，则预后不佳。

16. 咳脓痰后，患痨病。痰停，病人死亡。

17. 肝炎病人见呃逆，则预后不佳。

18. 病人失眠，见惊厥或谵妄，则预后不佳。

18a. 昏睡后颤抖，则预后不佳。

19. 骨头裸露后组织出现炎症，则预后不佳。

20. 丹毒继发坏疽或化脓，则预后不佳。

21. 溃疡剧烈搏动后出血，则预后不佳。

22. 腹部痛久不愈，发生化脓，则预后不佳。

23. 便溏者患痢疾，则预后不佳。

24. 若骨折后断骨移位，则发生谵妄。

25. 用药后惊厥，则预后不佳。

26. 腹部剧痛，继发四肢厥冷，则预后不佳。

27. 对于孕妇来说，大便用力可能导致流产。

28. 若骨、软骨、肌腱切断，则不能自行恢复。

29. 腹泻发作会中止伴有白痰的疾病。

30. 若腹泻病人大便呈泡沫样，则提示黏液来自头部。

31. 若发热病人尿液中出现类似粗粉末的颗粒，提示病程较长。

32. 若清亮尿液中有胆汁样沉淀，表示有急性疾病。

33. 若尿液有沉淀物，说明体内有剧烈紊乱。

34. 若尿液表面出现气泡，表示有肾脏疾病和持续的疾病。

35. 若尿液表面有大量油状浮渣，表示有急性肾脏疾病。

36. 若肾病病人同时出现上述症状，并伴有髓肌肉组织区域疼痛，一旦感到浅表疼痛，则预示着将形成外部脓肿。但如果疼痛在深层，则脓肿在深处。

37. 若病人没有发热，则呕血为痊愈的征象；若发热，则提示预后不佳。不过在后一种情况下，可通过降温和收敛剂治愈。

38. 胸腔器官的卡他性炎可在二十日内化脓。

39. 若病人诉及痛性尿淋沥、会阴和耻骨区疼痛，尿液中有血液和结块，则提示是膀胱周围的疾病。

40. 若舌头突然麻痹或身体某一部位出现类似情况，则为忧郁症之征象。

41. 若老年人清肠过度，以致出现呃逆，则预后不佳。

42. 若病人发热并非胆汁所致，通过用大量热水冲洗头部可退热。

43. 没有哪个妇女能够同等熟练地使用左手和右手。

44. 脓胸经刀切开或烧灼引流时，若流出的脓液呈白色且均一，则提示病人能存活。但如果脓液带血、混浊且恶臭，则提示病人将会死亡。

45. 对肝脏积脓的情况，若流出的脓液呈白色且均一，则说明化脓包裹完整，这类病人能存活。但若脓液形如油渣，则提示病人将会死亡。

46. 对于眼痛的病人，应给予纯葡萄酒内服并大量放血来缓解。

47. 若水肿病人见咳嗽，则无望。

48. 对于痛性尿淋沥和排尿困难，可给予纯葡萄酒或深部放血缓解。

49. 在咽喉酸痛病人，如果胸部出现红肿是佳兆，提示疾病向外发展。

50. 脑坏疽通常会在三日内死亡，若能熬过三日将痊愈。

51. 当大脑被彻底加热或鼻窦完全湿润或冷却时，就会打喷嚏，其内部的空气被推挤出狭窄的通道时，会发出声音。

52. 若继发热病，严重的肝脏疼痛就会消失。

53. 对于需要实施放血术的病人，春天放血为最佳。

54. 若黏液潴留在膈与胃之间而无法破裂流入胸腔或腹腔，则引起疼痛。若黏液能通过血管排入膀胱，病情将得到缓解。

55. 若肝脏因病充满水，肝破裂后水流入腹腔，腹内充满水，病人即死。

56. 纯葡萄酒与等量的水混合口服，可治疗焦虑、哈欠和发抖。

57. 尿道内的肿瘤引起的疼痛,在化脓破溃后会缓解。

58. 无论何种原因导致的脑震荡,病人必然会随之失声。

59. 在发热期间出现的阻塞性窒息,即使喉咙没有肿胀,若病人几乎不能吞咽,都是致命的。

59a. 如果发热重的病人突然颈部扭曲,并且几乎无法吞咽,尽管没有肿胀,他也会死亡。

60. 身体过于潮湿的人应该通过禁食来治疗,因为禁食可以干燥身体。

61. 全身从热到冷,再从冷到热的变化,或颜色的变化,都意味着病程较长。

62. 大汗不止,不管是热汗还是冷汗,都说明体质多湿。对于身体健壮者,应该通过催吐治疗;对于身体虚弱者,应该通过催泻治疗。

63. 若稽留热每隔一日都加重,就很危险。但若是间歇性发热,不论热型如何,均无危险。

64. 稽留热都伴有关节肿胀和疼痛。

65. 因发热而出现关节肿胀或疼痛的人,则是摄入的食物过多。

66. 给发热病人的饮食,如果与健康人的饮食一样,那饮食虽然能强壮健康人的身体,但会使病人更加痛苦。

67. 必须观察尿液,看它与健康时的尿液有多大差异。差异越大,病情越严重;相似度越高,健康程度越好。

68. 然后将尿液静置,不要摇动。若沉淀如碎屑,则需要给予病人泻药。若在清肠之前嘱服大麦粥,就会造成伤害,给得越多,伤害越大。

69. 如果大便未经消化,这是由于黑胆汁所致。这种倾向越明显,病情越严重。

70. 稽留热病人,若痰液发青、恶臭或为胆汁质,为凶兆。若咳出健康的痰液,则为佳兆。类似的原则也适用于肠道和膀胱,若一些物质滞留体内而无法排出,都是不好的。

71. 若要清除体内多余的物质,应该使排泄畅通。若要排空胸腔器官,先要使肠道变得较为干燥;若要排空腹腔器官,则要使之松弛。

72. 若睡眠或清醒的时间超出均值,则提示生病。

73. 若发热持续不退,病人表凉里热、口渴,是死兆。

74. 若发热不退,病人唇、鼻或眼移位,或视听不聪,身体虚弱,是死兆。

75. 出现白痰后,将继发水肿。

76. 腹泻后,易见痢疾。

77. 痢疾后,易见不消化性腹泻。

78. 骨坏死后,易见骨化脓性炎症。

79—80. 痨病和出现脓痰后,将咯血。痨病后,头部将排出分泌物,随之腹泻。腹泻之后继发呕吐。呕吐后痰停,这就是死亡的序幕。

81. 如果尿液和粪便异常,或者汗液或身体其他部位出现异常,那么轻度异常则病轻,重度异常则病重,极端变化则会死亡。

82. 四十岁后感染脑热,不会痊愈。在疾病更为常见的年龄层和身体发育阶段患病,风险更低。

83. 病中如果自主性流泪,是为佳兆;若不自觉地流泪,是为凶兆。

84. 若四日热病人发生鼻出血,则预后差。

85. 在分利期之外阵发性出汗是危险的。可能大汗淋漓,汗水迅速聚集在额头上,从前额滴落,汗水冰凉,流遍全身。此种出汗必伴随着严重的疾病、剧烈的疼痛或长期的焦虑。

86. 若慢性病病人剧烈腹泻,则提示预后不佳。

87. 药无法治愈者,可用手术刀;手术刀无法治愈者,可用烧灼术;烧灼术无法治愈者,应视为不治之症。

论气候水土

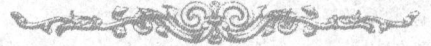
· Airs, Waters, Places ·

1. 任何想要认真学好医学的人，都必须从以下主题入手。首先，应该考虑一年中各个季节的差别以及影响。其次，要认识冷风和暖风，包括一个国家中各地共同的风以及特有的风。最后，水对健康的影响也不能忽视。正如不同的水，其味道和密度不同，对身体健康的影响也不尽相同。因此，当医生来到一个陌生的城镇时，他应该认真考察其地理位置以及朝向。一个城镇的居民的健康状况会因它是朝向北、南、东还是西而有所不同。这是非常重要的。同样的道理，也必须考虑水质的不同，是取自沼泽地的软水，还是从高山岩石上流下的硬水，是咸的，还是苦的。接下来要考虑土壤，是干旱贫瘠的不毛之地，还是树木葱郁的水源丰沛之地，是低洼燥热之地，还是严寒高冷之地。最后要考虑居民的生活习惯，是暴饮暴食、好吃懒做，还是勤于劳作、饮食有节。

2. 这些问题都必须予以仔细的考察。医生初来乍到，只有对这些情况摸得一清二楚，至少是尽量掌握清楚，才能知道当地重要的疾病以及居民的一般状况。若是他不能提前掌握这些情况，那么在治疗当地的病人时，要么会毫无准备，要么会犯下过失。若是他提前掌握了，哪怕时间推移、季节变迁，无论寒冬还是盛夏，他都能预知哪些流行病将会来袭，改变生活方式可能会让人面临哪些威胁。唯有熟悉季节变化、斗转星移，他才能预判一年的变化，预见天气的变化，如此方能保养自己的健康，并悬壶济世。这也许更像是气象学关心的事情，但实际上，天文学在医学中具有十分重要的作用，因为季节变化会影响病情的变化。

3. 我将详细地解释应该如何考虑上述问题。假设我们所处的地方会刮暖风，而从北方刮来的冷风被遮挡住了，也就是说，只有从东南和西南方向刮来的风。当地水源丰富，水质偏咸，水位浅表，冬天水冷，夏天水热。这里的居民头部多湿润、多黏液，黏液从头部流到内脏，会扰乱内脏器官的功能。他们大多体质虚弱，消化不良，不耐饮酒。头部虚弱的人往往酒量不佳，因为宿醉后会格外难受。

地方病便是如此。妇女多体弱多病，白带异常，其中很多人不孕，但并非天生如此，而是因病所致。流产亦多发。儿童易患痉挛和哮喘，人们认为这是天降之灾，而这种病本身就被认为是"神圣病"。男人则多发腹泻、痢疾、寒战，尤其是冬天，容易长期发热迁延不愈。他们也容易患上脓疱性皮炎，在夜里会尤其痛苦，还有痔疮。胸膜炎、肺炎和其他急性病较为罕见，因为这类疾病较难影响体质湿气过重的人。湿性眼炎时有发生，但并不严重，病情也并不长，除非因天气剧变爆发流行。头部卡他性炎会使五十岁以上的人易罹患偏瘫。他们会突然中暑或感冒。除了天气变化造成的流行病，上述便是这一地区的地方病。

4. 我们再考虑一类情况相反的地区，南风被遮挡，却受到从西北到东北方向刮来的冷风影响。这里的水质硬且冷，常有咸涩。因此，当地居民多身形结实精瘦，常常有顽固性便秘，肠胃问题棘手，但胸部灵活。他们更多受到胆汁而非黏液的困扰。头部健康强壮，但常常出现脓肿。当地特有的疾病是胸膜炎和急性病。在腹部坚硬时总会发生这种情况。正因为如此，加之肌肉结实，脓肿通常长在最为疏松柔软的部位[①]。这也是由于体质干燥和水源冰冷所致。这种体质的人饭量大，但饮水很少；毕竟一个人不可能既吃得多又喝得多。眼炎时有发生，而且病情严重，迁延日久，早期就化脓溃烂。三十岁以下的人易患鼻出血，夏天尤为严重。"神圣病"病例虽少，但较为危重。这里的人要比上一种地区的更长寿。溃疡既不易化脓溃烂，也不会蔓延得很厉害。他们的性情更多的是彪悍而非温顺。以上就是这一类地区居民最容易患上的地方病，而其他疾病只有在天气变化引发流行时才会

[①] 指痔疮。——译者注

出现。

妇女多患有不孕不育,这是由于水质长期硬度高且寒冷。月经也不正常,稀发且痛经。分娩也很困难,但流产比较罕见。由于水质过硬,乳汁干涸,无法哺乳。由于生产困难,产后常发生脓肿和惊厥,之后继发痨病。幼儿易出现睾丸水肿,但随着长大,水肿会渐消退。在这样的地区,青春期往往来得比较迟。

5. 关于冷风和暖风的影响,我们先说到这里。现在让我们来考虑一下那些位于东北风和东南风风口的地区,以及那些暴露于西风下的城镇。朝东的城镇普遍要比朝北或朝南的城镇更加健康,即便两个城镇相距不过一弗隆①。朝东的城镇不会遭受极端的寒或热。水源位于东侧,则干净、味甜、质软、宜人。这是因为清晨太阳升起时,阳光会从晨雾中蒸馏出露水。除非患病,否则这里的居民通常气色良好,身体康健。和朝北城镇的居民相比,他们的声音更为洪亮清晰,体质更为温和,而且也更有智慧。这一地区的气候四季如春,不会有严寒酷暑。因此,这样的地区疾病较少,病情不重。总体来说,这里可能与朝南的地区类似,只是这里的妇女比较容易受孕,并且分娩顺利。

6. 在朝西的城镇,东风是被遮挡的,暖风和来自南方的风也避开了,势必会造成非常不健康的状况。首先,水源并不清澈。这是因为直到日落时分才会见到阳光,晨雾滞留,雾气与水混合后,水就失去了清澈。夏天湿气重的风会在清晨带来露水,但是白天太阳西晒,则会烘烤居民。因此,这里的人通常气色较差,虚弱多病,不仅有前述所有疾病,而且嗓音沙哑低沉,这是由空气污浊不良所致。甚至北风也不能刮到这里来消去这些特质。吹到这里的都是来自西方的风,因此十分潮湿。在这样的地区,天气四季如秋,早晚温差很大。

7. 关于各种风对健康的影响,或有益或有害,就先到此为止。现在,我想来解释一下不同种类的水对健康的影响,具体说一下哪些水是健康的,哪些是不健康的,以及它们对健康有哪些影响,包括益处和害处。水对健康发

---

① Furlong,等于1/8英里,约合201米。——译者注

挥着至关重要的作用。在夏天，沼泽和湖泊中的死水势必是温暖混浊的，散发出令人不快的气味。因为这种水是静止的，只有雨水注入，在炙热阳光下会蒸发。因此水的颜色会变深，有害健康，容易引起人胆汁排出过多。到了寒冬，冰雪融化，导致水变得冰冷、泥泞，会导致人黏液生成和嗓音嘶哑。饮用这种水的人，会出现脾脏肿大、坚硬，腹部僵硬、发热，体形消瘦。他们的肩膀、锁骨和双颊瘦削，这是由于脾脏分解了他们的肌肉。这些人易饿易渴，胃口极好。内脏变得非常干燥而炽热，故需要更强效的药物。他们的脾脏不论夏季冬季都会肥大。此外，水肿也很常见，且往往是致命的。造成这种情况的原因在于，夏天多发痢疾和腹泻病例，以及迁延不愈的三日热。这些病若久治不愈，就会导致这类体质的人发生水肿，从而致命。这些都是夏天所患的病。到了冬天，年轻人容易患肺炎和疯癫；老年男性则容易患上一种名为剧热的热病，这是因为他们的腹部太硬；女人则易患肿瘤和白带异常，腹部无力，生育困难，胎儿巨大而浮肿。哺乳期间，妇女日渐消瘦，并会感到腹部疼痛，正常经期难以恢复。儿童尤其容易发生疝气。成年男性易患静脉曲张和小腿溃疡。这种体质的人较难长寿，多未老先衰。此外，有些妇女腹大如箩，如同孕妇，但临近生产时大肚子却消失了。这种情况是子宫水肿所致。我认为这种水在各方面都是有害的。

现在，我们来讨论一下矿泉水。矿泉水的水质偏硬，可能来自包含热水的土壤，可能含有金、银、铜、铁、硫黄、明矾、沥青或硝石等物质。所有这些物质都是在热量的作用下形成的。这些来源的水是不好的，因为水质硬，属热，难以排出，还会引起便秘。

最好的水来自被土壤覆盖的高地和丘陵。这种水甜美纯净，佐酒饮用时非常爽口怡人，只需要放少量的酒就十分可口。另外，由于水源很深，水温冬暖夏凉。我尤其推荐向东流的水，特别是流向东北方的，因为这种水清冽甘甜、清香纯净。那些咸涩、质硬且无法软化的水并不适宜饮用，不过有些体质或者患有某些疾病的人可以饮用这样的水且有益其健康。后面我将详述这一点。

最好的水来自朝东的泉眼。其次是朝向东北和西北方向之间的泉眼，尤其是更靠东的泉眼。再次是朝向西北和西南之间的泉眼。最差的是朝南的泉眼，即西南和东南方向之间的泉眼。当刮南风时，这个方位的水就更差一些。

水的饮用应该注意以下几点。身体健壮的人无须对不同的水质加以区分，随时饮用任何近便处的水就可以。但是，如果病人想喝最适合自己的水，应该遵照以下规则才能尽快恢复健康。如果肚子发硬，可能罹患胃炎，那么最甘甜、最清澈、最透亮的水才是最适宜他的；如果他的肚子柔软、多湿、黏液质，最适宜的反而是硬度和咸度最高的水，因为这样的水可以最好地使身体干燥。最适合烹饪、最软的水很可能会放松和软化腹部，而不经煮沸软化的硬水能够让腹部收缩，排出湿气。由于缺乏知识，大家普遍存在一种错误的观念，以为盐水有缓泻作用。实际上恰好相反，长期饮用硬水容易造成便秘。

8. 说完了泉水，现在来接着探秘雨水和雪水。雨水非常甜美，清澈轻盈，也细腻透亮，这是因为太阳会汲取最细腻、轻盈的水，海水暴晒后剩下的盐分便是证据。阳光从海水中汲取了最为细腻的部分，其中重量和密度大的部分被留下来，变成了盐。盐分之所以会被留下，是因为它们更加黏和重，而阳光汲取的是水中最轻的成分，不仅从池沼汲取，也从大海汲取，事实上从任何含水之处都能汲取。即便是人，太阳也会汲取其体液中最细腻、最轻盈的部分。一个很好的明证就是：当一个人披着斗篷在阳光下步行或坐着时，他身上被太阳照射到的地方没有汗水，但被包覆和遮蔽的地方则会渗出汗水，这是因为太阳汲干了汗水；而被遮盖的地方由于照不到太阳，汗水就留在了那里。如果走到阴凉的地方，全身都出汗，这是因为全身都照不到太阳了。雨水汇集了来自各种水源的水，静置后会很快腐烂，散发出污浊难闻的臭味。当它被汲取到空中，会与空气混合，四处流窜循环，其中黑暗的云状物分离出来，形成了云和雾，最干净、最轻盈的部分留了下来，因太阳加热沸腾而变甜。一切事物在加热煮沸后都会变得甘甜。若是水汽散布，而不聚集在一起，它就会继续飘浮在空气中。但是，当它突然被风向相对的风所挤压而集中时，它就会从最密集的云层处落下。当风卷云聚，不同方向的风突然际会时，这种情况最容易发生。当第一个云团被阻停，后面的云团不断堆积在上面，变得越来越厚、越来越黑、越来越密，云的重量使它无法负荷时，就形成了降雨。因此，雨水可能是最好的水，但是需要经过煮沸和净化。否则，它将有一股恶臭味，导致饮用这种水的人声音嘶哑低沉。

冰雪融化而成的水通常是不好的，这是因为水一旦冻结，就再也不能恢复之前的品质了。其中清亮、轻盈、甘甜的部分被分离并消失，只留下其中最泥泞和最重的部分。如果愿意的话，你也可以证明这一点。只需要把一定量的水倒入罐子里，然后在冬天的夜里，在最寒冷的地方，将它置于户外。第二日早上将它移至室内，等它完全融化后再次测量。你会发现水的重量减少了很多。这表明，在冰冻的过程中，水中最轻、最细的部分被干燥然后损失了，而最重和最厚的部分并没有因此而消失。因此，我认为这种水对于身体的各个方面都是最为有害的。

9. 若是饮用的水来自多个不同的水源，也就是说，饮用的是大河和湖泊中的水，前者来自许多支流，或者是由来自不同方向的很多河流汇聚而成，则容易发生尿石症、肾结石、尿道痉挛、腰痛和疝气。若是水源地非常远，也会有同样的问题。之所以会这样，是因为没有哪两种水是完全相同的，有的水是甜的，有的是咸的，有的具有收敛性，还有的来自温泉。当不同的水混合在一起时，它们会互相冲突，最强大的那种水将占据主导地位。但是每种水的力量并不是恒定的，根据风向不同，有时是这种占上风，有时是另一种占主导地位。北风可能会使某种水变强，南风使另一种变强，以此类推。这样的水会在罐子底部留下沙子和淤泥的沉淀物，喝了这样的水会导致前面所说的疾病。不过，凡事必有例外，我接下来再详细说明。

对于肠胃健康、排便规律、膀胱没有炎症、没有膀胱颈梗阻或不严重的人来说，尿液排出通畅，膀胱内不会形成残留物。然而，如果胃肠道发热，膀胱也必然发热。如果因发热导致膀胱温度升高，膀胱颈则会发炎，尿液排出则会受阻，那么尿液将会被加热和浓缩。其中最细腻和清澈的部分被分离、排空，密度最高、最污浊的部分将结合在一起。起初形成小颗粒，之后逐渐形成大颗粒。这样形成的砂石在尿液中洄漩，逐渐增大变硬，成为大的结石。当排出尿液时，在尿液形成的压力下，结石被冲到膀胱颈，卡在这里，使得尿液无法通过，这就造成了剧烈的疼痛。患有尿结石的男孩会摩擦或拉扯他们的私处，这是因为他们感到那里有什么东西堵着，导致他们无法排尿。事实上，尿结石病人的尿液特别清亮，这证明最为浓稠和污浊的部分被留在了膀胱里。大多数尿结石病例都是这个原因造成的。不过，儿童尿结石还可能是由于喝奶造成的。如果奶不健康，过热，看上去和胆汁一样，胃、膀胱都会被加热，从而尿液也会被加热，产生的结果就和前面说的类似了。事实上，我个人认为，和这样的奶相比，给孩子喝兑水稀释的葡萄酒更好一些，因为它既不会过度加热血管，也不会使其过度干燥。女童比起男童更不容易患尿石症，因为她们的尿道短而宽，尿液较易排出。她们不会像男孩那样自慰或触摸私处。女性的尿道短，男性的尿道曲折且狭窄。此外，女孩比男孩喝的水多。

10. 现在，我们来讨论一下季节，以及如何提前预知这一年是健康的还是不健康的。如果斗转星移，星无异相，风调雨顺，秋天雨水丰沛，冬季冷热适宜，春夏两季适时降雨，那很可能预示着身体康健，益寿延年。但如果冬季干燥，北风呼啸，春天南风带来阴雨绵绵，夏天必然会发热，并导致眼炎和痢疾频发。无论何时，当温热的大地被南风带来的春雨淋透，再加上烈日当头，夏季的闷热天气只会加倍。首先是因为春雨后大地湿润、温暖，其次是因为炙热的烈日。在这样的春季，肌肉不可能不变得松弛，使人容易患上急性发热，尤其是黏液质的人。痢疾最易侵袭妇女和湿性体质的人。若天狼星上升时，埃特西亚风①来袭，天气糟糕并有大雨，这种恶劣的状态可能有望停止，而且秋天可能会比较健康。若是情况没有好转，妇女、儿童可能会因此而丧命，老人患病的危险最低。病愈之人依然容易患上三日热，可能会由此引发水肿。

如果冬季多雨且温和，有南风，接着又是寒冷干燥的春季，北风盛行，其影响如下：首先，预期在春天分娩的孕妇很可能会流产。即使顺利分娩，孩子也虚弱多病，要么在出生后很快夭折，要么侥幸存活，依然是孱弱多病。男人则容易患上痢疾和干眼病，还有一些人会患上头部卡他性炎，并可能继续扩散到肺部。黏液质的人很可能会患上痢疾，尤其是妇女，这是因为湿性体质的人，黏液可能会从大脑流下来。其次，胆汁质的人会患上干眼病，因

---

① etesian 是来自希腊语的词汇，指的是每年夏季地中海地区的一种北风。——译者注

为他们的血肉温暖且干燥。老人因为血管老化松弛，不再致密，易患上头部卡他性炎。卡他性炎可能会导致部分人突然死亡，还有的人可能会发生右侧或左侧偏瘫。原因在于，若冬天多南风，温暖宜人，大脑和血管都不会变得僵硬；若春天多北风，寒冷干燥，本应变暖、净化的大脑却因为流鼻涕和嗓子嘶哑而变得僵硬和寒冷。当夏天酷热难当时，突然的变化就会导致这些疾病的发生。

在地理位置良好、阳光和风向有利、水源良好的地区，天气变化对于人们的健康影响最小；反之，那些阳光和风向不良、水源来自沼泽或湖泊的地区，人们的健康受天气的影响最大。如果夏天干旱，病情迁延较短，而如果潮湿多雨，则疾病绵延不愈。一旦皮肤破溃，即使伤口很浅，也会有发生溃疡的危险。疾病终末期往往会发生腹泻和水肿，这是因为肠道并未干燥。

若夏季多雨、刮南风，秋天也类似，则到冬天必然不健康。黏液质和四十岁以上的人可能会患剧热，而胆汁质的人则容易患胸膜炎和肺炎。若夏天干旱、刮北风，秋天湿润、南风盛行，到冬天则易患头疼和脑坏疽。此外，还可能出现声音嘶哑、流涕、咳嗽，以及痨病。然而，若秋天无雨、刮北风，在能看到天狼星或大角星的季节都无雨，这种天气最适合黏液质和湿性体质的人，以及妇女。但这种天气对胆汁质的人害处很大。因为胆汁质的人过度干燥，会患上干眼病、急性热病，且迁延不愈，病程很长。还有的会出现"黑胆汁"，或称忧郁症。其原因在于，胆汁中偏水性的部分干涸掉了，留下了最浓稠苦涩的部分。血液也是类似的情况。但是，这些变化对黏液质的人是有益处的，使他们的身体变得干燥，对将要到来的冬天严阵以待。

11. 对上述几条只需稍加留意，加以归纳，便能在大部分情况下预知天气变化对健康的影响。特别需要对天气骤变采取预防措施，而且在天气骤变后至少十日之内，不宜使用泻药、烧灼法和切除腹部的任何部分。最危险的日子是冬至、夏至，特别是夏至，以及春分、秋分，特别是秋分。还应该警惕某些恒星升起的日子，特别是天狼星和大角星。在昴宿星座落下时也是如此。疾病在这些时候最容易进入分利期。这时有人会命不久矣，也有些人会逐渐好转痊愈，总之都预示着病情的某些转变，进入新的阶段。

12. 现在我想来比较一下亚洲和欧洲在各个方面的不同，以及为什么不同种族之间会有身体特征的差异。要想全面地讨论这一问题需要很长的时间，我将挑选在我看来最重要的几点不同加以展开。

不论是植物还是人类，生长于亚洲与欧洲的所有东西的性质都有非常大的不同。亚洲的一切东西都长得更大、更精致一些，土地的性质也更加温和，居民也更加温和、平静。原因是亚洲位于日出之地，气候温和，既没有严寒，也没有酷暑，没有猛烈的极端情况，唯有温和的气候四季常在，因此，一切都呈现为生机盎然和枝繁叶茂之态。然而，并非整个亚洲都如此，地处寒带和热带中间的地带，物产最为富饶，树木最为茂盛，这里有最好的天气和水源，包括丰沛的雨水和泉水。它不会被酷热炙烤，也不会因干旱而过度干燥；它既不会被严寒折磨，也没有南方的大雨倾盆或雪虐风饕造成的洪灾。那里的作物普遍高大，种的庄稼和从地里自己长出来的都如此。人吃掉野生作物的水果后，再对它们作嫁接培育。这里的牛长得非常好，也是人们培育的结果，强壮而且多产。同样的，这里的人体格很好，高大、健壮。他们在身体发育和身高方面差别很小。可以说，在这块土地上，气候的温和和宜人程度酷似春天。

*

16.[①] 关于亚洲人和欧洲人体质的差别，我就先说到这里。亚洲人所处的气候变化较小，避免了极寒或极热天气，这也解释了他们精神慵懒和胆怯的原因。他们不像欧洲人一样好战，而是性格比较温顺。他们生活在无波澜的环境中，不会遭受"苦其心志，劳其筋骨"的考验，这些变化和刺激会磨砺性格，并导致鲁莽和冲动。在风云变幻的地方，人们的思想才会被激发，因此不会停滞不前。我想，这些是造成亚洲人种软弱的原因，但他们的习俗也是重要的原因，因为大部分亚洲人处于封建统治之下。当人们不能当家做主，凡事听命于君主时，他们不会关心练兵，也不好战，因为他们与君主并不承担相同的风险。封建君主制下，人们不得不去服役、参战，效忠君主，抛头颅洒热血，因而不得不离开自己的妻子、儿女和朋友。所有的骁勇都是为了效忠自己的君主，而所能得到的回报却是危险和死亡。另外，由于不熟悉战

[①] 此处遗漏了一些段落，现有段落的顺序尚不确定。——译者注

争和怠惰，他们会失去高昂的斗志，即使天生勇敢、满腔热血，他们的个性也会因为这种统治制度而改变。关于这点，一个非常有力的证据是，亚洲最具有战斗力的人，不论是希腊人还是蛮族人，都绝非顺民，而是自我统治、不受奴役的人。他们只会为自己冒险，享受英勇的果实。你会发现亚洲人良莠不齐，有的优秀，有的糟糕。其原因也正如我上面所说，是由于生活环境的气候不同所致。

*

13. 上述是我对埃及和利比亚的看法。现在我想讨论一下东北向的更东方向的地区，最远到亚洲和欧洲的分界线——迈奥提斯湖（Lake Maeotis）。考虑到这些地区气候和地势的多样性，这些地区的居民之间的差异比之前讨论的更大。一方水土养一方人。天气变化最明显、最频繁的地方，地势也最为原始，起伏最大。你会看到山脉、森林、平原和湿地。然而，在终年天气变化不大的地区，地势大多一马平川，十分平坦。仔细考虑一下，人其实也是这样的。有些人的体格像树木茂盛、水源丰泽的山脉，有些人则像贫瘠干涸的土壤，还有些像平原，或光秃又干旱的土地。气候变迁会导致体格的差异；气候变化越大，体格差异越大。

14. 对于不同人种之间细微的区别，我在这里将略去不谈，我将专注于他们在体格和风俗上的主要差异。首先是长头族（Macrocephali），没有哪个种族的头颅和他们的一样长。最初，造成长头的主要原因是他们的习俗，但是现在，在传统和自然的共同作用下，他们认为头最长的人最高贵。他们的习俗是用手对新生儿的头颅塑形，在孩子生下来后，借助绷带和合适的器具，破坏头部的球形，使其长度变长。这种特征最初是经由外在的手段来强化，不过，随着时间的累积，长头就成了一种可被遗传的特征，而不再需要借助人工手段了。人的种子来自人体各个部分，健康的部分产生健康的种子，有病的部分产生有病的种子。如果说父母秃头，他们所生的孩子大多秃头；父母是灰色的眼睛，那么孩子大多也是灰色的眼睛；斜视的父母，孩子大多也斜视；那么为什么长头父母不能生出长头的孩子呢？事实上，这种情况的发生已经不像以前那么常见了，因为随着与其他民族的通婚，绑头的习俗已经被逐渐废除了。

15. 现在我来谈谈法希斯（Phasis）河流域的居民。这里的土地多沼泽、温暖、潮湿，植被茂盛。一年四季，经常下猛烈的暴雨。人们居住在沼泽地中，用木头和芦苇在水上搭建房屋。不论去城里还是去市场，都基本不必走路，主要靠独木舟沿着河道穿梭往来。他们喝的水是温热的死水，经过了太阳暴晒、雨水漫灌。法希斯河本身就是所有河流中流动最为缓慢、几乎停滞的河流。由于过涝，这里所有的作物都长势很差，矮小且产量很低。地上总是弥漫着一层水雾。因此，法希斯人有一种很特殊的体质。他们身材高大，体格壮硕，关节和血管被肉所覆盖而看不真切。面色发黄，似乎患有黄疸一般。由于他们吸入的空气潮湿、污浊，因此他们的嗓音是最为低沉的。他们的耐力很差，容易很快就感到疲劳。这里的气候变化十分不明显，长年刮南风，只在局部有时会刮一阵温暖微风。他们把这种风称作"肯克龙风"（Kenkhron）。这里很少刮北风，即使刮，也很微弱。

17. 另一方面，在迈奥提斯湖畔，有一个与其他斯基泰人不同的特殊部落，称为"萨乌罗马泰人"（Sauromatae）①。他们的女性在保持处女之身时可以参加军事活动，包括骑马、射箭、从马背上投掷标枪。按照礼法，她们要杀死三个敌人并进行规定的祭祀活动后，才可以失去贞洁。然而，一旦嫁人，她们就不得再骑马，除非有全民参战的军事必要。她们全部没有右侧乳房，因为在儿童期，母亲会用烧红的特制烙铁烧灼其右侧乳房，这可以防止右侧乳房进一步发育，使乳房发育的力量和肌肉都转移到右肩和右手。

18. 至于其他部落的斯基泰人，他们的外貌与埃及人的情况一样。换言之，他们具有某些特定的种族特征，但是彼此之间并没有太大的差异。不过，他们之所以看上去不同于埃及人，是因为冷，而不是因为热。所谓的斯基泰沙漠，是一片没有树木但草丛丰茂的平原，平原上有几条大河排走了所有的水。这里居住着被称为"游牧者"的斯基泰人，这是因为他们没有固定的房子，而是住在篷车里。较小的篷车有四个轮子，还有的是六轮篷车，车身用毛毡覆盖。篷车被搭建成房子的样子，车内有的分成两间，有的分成三间，可以防风、防雨、防雪。篷车由两到三头无角的公牛拉着。寒冷使它们没有

---

① 后世萨尔玛提安人（Sarmatians）的先祖。——译者注

角。妇女待在篷车里面,男子则骑马伴行,他们的家畜跟在后面,比如牛和马。他们在草料充足的地方停留,一旦草料不足,他们就迁移到新的地方。他们吃煮的肉,喝马奶,并用马奶制作奶酪。

19. 以上是他们的生活方式和习俗。不论是体格,还是所处环境的气候,斯基泰人都与其他人种都有着天壤之别。不过,与埃及人一样,他们彼此之间是很相似的。他们是所有民族中繁殖力最低的,所处之地只有极少数的野生动物,而且个头大多非常小。这是因为他们住在遥远的北方,在里帕(Rhipaean)山脉①的山脚下,这里是北风的起源地。在夏天,直到太阳快落山时,才能见到阳光,时间短而且光照也并不强烈。此外,由于距离太远,来自温暖地带的风吹不到这里,即使吹到了这里,也已经十分微弱。相反,夹带着冰雪或者大雨的北风终年不停地吹拂,山上尤其如此,冰雪覆盖,风雨不止,杳无人烟。白天,人们生活的平原上经常笼罩着一片浓雾。事实上,这里终年感觉都是冬天,只有几天的时间可以称得上是夏天,而且也不太像夏天,因为这里地势很高,缺乏树木,四周没有山脉环绕,只有北面呈山坡之势。这里能找到的野生动物只有体形足够小而能够窝在地下生活的小动物。严寒的天气,加上贫瘠的土地,既不能提供温暖的环境,也无法提供栖身之地,导致大型动物无法在这里生活。一年四季并不鲜明,气候变化不明显。人们在体格上区别并不大,因为他们总是吃相同的食物,不论冬夏都穿相同的衣服,呼吸粗粝潮湿的空气,喝冰雪融化的水,也没有辛苦劳作。在这种气候变化不大的地方,身体无法变得强壮,精神也会变得迟钝。由于这些原因,他们的身体沉重且臃肿,关节不突出,体质多湿而疏松。体腔极湿,尤其是腹部,因为在这种气候条件的自然环境中,大肠是不可能干燥的。所有的男人都肥胖、体毛稀少,女人也是如此,两个性别彼此相似。由于天气缺乏变化,除非受了严重的外伤或发生严重的并发症,受孕着床一般不会受到影响。

20. 我将用以下几个例子,来证明他们的湿性体质。你会发现大多数斯基泰人,尤其是那些"游牧者",肩膀、胳膊、手腕、胸、臀和腰部都被烧灼

---

① 指的是欧洲最北部的山脉,今乌拉尔山。——译者注

过。这样做纯粹是为了减轻他们湿性和柔软的体质特点，不然的话，他们既无法拉弓，也无法投掷标枪。在实施烧灼术后，关节中的湿气可以排出而变得干燥，他们的身体可以变得更结实和更强壮，关节也更明显。他们的身体之所以臃肿肥胖，首先是由于他们儿时不像埃及人一样用襁褓包裹，而且儿童期也没有骑马的习俗，骑马本身可以塑造比较好的体型。其次是由于久坐。在长大到能骑马之前，男孩大部分时间待在篷车里，走路的时间几乎没有，主要是因为他们总是居无定所，不断地变换居住地。同样，女孩也非常松软和肥胖。斯基泰人由于寒冷而面色红润，那里的太阳不猛烈，寒冷则使他们的白皙皮肤被晒伤而变红。

21. 可想而知，这种体质的人生育力不强。男人们由于属湿性体质，腹部柔软且寒冷，因而缺乏性欲，这种状态最不适合男人进行性交。另外，由于长期骑马，疲惫不堪，即使有性交行为，性能力也比较弱。这些原因足以解释男人不育的情况。而妇女的肥胖和臃肿也是不孕的罪魁祸首。男人的"种子"很难种到她们的子宫里。她们月经稀少且量少。因为肥胖，子宫口狭小，"种子"也难以进入。肥胖的女性容易感到疲倦，腹部寒冷和柔软。在这种情况下，斯基泰人是不可能子女繁盛的。何谓容易受孕的体质，有一个很好的例子，那就是女仆。她们一旦和男人发生性行为，就很容易怀孕，那是因为她们身形苗条，矫健有力。

22. 此外，富有的斯基泰人会阳痿、丧失性能力，开始过得像女人一样，说话做事都和女人一样。他们管这种男人叫作"艾纳雷斯"（Anarieis）。[①]斯基泰人把这归因于神祇的旨意，并用神圣敬畏的心来看待他们，因为他们担心自己也会如此。事实上，我个人认为这种病和其他所有的病一样，都是神的旨意，并不是哪一种病比其他的病更神圣，或者更世俗。每种疾病都有其自然原因，所谓无风不起浪，世间万物皆事出有因。我对斯基泰人的阳痿是这样解释的。由于骑马的缘故，他们的脚总是悬挂在马背上，导致了静脉曲张。在个别严重的情况下，还可能继发脚跛，受累的腿会进一步牵拉臀部。他们有一套自己的方法来治疗：他们会切开两侧耳后的静脉。放血会使人感

[①] 有研究发现，在斯基泰人墓葬中，有一些男性遗骸佩戴女性装饰品，如耳环、项链等，穿着女性服饰，从事女性工作。——译者注

到虚弱，犯困打盹，有些人醒来后痊愈了，不过不是所有人都会如此。在我看来，这种疗法会破坏人的"种子"。因为切断耳后的静脉会导致阳痿，我认为脉管是在这里分叉的。结果，当他们面对妻子发现自己阳痿时，可能一开始并不担心，但当他们第二次、第三次，甚至更多次行房不成功时，他们会认为是自己冒犯了掌管男女房事的神灵。然后，他们接受了自己不是男人的"事实"，开始穿上女人的服饰，行动举止像女人一样，并且从事女性的工作。

患这种病的是富有的斯基泰人，是拥有最高贵的血统和最多财富的人，而不是身份地位低下的穷人，这说明这种病是由骑马所致。患这种病的穷人之所以比较少，是因为他们不骑马。诚然，如果这种疾病比其他疾病更应被视为神的旨意，那么它应该不是只影响富人，而是平等地影响所有人。或者如果说神祇希望得到人们的敬畏和崇拜并施以恩惠的话，那么穷人应该更容易受到这种病的影响。很显然，富人有钱有势，可以给神祇供奉更多的祭品，而穷人们不名一文，既供奉得少，祈祷时还常有抱怨。显然，该受惩罚的应该是穷人，而不是富人。事实上，这种病和其他任何疾病一样，并不更"神圣"。所有的病都有其自然的原因，斯基泰人这种特有的疾病也绝非例外。同样的事情也发生在其他种族中。骑马多的人更容易患静脉曲张、臀部疼痛、痛风和性功能减弱，而且骑得越多越严重。这便是斯基泰人的宿命。他们是整个人类中最没有男子气概的种族，除我已讲述的原因外，还因为他们总是穿裤子，大部分时间都在马背上度过，因此他们不会触碰自己的私处，再加上寒冷和劳累，甚至已经丧失了性欲。因此，他们在失去阳刚之气之前，已经失去了性冲动。

23. 由于频繁地遭遇气候的巨大变化，欧洲的其他民族在面容、身高和体型上有很大的差异。夏季酷热，冬季严寒，久旱之后也许就迎来瓢泼大雨，可谓阴晴不定、瞬息万变。这些变化势必会影响精子凝结的变化，使得胚胎的性质在夏天和冬天、雨季和旱季各不相同。我想，这就是欧洲不同种族之间体格和身高迥然相异的原因，甚至在同一个城镇都能看到这种差异的存在，而这在亚洲人中并不明显。相较于稳定的天气，当天气变化频繁时，精子凝结发生异常的概率会更高。气候多变还会造成偏激、桀骜不驯的性格特点，因为长期的恐惧不安会造就偏激的处世态度，而平静安逸会消磨意志。事实上，这正是欧洲人比亚洲人更勇敢的原因。一成不变的环境会使人生活闲适、放松，环境变化则会磨炼身体和意志。这是欧洲人更加好战的原因之一。不过，另一个原因在于他们的习俗。他们不像亚洲人那样被君主统治，正如我之前所说过的，哪里有君权，哪里就有懦弱。他们的灵魂被奴役，并没有意愿为某人巩固自己的极权而去冒生命危险。然而，那些自治自主的人则有意愿去冒险，因为他们是为了自己的利益。他们乐意而且渴望面对最糟糕的命运，因为他们能赢得胜利的回报。显然，统治制度对一个民族的勇敢气概具有重要的影响。

24. 总的来说，这就是欧洲和亚洲的差别。在欧洲，各民族的身高、面孔和勇气方面各不相同，造成差别的原因我也已经做出了解释。现在我将简单地概括一下。若是在地势高、水源丰沛、绵延起伏的山区，气候变化大、四季分明，那么这里的人民往往身形高大、性格坚忍、英勇顽强，性格中有相当程度的凶猛和野性。然而，若是在地势低洼而闷热的土地上，满是草地，更多地受到暖风而非冷风的吹拂，水源温暖，这里的人民往往既不高大也不矮小，而是肩膀宽阔、肌肉发达、头发乌黑。他们的皮肤也没有那么白，更多是黏液质，而非胆汁质。勇敢与坚忍并不是他们天生的性格特点，不过这些品质可以后天磨炼培养。若是有河流可以带走地表的积水和雨水，这里的人往往面色干净，身体健康。但若是没有河流，人们只能饮用沼泽或湖泊中的水，则势必大腹便便、脾肿大。在海拔高、地势平坦、多风多水的地方，人们多身材高大，体格差异小，但性格多胆小、温顺。若土地贫瘠、干旱、荒凉，四季分明，但气候变化很小，那里的人通常体格结实、精壮，皮肤白皙，性格顽强，意志坚定。若是天气多变、四季分明，那里的人必然在体格、性格、素质方面差异最大。

最主要的控制因素在于天气的变化、地貌以及水源的种类。一般说来，一方水土养一方人，你会发现一个民族的体质和习俗依循他们所居住的土地的性质。若是土地肥沃、柔软，饮用地表的水，也就意味着夏天水热、冬天水凉，四季宜人，你会发现这里的人多胖、关节不明显、湿性体质。他们大多不够勤劳，而且，大多胆小怯懦。他们性格随和，嗜睡，而且绝非心灵手巧。但如果是干旱、起伏的不毛之地，冬天狂风大作，夏天烈日炎炎，这里的人往往精壮结实，关节明显，身板挺拔，头发浓密，性格固执，有时会过于偏执、绝不妥协，心灵手巧，充满智慧，也更为勇敢好战。这里的其他生物也表现出类似的属性。以上是最典型的、对比最为鲜明的几种性格和体质。如果你能根据这些原则来归纳判断，就不会出现差池。

论人的自然性质
The Nature of Man

1. 本讲座并非面向那些习惯于探讨所谓人类体质的人，因为这对医学研究来说是无益的。事实上，我并不想断言人是由风、火、水、土或其他元素所组成。关心这类问题的人可以自行去讨论。然而，当探讨这些问题时，我发现分析中存在某些不一致之处，尽管使用了相同的理论，但结论并不一致。他们在理论上得出了同样的推论，断言存在着一种特殊且作为万物之源的基础性物质。不过，他们给这些物质赋予了不同的名字，有人称之为气，有人称之为火，也有人称之为水，还有人称之为土。每个人都找到了佐证自己的论据来支持自己的论点，但所有这些都是毫无意义的。现在，每当有人争论同一理论，如果他们没有得出相同的结论，你就可以肯定他们并不知道自己在说什么。弄清这一点的最佳方法是去参加他们的辩论。同样的辩论者和同样的观众在场，同一个人从未连续三次赢得辩论，先是一个，然后是另一个，有时碰巧是那个最能言善辩的人。然而，如果某人号称自己可以给出正确的解释，换言之，他了解自己在讨论什么并且能够正确地论证它，那他在争论中应该一直是胜方才对。在我看来，这些人在使用"唯一"这个术语的问题上瓦解了他们自己的理论，他们并没有理解这一问题。因此，他们实际上是在为麦里梭（Melissus）①理论提供依据。

2. 关于这些理论家，我并不准备再赘言。但我们发现，有些医生断言人体由血液组成，有些医生则说是由胆汁组成，还有不少医生说是由黏液组成。

---

① 公元前440年前后活跃的埃利亚学派哲学家，元素论代表者。——译者注

但是，他们也都在强调相同的观点，断言存在一种基本的统一物质，但他们每个人都给这种物质起了不同的名称，其在热和冷的压力下会改变外观和特性，变为甜或苦，白色或黑色，以此类推。现在，我也不同意这些人的任何一种观点，尽管大多数医生会宣称情况就是这样或者非常相似。我认为，如果人在根本上只是由单一物质构成的，他将永远不会感到疼痛，因为作为一个整体将不会受到伤害。此外，即使他有痛感，治疗方法也必须只有一个。但事实上，治疗方法有很多种，因为人体内有很多种物质，在相互作用时会造成过热、过冷、过干或过湿，进而引起疾病。因此，疾病具有多种形式和多种治疗方法。

有人断言血液是人体唯一的成分，并不是说血液会变成各种形式，而是说在一年的某个时间或人类生命中的某个时期，血液是身体唯一的成分。对此我不敢苟同。如果这个理论是真的，我们大可以合理地假设在某个时期它会以其适当的形式出现，那么这也就同样适用于那些认为身体由黏液或胆汁组成的人。

我认为构成人体的物质在名义上和本质上总是相同且不变的，无论是年轻人还是老年人，无论是寒冷天气还是温暖天气。我将提供证据并说明人体各组成部分增减的原因。

3. 首先，单一物质不可能带来繁殖。除非一种物质与另一种物质结合，否则如何从一种物质生成另一种物质呢？还有，除非结合的双方是同一种类并具有同样的繁殖能力，否则就不会获得这些结果。再者，如果冷的与热的结合，干的与湿的结合，双方比例不当，不均衡，也不能繁殖。例如，如果一种元素占优势，或一种远比另一种强得多，也都不能繁殖。所以，只有以正确的比例结合，不少于两种东西才能繁殖。一种东西怎能那么容易地繁殖呢？所以，这既是其他万物，也是人的自然性质。人体内繁殖的必要条件也不是一个，体内每一种成分都起作用。还有，当身体死亡后，各种元素都必定回归其原始的性质，即冷的归冷的，热的归热的，干的归干的，湿的归湿的。动物的构造也是类似的，其他一切也是如此。万物之生同途，万物之死同归，因为万物都是由上述诸物质构成的，并且如前所说，万物之死仍返归其本性。所以，起点正是终点。

4. 人体内包含血液、黏液、黄胆汁和黑胆汁。这些要素构成了人的体质，并导致了病痛和健康。健康首先是一种状态，在健康状态下，这些成分在强度和数量上以正确的比例充分混合。当一种物质出现不足或过量，或在体内分离而不与其他物质混合时，就会产生病痛。不可避免的是，当其中一种物质与其他物质分离并独立存在时，不仅它来源的部位会生病，它聚集和过量的地方也会生病，并因为它含有过多的特定物质而引起疼痛和不适。当某种体液被大量排出体外时，其损失也会造成疼痛。如果体液的损失、变化或与其他体液的分离发生在体内，那么势必会造成双倍的疼痛，正如我所说过的那样，体液形成和聚集的部位也都会感到疼痛。

5. 现在我将证明我所提出的理论，即人体的构成成分在名称上和本质上始终是恒定的。我认为构成人体的成分是血液、黏液、黄胆汁、黑胆汁。常用的名称赋予它们特定且不同的名字，因为它们在外观上有本质的差异。黏液有别于血液，血液也不同于胆汁，胆汁与黏液区别也很大。事实上，它们的外观不同，触感不同，又如何会相似呢？它们的冷、热、干、湿各不相同。随之而来的是，外观和特性如此不同的物质在本质上是不可能相同的，至少火和水就不一样。这些体液互不相同，各有各的特质和性质，以下情况可以证明这一点。假如某人服下祛黏液的药物，他就会呕吐出黏液来；如果你给他一种能排出胆汁的药物，他就会呕吐出胆汁来。同样地，给他祛黑胆汁的药物，也会带来类似的结果。假如切开皮肤，血液就会从开放性的伤口里流出来。而且你会发现，无论白天、黑夜、冬天、夏天，只要人还能呼吸，只要这些与生俱来的体液在他身上还没有丧失殆尽，这些事情都在重复发生。因为它们必然是先天的。首先显然是因为只要生命存在，它们就存在于每个年龄段。其次因为它们是由拥有所有这些元素的人类生成的，人类的母亲作为拥有所有这些元素的人类而孕育了后代。

6. 那些断言人体由单一物质组成的人，似乎是按照以下思路进行推理的。他们观察到有些人服用净化药物后因过度吐、泻而死亡，有的人吐出胆汁，也有一些人吐出黏液，由此得出结论，人在死亡时排出的物质是什么，那么这种物质便是人体的基本成分。那些坚称血液是基本物质的人也使用了类似的论点。因为他们看到受致命伤的人在流血，因此他们就断定血液构成了灵魂。他们都是使用类似的论据来支持自己的理论。可是,首先,从未有人因过度排出纯胆汁而死亡。服用能引起呕吐胆汁的药物,先会呕吐胆汁,随后也会呕吐黏液,其后又会呕吐黑胆汁,之后会呕吐纯的血液,他们是死于吐血。服用祛黏液的药物也有相同的效果。先呕出黏液,而后呕吐黄胆汁,再后是黑胆汁,最后是纯的血液,死亡也就接踵而至了。药物被消化吸收后,首先会排出体内与它自己最相符的成分,而后祛除其他成分。这就好比植物和种子。把种子播种到土地里,它们首先会吸收性质上与自己最接近的成分,可能是酸的、苦的、甜的、咸的等。不过,尽管植物最先吸收适合自己的成分,而后还是会吸收其他物质。药物在人体内的作用是类似的,那些排出胆汁的药物,最初会让人吐出纯粹的胆汁,但后来排出的是与其他物质混合的胆汁;祛黏液的药物也是如此。受致命伤的人,起初流出的血液是温暖和红色的,其后流出的更像黏液和胆汁。

7. 在冬天,人体内的黏液增多,因为它是人体内最冷的成分,与冬天最为一致。你可以通过触摸黏液、胆汁和血液来验证,你会发现黏液最冷。不过,黏液是最为浓稠的。除了黑胆汁之外,排出黏液所需的力量比排出其他体液要更大一些。尽管用力排出的物质在外力的作用下会变得更热一些,但黏液依然是最冷的物质,显然这是由于它的自然属性。以下征象表明,冬天会使身体内充满黏液:在冬天,人们会吐痰,鼻涕中会充满最黏稠的黏液。在这个季节,许多肿胀部位会变得尤其白,其他疾病也会表现出黏液征。

在春天,尽管体内的黏液仍很强劲,但血液量也在增加。随着寒潮减退、风雨来临,湿润温暖的气候进一步增加了血液量。春季与血液的性质最为一致,因为血液是湿热的。对此,可以通过以下征象来判断:在春季和夏季,人们特别容易罹患痢疾和鼻出血,并且这两个季节也是人们最温暖、肤色最为红润的季节。

在夏季,血液仍然强大,而胆汁量在逐渐增加,这种变化一直持续到秋季,此时血液减少,因为秋天和血液的性质是相反的。在夏秋两季,胆汁主宰着身体。以下证据可证明这一点:在这个季节,人们会自发地呕吐胆汁,或者如果他们服用药物,会排出胆汁质的物质。从发热的性质和人们的肤色来看,这一点也很明显。在夏季,黏液是最弱的,因为夏季干燥、炎热,与黏液的性质最不相符。

在秋天，人体内的血液量达到最低水平，因为秋天干燥，身体开始变冷。在秋天，黑胆汁最强最盛。当冬天来临，胆汁变冷并减少；由于降雨增加和黑夜变长，黏液再次增多。

因此，所有这些物质在人体内始终存在，其相对量却有变化，根据其自然特性，轮流占据主导地位。一年四季占据四种性质中的某些部分：冷、热、干、湿，没有哪一刻是只单独存在一种性质，与此同时，也没有任何一种性质消失。如果一种消失了，一切将全部消失，因为它们是互相依存的。同样，如果人体缺失了任何一种基本物质，生命也将终结。一年当中四季轮回，有时是冬天成为主宰，有时是夏天、春天或秋天最突出。人体内也是这样，有时黏液最盛，有时是血液、黄胆汁或黑胆汁占主导地位。假如你在一年四季当中让同一个人各服一次同一种药使他呕吐，你会发现，冬天的呕吐物最为黏液性，春天最湿，夏天最为黄胆汁性，秋天最为黑胆汁性，这大略是最清楚不过的证据了。

8. 在这种情况下，冬季新添的疾病应在夏季缓解，反之亦然。也有一些例外，有的疾病会在规定的天数内结束，我将在后面讨论疾病的周期性。你可以预期，有的疾病从春天开始，会到秋天痊愈。同样，有的疾病在秋天开始，会在春天消失。任何超出这种时限的疾病都应该被归类为整年性的。医生在治疗疾病时，必须牢记，每种疾病在性质最为一致的季节里最为突出。

9. 除了考虑这些，医生还必须知道如下几个要点。饮食过量引起的疾病可以通过禁食而治愈；饥饿引起的疾病可以通过饱食而治愈。劳累引起的疾病可以通过休息得到治愈；懒惰所导致的疾病可以通过运动得到治愈。简而言之，医生应根据疾病的形式、季节和年龄的发生率，按照纠正疾病原因的原则来治疗疾病，通过放松来治疗紧张，反之亦然。这样一来，可以给病人带来最大程度的缓解，在我看来，这便是所谓治愈的真谛。

有些疾病是由病人所采取的生活方式引起的，还有些是由于我们赖以维生的空气引起。这两种类型可以通过以下方式来区别。当许多人同时感染同一种疾病时，原因必须归因于所有人共有的东西，他们都在使用这种东西。换句话说，也就是他们都在呼吸的空气。显然，在这种疾病中，个人的身体习惯不是主要原因，因为疾病是一个个地侵袭个人，无论男女老少，无论喝纯酒的人还是只喝水的人，无论是吃大麦饼的人还是以面包为食的人，无论是进行大量运动的人还是很少锻炼的人。生活方式不同的人却染上了相同的疾病，那么摄生法不可能是造成这种疾病的原因。

然而，当许多不同的疾病同时出现时，摄生法显然是造成某些人患病的原因。就像我之前谈过的，治疗方案应针对造成疾病的原因。也就是说，治疗应当涉及摄生法的改变。因为在这种情况下，病人原来的摄生法显然并不适合病人，要么是摄生法的全部，要么是大部分，至少是某一方面。医生应根据病人的素质、年龄、外貌、季节以及疾病的性质，找出不适合的部分并做出相应的改变。医生所给予的治疗也应相应地加以增减，摄生法和药物也应当根据前文已提及的各种因素做出调整。

当某种疾病构成了流行病时，显然造成疾病的原因是吸入的空气，而不是摄生法。很明显，由于空气中含有某种致病的物质，空气是有害的。这时，医生应该建议病人不要改变摄生法，因为这不是造成疾病的罪魁祸首，而是应该减少食物和饮料的摄入量，以尽量减少身体负担，使身体尽量瘦弱。突然改变摄生法，可能会引发新的疾病。因此，当明确摄生法不是造成疾病的原因时，应当以这种方式来调整摄生法。应注意，吸入的空气应当尽可能少而且新鲜。可以通过使身体变瘦来解决这个问题，避免大口呼吸、频繁呼吸，如果条件允许，建议尽量从疫区搬走。

10. 最严重的疾病是源于身体最强壮部位的疾病。因为如果疾病在发病部位停留，则必然会导致全身生病；如果疾病由较强的部位转移至较弱的部位，则证明它难以缓解。至于由较弱的部位向较强的部位转移的疾病，由于流入的体液更容易被较强壮的部位消耗掉，疾病也就比较容易治愈。

11. 人体内共有四对最粗大的血管，其排列如下：一对从颅后下行，通过颈部，然后沿脊柱外侧下行，进入双腿，穿过小腿外侧、踝外侧，最后到双足。因此，要减轻背部和腰部的疼痛，应在膝窝或踝外侧行静脉切开术放血治疗。

第二对血管从头部靠近双耳处向下经过颈部，在那里被称作颈静脉。之后，两根血管紧贴脊柱两侧下行，穿过腰部肌肉，进入睾丸和大腿。而后在大腿内侧下行，穿过膝窝，经小腿，到达脚踝和双脚的内侧。因此，要缓解腰部和睾丸的疼痛，应在膝窝及踝内侧行静脉切开术放血治疗。

第三对血管从两侧太阳穴开始，下行穿过颈部和肩胛部下方，而后在肺部汇合。右侧血管穿过肺部转至左侧，左侧血管则转至右侧。右侧血管从肺出发，下行经过胸部下缘，进入脾脏和肾脏。左侧血管由肺出发，向右经过胸部下缘，进入肝脏和肾脏。这两条血管终止于肛门。

第四对血管从头部前方和双眼开始，下行至颈部和锁骨下方。然后，沿上臂内侧延伸至肘部，再穿过前臂到手腕，进而延伸至手指。然后，它们穿过拇指球和前臂，从手指返回肘部，随后沿着上臂外侧回到腋窝。从那里它们浅行而下，一条到脾脏，另一条到肝脏。然后它们穿过腹部，在阴部区域终止。

除了这些较大的血管，还有很多粗细不一的血管从腹部一直延伸到身体的各个部位，它们会将营养运到全身各处。通往腹部和身体其他部位的大血管互相连接，此外，它们盘根错节，并与深层和浅层的血管之间形成了连接。

行静脉切开术放血治疗的原则是：切口应尽量靠近疼痛部位和血液聚集的部位。这样做可以避免剧烈变化，但这也同时改变了血液原本聚集的部位。

12. 如果35岁以上的病人有以下症状，都源于同一个原因：大量排尿，无发热表现，尿液中有大量沉淀物，且排尿无痛感，或持续血便，便溏如痢疾。年轻人一定是在长期辛勤工作，喜欢体育锻炼，后来一旦停止锻炼，肌肉变软无力，身形也判若两人。如果这种体质的人感染了某种疾病，他能很快恢复，但是病后身体会有所损耗。然后，体液会顺着最宽的血管流出。若体液进入大肠下部，会原状随大便排出。由于是下行，体液不会在肠道停留很长时间。若体液流向胸腔，则会化脓，因为其上行过程中会在胸部停留很长时间而发生腐败，形成脓液。若体液流向膀胱，由于该部位温暖，体液将会变热、变白，并从尿中析出。轻的部分变成泡沫浮在尿的表层，重的部分沉在底层，形成脓液。

由于儿童全身较热，膀胱周围区域尤其较热，故儿童容易罹患结石。成年男子因身体较冷，故不易患结石。应当完全理解，一个人在出生之日最为温暖，死亡之日最为冰冷。只要身体在生长，力量在增强，就一定是温暖的。但如果身体开始衰老，走向羸弱，身体就逐渐变凉。由此也可以得出结论，人在出生那天身体最热，因为那天生长最快；死亡那天最冷，因为那天衰弱得最厉害。

上述体质的人，也就是曾经强壮后来变得软弱无力的人，通常在消瘦开始后四十五日内自愈。逾期不愈者，若无其他病侵袭，一年内可痊愈。

13. 对于发展迅速、病因清楚的疾病，判断预后是最为可靠的。针对病因采取相应的治疗，就可以治愈疾病。

14. 病人尿液中若存在沙状沉淀物或结石，则说明肿块最初长在主动脉附近，并已化脓。由于肿块未迅速破溃，脓液中形成结石，这些结石通过血管，与尿液一起排入膀胱。如果尿液中混有血液，则说明血管已受损。有时，尿液浓稠，混有散碎毛发样的皮肉屑，则说明来自肾脏和关节。若尿液清亮，但存在麦麸样物质，则提示膀胱炎症。

15. 除局部外伤所致的发热，大多数发热由胆汁引起，共有四种类型，分别叫作稽留热、每日热、三日热和四日热。

稽留热是因大量浓缩的胆汁所致，发生分利时间最短。由于没有退热的间歇期，持续高热，会导致人体迅速消耗。

每日热是由大量胆汁所致，但比引起稽留热的胆汁稍少。退热比其他热型快，只比稽留热慢，这是因为引起它的胆汁较少，而且身体在发热间歇会有所恢复，而稽留热则没有。

三日热发热时间比每日热长，是因为导致三日热的胆汁更少。三日热病程之所以更长一些，因为病人的发热间歇期比每日热更长。

四日热与三日热的热型类似，但持续时间较长，这是因为导致四日热的胆汁更少，身体也有更长的退热间歇期。病程长且难痊愈的第二个原因在于，四日热是由黑胆汁所致。黑胆汁是体内最黏稠的体液，停留时间最久。因此，有人认为它与忧郁症相关。四日热最常发生在秋季，且病人多在25岁至45岁之间。这个年龄段和季节最容易受黑胆汁影响。若四日热发生在秋季之外的时间或其他年龄段，除非同时存在其他疾病，否则很可能不会迁延很久。

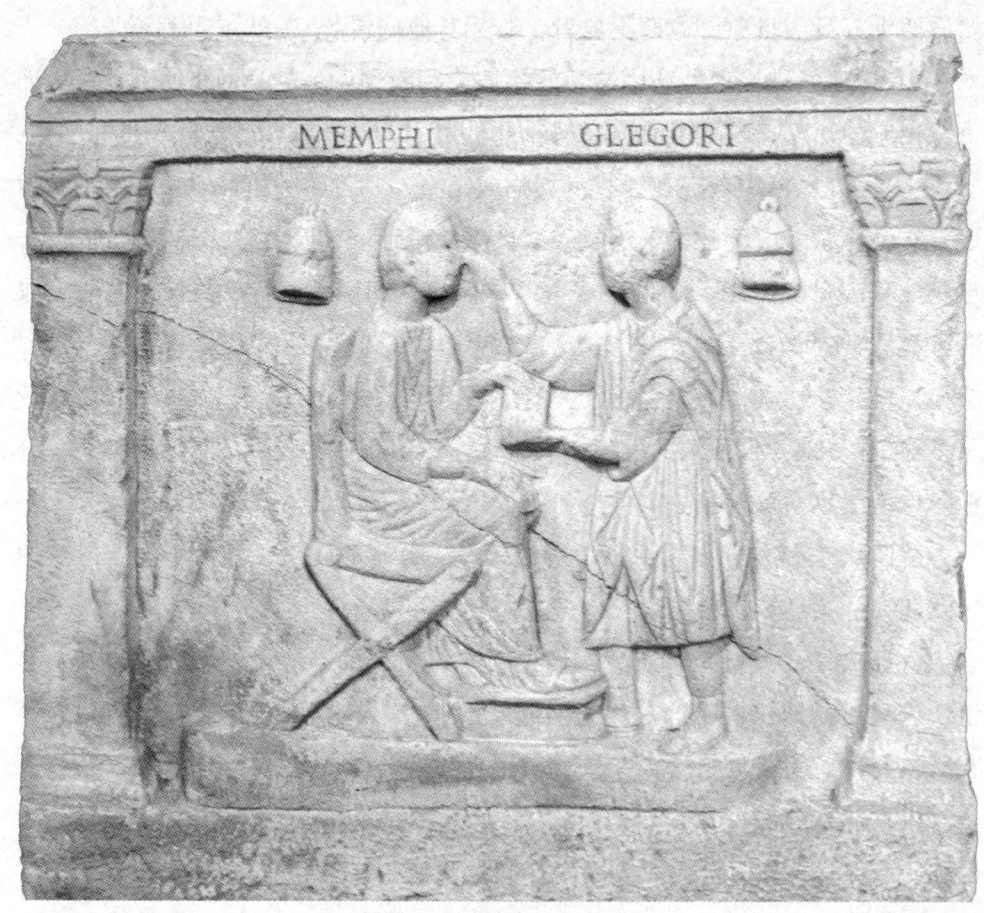

眼科医生检查病人的场景（公元前3世纪）

希波克拉底生活在古典希腊时期（前5世纪—前4世纪中叶），这一时期，古希腊文明进入最高峰，西方文明早期的数学、科学、建筑、雕塑、戏剧、文学、哲学等各种成就，多源于希腊历史上的这一时期。

➡ 位于雅典卫城的帕特农神庙。建于公元前5世纪的帕特农神庙是古希腊文明最具代表性的象征之一。

⬇ 文艺复兴时期画家拉斐尔为梵蒂冈城创作的壁画《雅典学园》（长7.7米，高5米）。它是拉斐尔最著名的作品之一。画面上，伟大的古希腊先哲们跨越时空，聚集在一个想象中的殿堂里：除了居于中心位置的柏拉图、亚里士多德，还包括苏格拉底、毕达哥拉斯、阿基米德、欧几里得等。

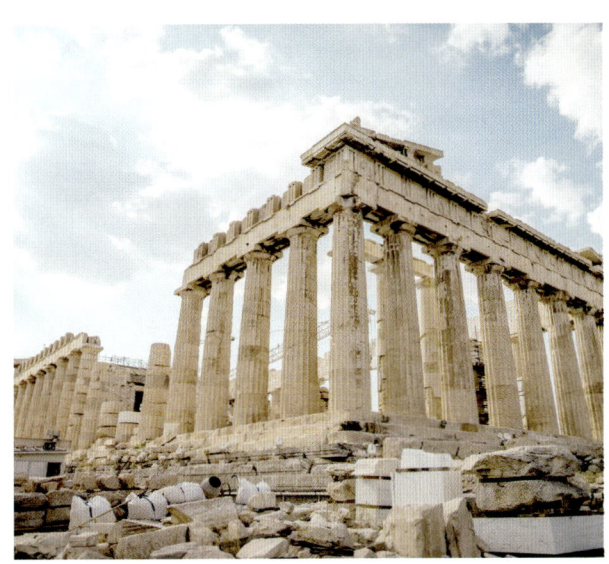

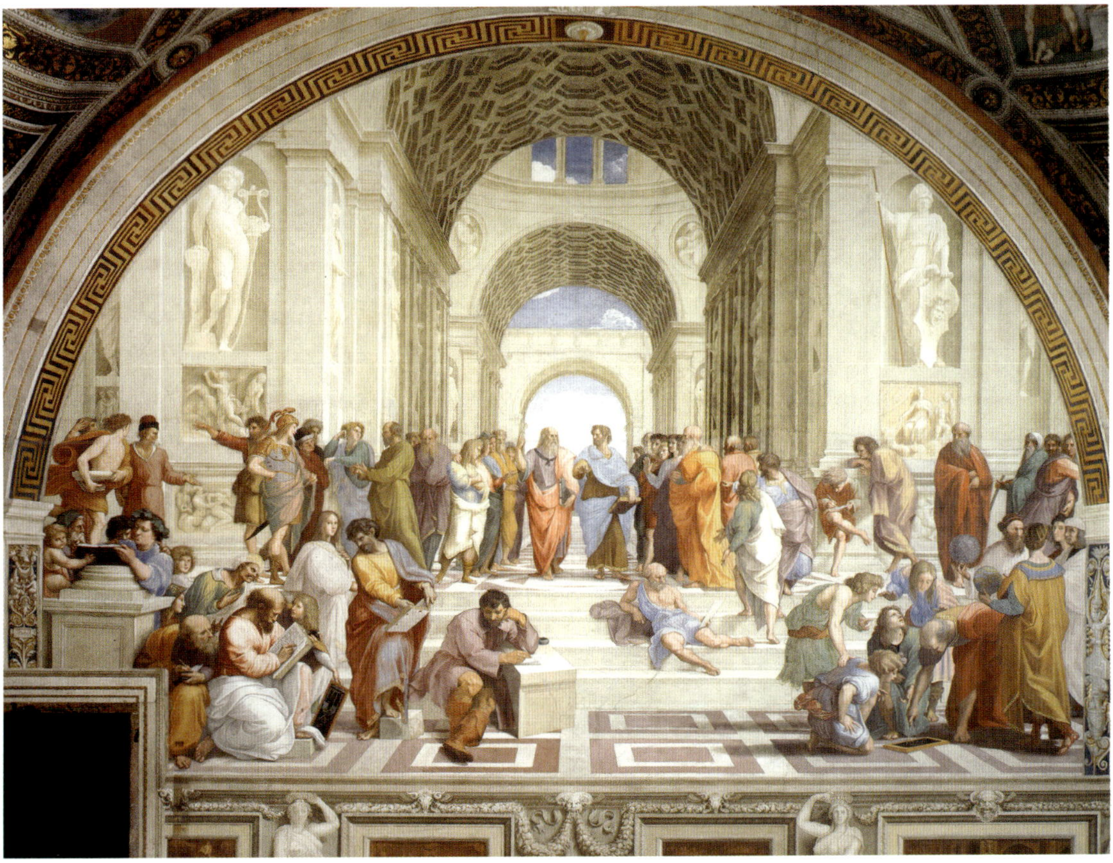

由大量的出土文物，我们可以了解到与两千多年前古希腊人的健康相关的各种生活细节。

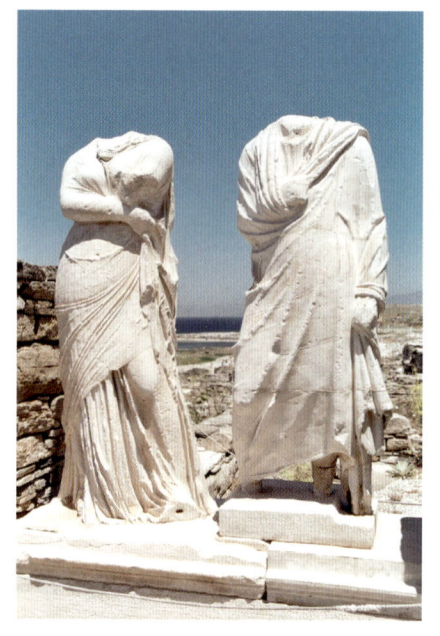

← 出土于希腊提洛岛的男子和女子雕像，身着典型的古希腊服饰——希马申（Himation）长袍。

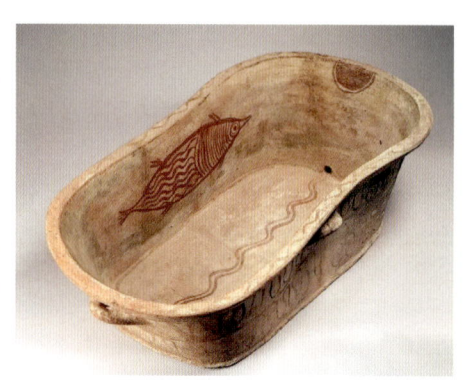

→ 出土于希腊克里特岛的浴盆。据荷马和其他希腊作家的记载，古希腊人的沐浴形式包括浴盆、大型公共浴池、天然温泉以及热风浴或蒸汽浴。

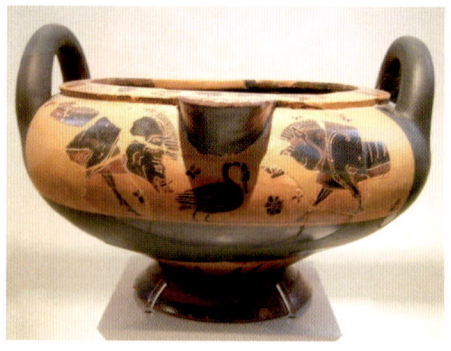

→ 黑彩陶洗脸盆（绘有野猪等动物形象，约公元前6世纪）。

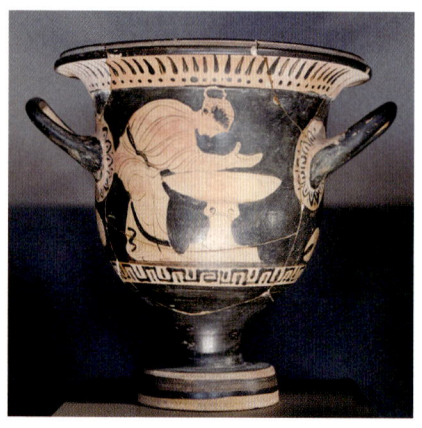

← 一名女子在洗脸盆旁盥洗（绘于红彩陶酒器，约公元前5世纪）。

↓ 青铜刮板（约公元前3世纪）。古希腊人用它来清理运动后身体上的汗水和沙子。他们沐浴时不是用肥皂，而是用橄榄油揉搓起泡，然后用刮板刮掉污垢。

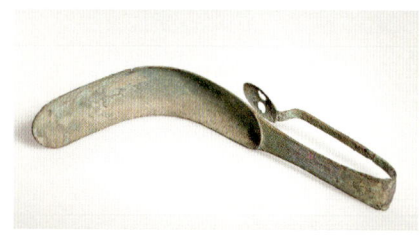

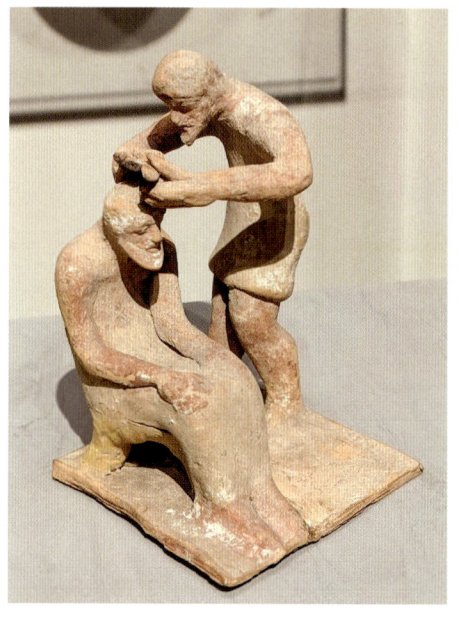

→ 理发师正在给男人理发（彩绘陶俑，约公元前5世纪）。

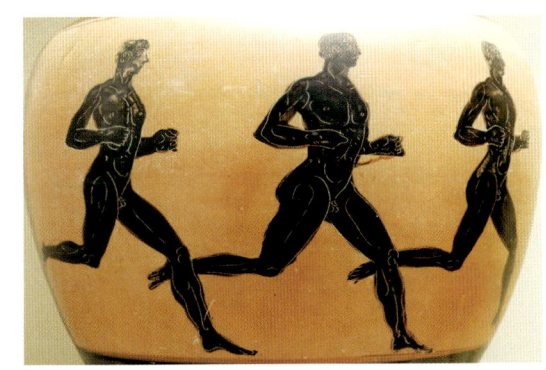

➔ 三名古希腊运动员（绘于黑彩陶双耳瓶，约公元前 5 世纪）。人类学家研究发现，古希腊时期男性平均身高约 167.6 厘米，女性平均身高约 152.4 厘米。

↓ 古希腊人使用的角形饮器（约公元前 5 世纪）。

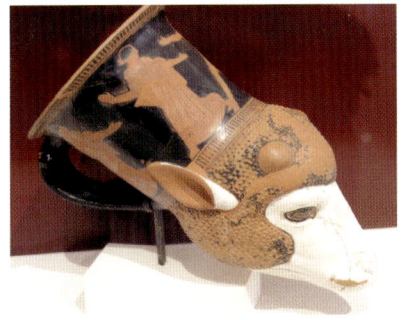

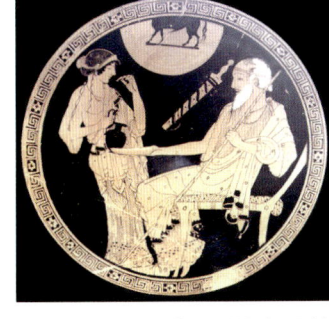

↑《伊利亚特》中赫卡墨德为涅斯托尔国王准备凯基翁的场景（绘于红彩陶杯，约公元前 5 世纪）。凯基翁是深受古希腊人喜爱的饮品，也是一种膳食，由大麦粥中加入其他天然材料制成。

↑ 野猪是古希腊人重要的肉食来源（绘于红彩陶罐，约公元前 5 世纪）。

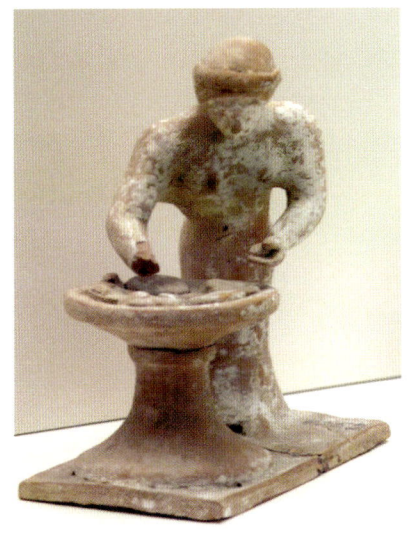

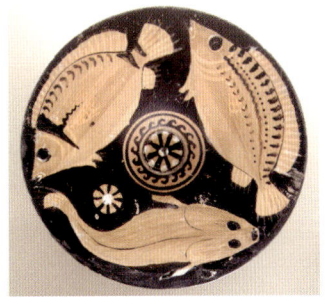

← 揉面包的女人（彩绘陶俑，约公元前 5 世纪）。

↑ 绘有三条鱼形象的红彩陶盘（约公元前 4 世纪）。

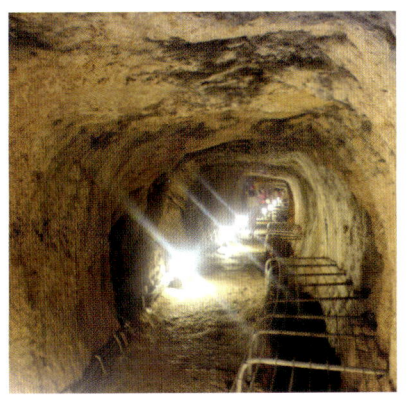

← 位于希腊萨摩斯岛的尤帕利尼安渡槽。建于公元前 6 世纪，作为居民用水的输水管道，使用了 1100 年。

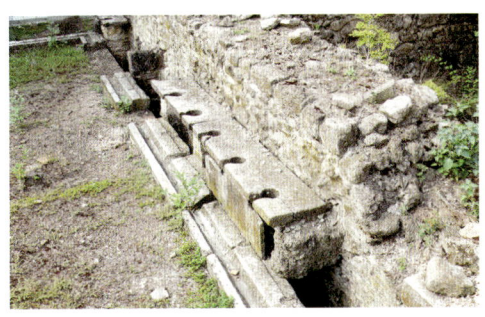

↑ 在希腊迪翁古城遗址出土的古代公共厕所。由图中可看出其污水排放的方式。

在公元前5世纪的古希腊，人们对疾病的理解尚笼罩在神谕与巫术的迷雾中，疾病可能被视为神灵的惩罚，治疗可能仅求助于祷告和咒语。

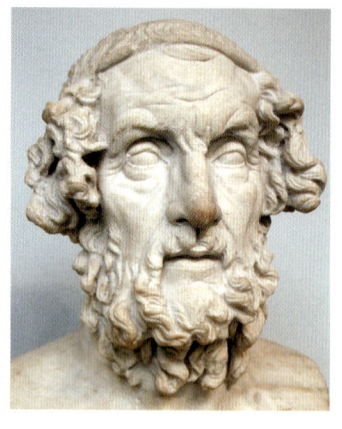

← 古希腊诗人荷马。荷马史诗《伊利亚特》中说，是阿波罗用箭带来了疾病，让人类染上瘟疫。

→ 阿波罗。阿波罗是古希腊神话中的十二位奥林匹亚主神之一，是希腊众神中最重要、最复杂的一位，被赋予了众多不同的职能。

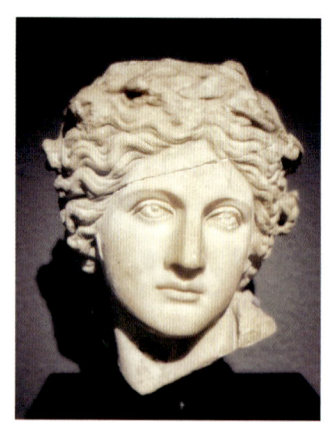

其实，在古老文明的早期，以咒语、巫术治疗疾病是一种极为普遍的现象。

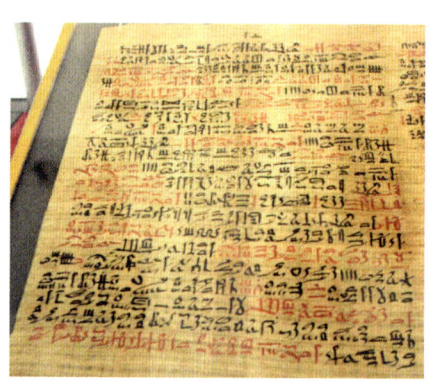

← 古埃及的埃伯斯莎草纸（约公元前16世纪）。这份莎草纸有110页，总长度约20米，被视为重要的医学文献。其中包含了约700条神奇的秘方和民间疗法，其中包括许多旨在疗愈病人的咒语。

→ 刻有治疗咒语的荷鲁斯石碑（约公元前4世纪）。荷鲁斯是古埃及神话中法老的守护神。石碑中央是站在鳄鱼背上的孩童形象的荷鲁斯，他双手握有蛇、蝎子、狮子、羚羊。石碑两侧的象形文字是针对各种动物引起的疾病的咒语。这一类石碑的制作目的是保护人民免受鳄鱼、蛇等危险动物的侵害。

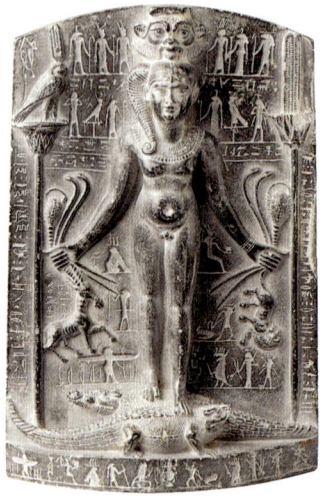

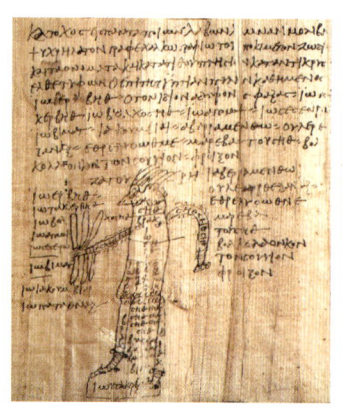
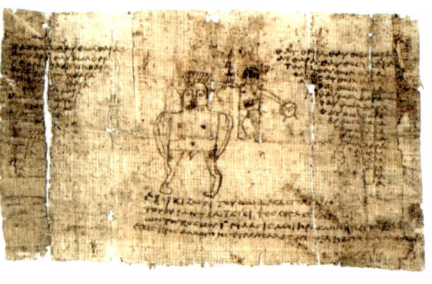

←↑ 希腊魔法莎草纸（约公元前4世纪）。这批莎草纸主要用古希腊语写成，其内容包括咒语、药方和祈祷文等。

在这种情况下，希波克拉底不仅首开先河，对疾病进行从开端到结束的全过程逐日记录，用细致、客观的观察，代替对神灵意志的揣测，更尝试用理性去认识疾病背后的隐藏状态与原因。他在恩培多克勒、柏拉图、亚里士多德等哲学家"四元素论"的基础上，发展出了解释生命现象的"四体液论"。

➡ "四元素"示意图（15世纪插图）。古希腊哲学家恩培多克勒将火（ignis）、水（aqua）、空气（aer）和土（terra）并称为"四根"，认为它们的混合构成了这个世界上的种种物质。柏拉图则将它们称为"四元素"。亚里士多德将四元素分别与冷、热、干、湿这四种可感知特质中的两种联系起来：火既热又干；水既冷又湿；空气既热又湿；土既冷又干。

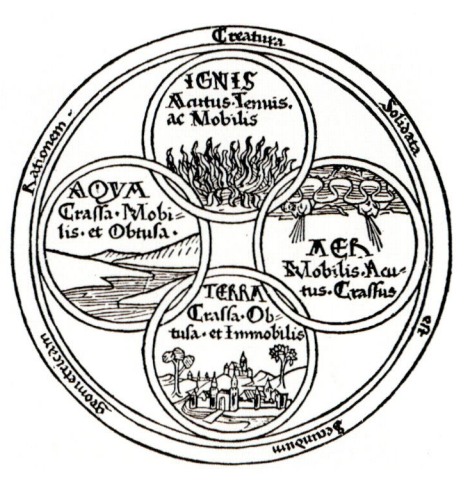

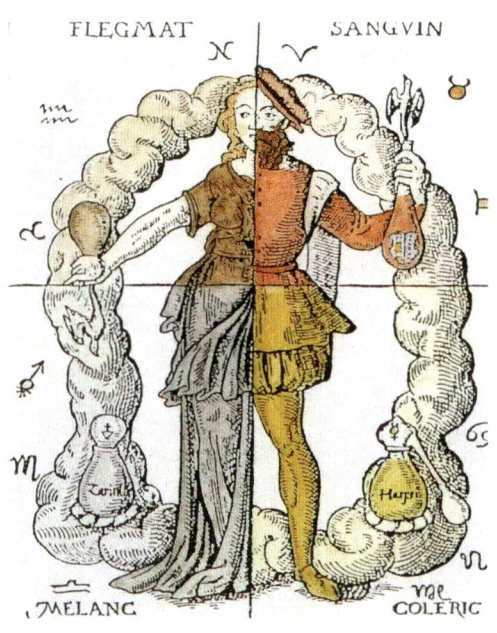

⬅ "四体液"示意图（16世纪插图）。希波克拉底提出了解释生命现象的"四体液论"。"四体液"即黏液（Flegmat）、血液（Sanguin）、黄胆汁（Coleric）、黑胆汁（Melanc）。他认为体液之间的关系影响着人体的健康与疾病，体液不平衡是疾病的直接原因。

➡ "四体质（气质）"示意图（18世纪插图）。盖伦在"四元素论"和"四体液论"的基础上提出了九种可能的体质，其中包括均衡的理想体质，以及黏液质（phlegmatic，既冷又湿）、多血质（sanguine，既热又湿）、胆汁质（choleric，既热又干）、忧郁质（melancholic，既冷又干）等。

黏液质、多血质、胆汁质、忧郁质等术语后来被应用于心理学领域，分别与冷静、乐观、易怒、忧郁等性格类型联系起来。

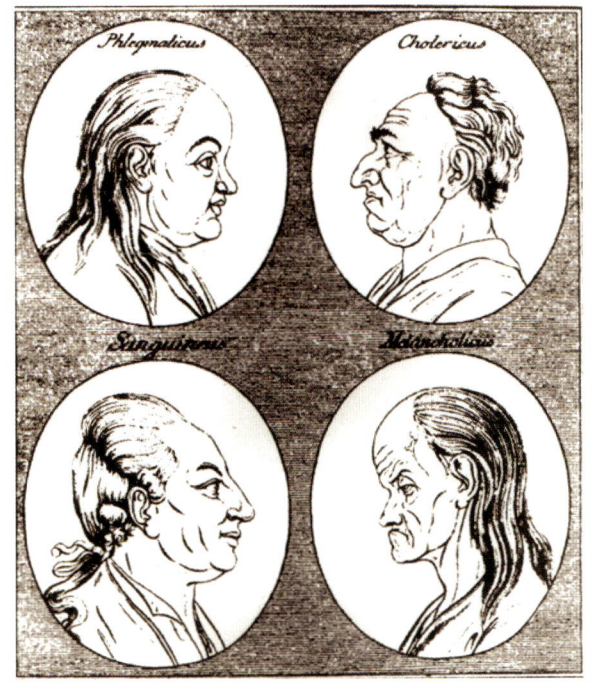

希波克拉底十分重视对病人睡眠、饮食和排泄情况的观察。这些开创性的做法，尤其是对尿液性状的观察，在后世产生了深远影响。及至今日，在现代医学中，尿液化验仍是检查身体情况的重要手段。

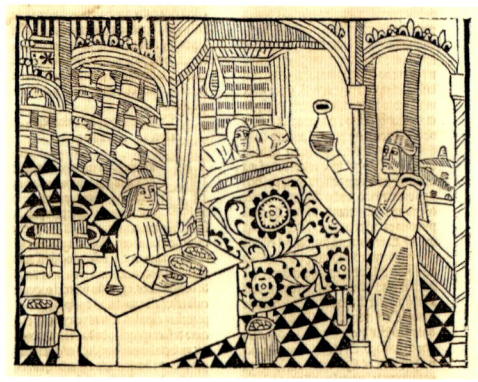
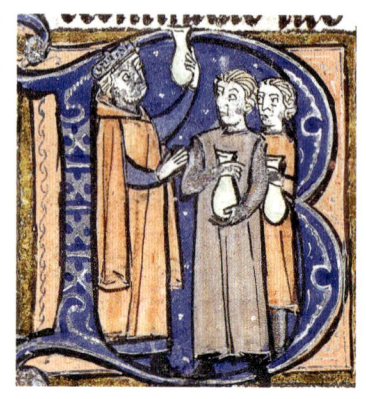

⬅➡ 医生正举着验尿瓶检查疾病的"成因和迹象"。验尿瓶是中世纪晚期医生的身份标识，医生常被画成举着瓶子检查尿液的形象，可见尿液观察已成为医生的必备技术。

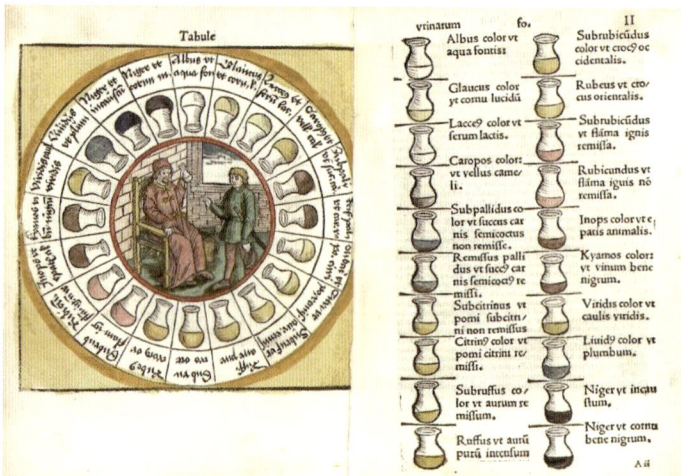

⬅ 不同性状尿液的图案和对尿液性状的描述（16世纪初医书）。

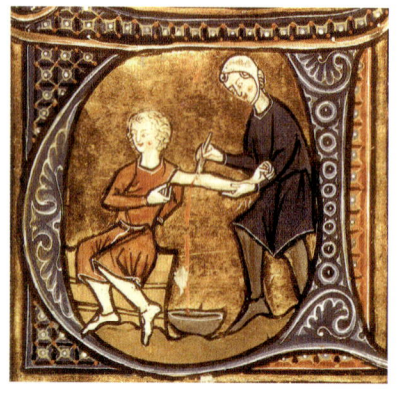

➡ 放血疗法（中世纪插图）。古希腊医生曾用放血疗法治疗病人。通过让病人出血而恢复健康的理念，建立在当时对女性月经过程的理解上。当时的医生基于希波克拉底的体液学说，认为月经是女性"周期性排出多余血液"的生理现象，这一过程被视为维持体液平衡的自然机制。

⬅ 显示人体不同放血点以对应治疗不同疾病的挂图（14世纪插图）。古罗马时期，盖伦根据病人的年龄、体质等因素创造了一个复杂的系统，以决定应该放出多少血。他将不同的血管与不同的器官联系起来，例如右手静脉治疗肝脏问题、左手静脉治疗脾脏问题等。盖伦的观点流传广泛。

希波克拉底对外科手术的发展也影响深远，他在古老的手术室中设立了"照明、人员、仪器、病人的位置以及包扎和夹板技术"的详细规范，推动了外科医学的专业化进程。

➡ **用希波克拉底长凳进行治疗。** 希波克拉底长凳是一种用于固定骨骼的装置，在医生对病人进行骨折复位治疗时，它能确保骨骼正确对位，提高治疗效果，是现代骨科治疗中使用的牵引装置的先驱。

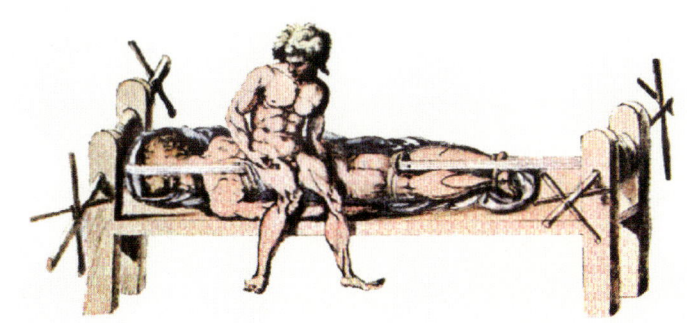

➡ **用希波克拉底发明的装置为脱臼者进行治疗（16世纪插图）。** 希波克拉底著作中所记载的对各种骨折、脱臼的治疗，在治疗方式、治疗过程、使用器械、注意事项等方面都有详细描述，展现出缜密的思考，给后世留下宝贵财富。

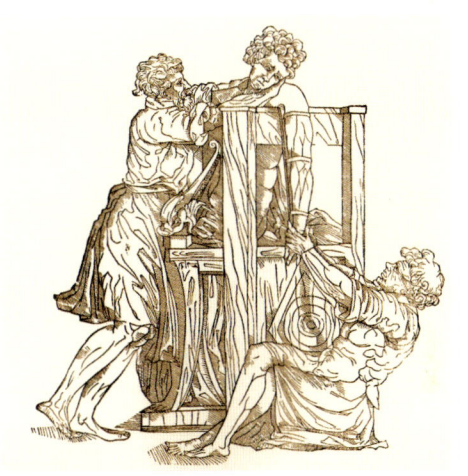

⬇ **公元前5世纪的手术器械。** 包括手术刀、止血钳、缝合针和线、手术锯、探针等。根据希波克拉底著作中的描述复原，现藏塞萨洛尼基科技博物馆。

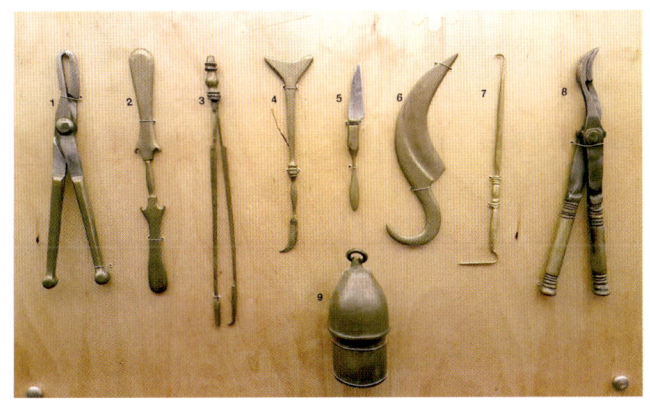

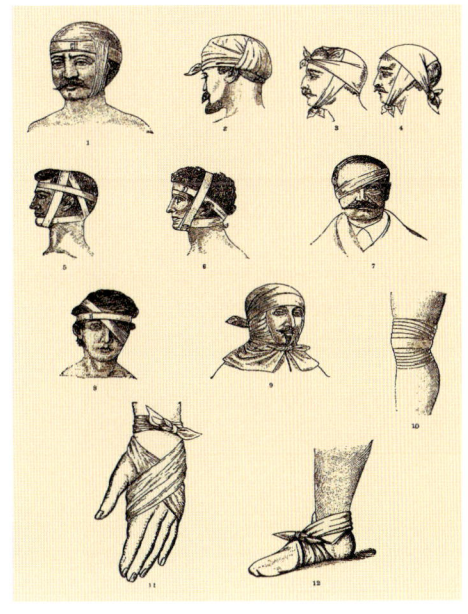

➡ **绷带的不同使用方式。** 希波克拉底著作中对绷带的用法有详细说明，如简单法、螺旋法、菱形法、"希波克拉底帽"等，对绷带的大小、质地、缠绕方向、松紧等都有详述。

希波克拉底在医学上的贡献，除了对各种疾病治疗方法的探究外，还包括对疾病进程（如"分利期"）及预后的认识，以及对人体自愈能力、人与环境关系等方面的认识。

希波克拉底最广为人知的，是提出了医生应当具备的美德和优良品质，建立了医生行医的道德准则。"希波克拉底誓言"是最广为人知的希腊医学文本之一，是西方世界医学伦理学最早的表达，确立了医学伦理学的几项重要原则，其中"保密原则"和"不伤害原则"等在今天仍然具有重要意义。

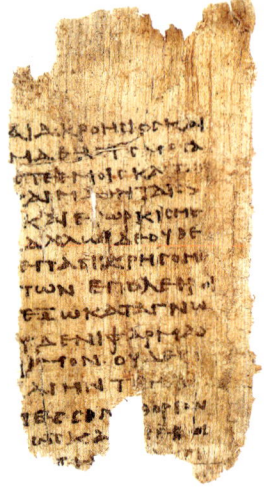

↑ 莎草纸上的希波克拉底誓言。

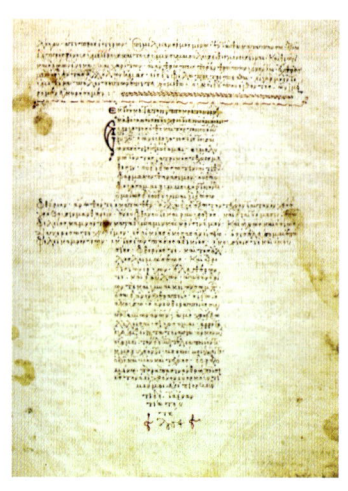

↓ 希波克拉底誓言（12世纪拜占庭手抄本）。

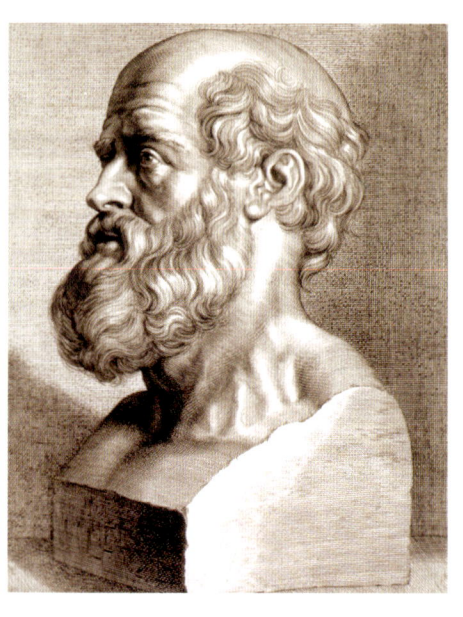

↑ 希波克拉底半身雕像（鲁本斯，1638）。

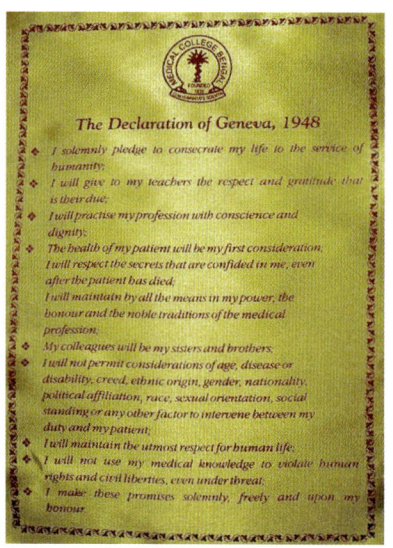

← 《日内瓦宣言》。1948年，世界医学会在希波克拉底誓言的基础上制定了《日内瓦宣言》，明确指出病人的健康是医生首先要关心的问题，医务人员应尊重生命、保守病人秘密，对同事如兄弟，坚持医生职业光荣而崇高的传统道德准则。

生命虽短促，
医术永长存，
机遇在疾逝，
经验常谬误，
判断则困难。

——希波克拉底

疾 病 篇

· Diseases ·

> 每种疾病都有其自身的性质和特征,没有什么疾病是无法理解或无法治疗的。
>
> 要想准确地预测病人会痊愈还是死亡,病程长还是短,必须彻底地把握所有征象,并评估它们彼此之间的相互影响,这样才能做出判断。

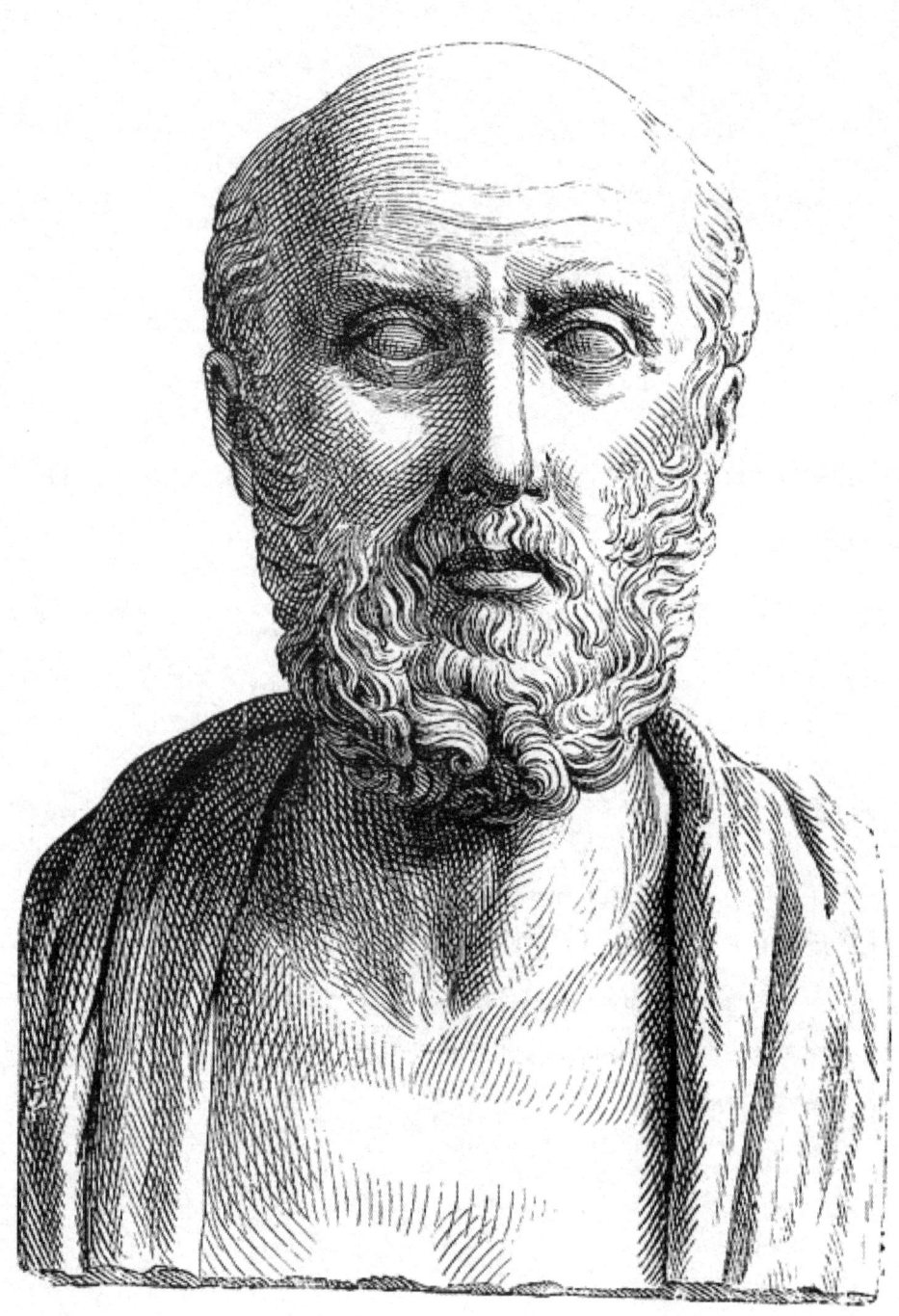

论流行病（卷一）①

· *Epidemics, Book* I ·

（一）

1. 在秋分和昴宿星座上升时，萨索斯岛降水丰沛。阴雨绵绵，南风吹拂。在冬天，大多刮南风；少数日子里刮北风，天气干燥。总的来说，冬天很像春天。但在春天，天气寒冷，刮南风②，极少有雨。在夏天，大多数时候多云，但无雨。地中海季风少，风量小，间隔时间很长。③

在早春，尽管基本上刮南风，气候干燥，但会有一段时间持续刮北风，与之前的天气形成鲜明的对比。在这段时间，少数人罹患剧热，但并无大碍，还有少数人会发生出血，但没有人死亡。许多人有耳周肿块，部分病人仅累及一侧耳朵，还有部分病人累及两侧。通常没有发热，病人不会卧床不起。有些病例出现轻微发热。所有病人的肿胀均能完全消退，没有任何不良影响，并且没有像其他疾病引起的肿胀一样发生化脓。肿块柔软，面积大，未伴有炎症或疼痛，消退后没有任何痕迹。病人多为男孩和青壮年男子，从事格斗和体操者尤其多发。几乎未见女子患此病。许多病人有干咳和声音嘶哑。病人起病后很快出现单侧或双侧睾丸发炎和疼痛，个别人是经历一段间歇期后

◀ 希波克拉底雕像

---

① 《希波克拉底文集》中包含七卷由医生撰写的病案，其中收录了某个时段特定地区的个体病案和流行病的记载。第一卷和第三卷的完成时间最早，内容也最为有趣，可以追溯到公元前5世纪。其他五卷可能出自后来的至少两名作者之手。——译者注

② 应为"北风"，可能是古代抄写员誊写时的笔误。——译者注

③ 每年夏季，刮西北季风达四十天。——译者注

出现该症状。部分伴有发热，但非普遍症状。这类病人病情严重，需要小心照料，其余则不必就医。

2. 自初夏至冬天，很多长期患有痨病的病人缠绵病榻，其中很多病人此前的诊断是疑似痨病，这时可最终确诊。痨病体质的人，这时开始初次发病。很多病人死亡，包括大多数初次发病的痨病体质的人，以及大多数久病卧床的病人，我都怀疑其中没有人幸存下来，哪怕只是不长时间。相比普通病人，这类病人的死亡来得更快。其他疾病，哪怕是病程更长的或伴有发热的疾病，也被证实并不严重也不致命。对此，我将在后文详述。唯有痨病广为传布，造成大量的死亡。

绝大多数病人的病程如下：发热，热型为稽留热、严重、非弛张热，伴有寒战。不过，发热又呈间日热的某种变异。一日较低，次日升高，循环往复，整体趋于恶化。病人持续出汗，但并非遍布全身。经常四肢冰凉，费很大功夫才能暖过来。胃功能紊乱，大便量少，呈胆汁质，不均一，水样便，刺鼻，以致病人要频繁地起夜。尿液要么稀薄、无色、未消化，要么浓稠，有轻微的沉淀物，沉淀物不易沉降，但可以说是粗粝、未成熟的。咳嗽较轻，但频繁，少痰，不易咳出。在最为凶险的病例，痰液没有成熟的进程，病人会持续咳出未成熟的痰液。大多数病人在起病时就出现咽喉疼痛、红肿、发炎，迁延不愈。大便量少、溏薄、刺鼻。病情迅速恶化，病人不断消瘦下去，拒绝进食，没有渴感。很多病人弥留之际出现谵妄。

3. 从夏末至秋季，除了痨病，也有很多发热病例。这些病人病情迁延不愈，但并不凶险，尽管病程漫长，但几乎没有其他痛苦，因为他们的胃肠功能依然良好，症状基本不值一提。病人通常尿液清亮，颜色不错，不过偏稀薄，在接近分利期时，尿液变得成熟①。咳嗽，但不严重，不会导致太大的痛苦。无食欲减退，进食尚好。总体来看，此类病人病情轻微，没有痨病病人的发热伴寒战症状，且几乎不出汗。热型为不规则热，间歇期因人而异。病程最短的病例在第二十日前后发生分利，大多数病例是在第四十日前后，很多病人是在第八十日进入分利。有些病例在没有达到分利之前已经退热，与

---

① 所谓尿液成熟，为"尿液化脓"之意。——译者注

我前面所说的规律有所不同。这类病人大多数情况下，会在短暂的间歇后再度发热，分利期的时间点与普通病人无异。很多病例会一直迁延，直到冬季。

在本节所描述的所有疾病中，只有痨病会导致死亡。其他疾病的病程相对顺畅，其他热病亦不会导致死亡。

（二）

4. 初秋，萨索斯岛，寒意袭人，北风和南风相遇，暴风雨突然降临。这一切发生在昴宿归位的季节。冬天，多北风，雨水丰沛，雨雪频降。通常也会有雨过天晴的间歇期，天气依旧严寒。不过，冬至一过，常刮西风，暴雨随着来自北方的飓风重回这里，乌云密布，雨雪交加。这种天气会一直持续到春分之前。春天，天气寒冷，乌云尽散，北风随之而至，雨水丰沛。夏日无酷暑，地中海季风时吹。不过，大角星升起后，复多暴雨天气。

5. 之后，整年湿冷，刮北风。冬季，大多数人健康少病，但早春多病。事实上，大多数人染上疾病。开始多见眼炎，伴有湿性分泌物、疼痛，无脓。很多人长了小痘疹，痘疹破溃，有些麻烦。绝大部分会复发，直至秋季将临方愈。夏秋季节，多见痢疾，里急后重，腹泻。胆汁质腹泻，量大溏薄，食物未消化，有时亦呈水样便且排便时有刺痛。许多病例伴有痛性尿淋沥，尿液为胆汁质、水样，且有颗粒物和脓液。此类病例并无肾病。呕吐，呕吐物为黏液、胆汁及未消化之食物。出汗，全身大汗淋漓。这些病常不伴发热，病人亦不会卧床不起，但另有很多伴有发热者，下文详述。表现为上述症状的病例为痨病，且病程痛苦。在秋日直至冬季，出现稽留热病人，部分病例为剧热、白日热和夜间热，拟间日热或间日热，四日热，不规则热。上述每种热病都有众多病例，下文将述。

6. 上述热病中，剧热是最不常见的一种，此病的痛苦最小。无出血（除个别病例有轻微出血），无谵妄，其他状况良好。分利很规则，一般发生于第十七日（包括间歇期在内）。我未见过剧热引发的死亡，也没见过剧热病人伴有脑热。

间日热较剧热更多见，也更棘手。此类热病自染病之日起，每次发热可分为规律的四期，末次分利发生在七次发作后，无人复发。

四日热病人大多数一开始即表现出四日热的热型。不过，也有不少四日热是在其他热病和非热病的病症消退时开始出现的。此类病人的病程迁延不愈，甚至可能比一般四日热病人的病程更长。

罹患白日热、夜间热或不规则热的病人很多。有的病人病倒在床，有的病人尚能下床走动，但无论哪种情况，病人均病程较长。大多数病人的发热持续了整个昴宿星座主导的季节（秋季），甚至迁延至冬季。病人大多自发热开始即并发惊厥，尤其是儿童。有时在发热后发生惊厥。这些病最容易迁延，但并不严重，除非已罹患其他有生命危险的疾病。

7. 在所有疾病中，病情最严重、痛苦最大、迁延时间最长的是稽留热。这些病例没有真正的间歇期，尽管它们表现出间日热的发作方式，即一日稍有缓解，次日又恶化。起病时很轻微，而后不断加重，每次发作后，病情都进一步恶化。轻微的缓解后，接着就会有更糟糕的发作。病情恶化常发生在应该分利的日期。虽然所有患有不同热病的病人都出现了寒战，且寒战的发生没有任何规律，但稽留热的病人寒战最不频繁且最不规则。此外，那些热病通常伴有多次出汗，但在稽留热的病例中，出汗不频繁且带来的不是缓解而是伤害。稽留热病人会感到四肢冰凉，往往难以暖过来，会失眠，继而陷入昏迷。总体而言，不同热型的病人都存在消化紊乱和消化困难，稽留热病人最为严重。在稽留热病人中，尿液大多呈现为：（a）稀薄、粗糙、无色，在分利期稍微成熟一些;（b）浓稠，混浊，而不形成沉淀;（c）尿量少，不佳，有粗糙沉淀。最后一种类型的尿液是最坏的一种情况。咳嗽伴随着发热，但我没有关于咳嗽对病情有害或有帮助的记录。

8. 在稽留热的病例中，各种症状通常持续时间长，令人苦恼，并且没有任何秩序或规律。在大多数病例中，无论病情是否危急，都没有分利期。有些病人表现出短暂的缓解，但很快就会复发。有些病例中，分利发生的时间在第八十日之后。其中一些病例出现了复发，导致多数病例一直病到冬天。通常，疾病会在没有分利期的情况下解决，无论是康复者还是非康复者都一样。

这些稽留热病人虽然都表现出也不会有分利期的特点，但在其他方面却千差万别。最重要和最凶的征象，也是最后在大多数病例中都会出现的征象，是完全丧失食欲。这一点在其他方面已经非常危急的人中表现得特别明显。而且，这些发热病人对水的需求也不比平时大。那些病程很长的病例，会形成脓肿，且伴有剧痛和体重减轻。有些脓肿大到难以忍受，有些则太小而无法起到任何作用，以至于病人很快又回到了之前的状态，病情恶化更加迅速。

9. 这些病人常见的症状还有下痢、里急后重和腹泻。有些病人表现出水肿，伴有或不伴有这些症状。任一并发症的剧烈发作都会迅速致命；较轻的发作也是无益的。这种疾病有时会伴有暂时的皮疹，与疾病的严重程度不相关，并伴有耳周的轻微肿块，但会慢慢吸收，不留痕迹。在某些病例中，类似的肿胀也会出现在关节位置，尤其是髋关节。通常在这种情况下，几天内就会达到分利期，肿胀消失，身体重获控制，回到最初的状态。

10. 所有这些疾病都会导致死亡，但死亡最常见于稽留热病人，尤其是儿童，包括婴儿、较大的儿童（8—10岁）和接近青春期的少年。前述的并发症都伴有疾病最初的全身症状。另一方面，很多有这些症状的人没有并发症。最重要且唯一的吉兆，也是许多最危险的病人最终得以生还的征象，就是出现痛性尿淋沥，并形成局部脓肿。痛性尿淋沥常见于上述年龄段的病人，不过在其他年龄段也有发生，无论病人是否因病卧床。表现出这一症状的病人，会发生迅速而剧烈的变化，哪怕此前腹泻极重也能迅速恢复，变得有食欲，发热消退。但是即便在这种情况下，痛性尿淋沥也会持续很长时间并且十分痛苦，尿量多且浓稠，不均质，发红，混有脓液，排出时疼痛。然而，这些病人都康复了；我尚未见过一例此类病人死亡。

11. 对每一个危重病例，都要警惕身体各部位是否在适当时间内排出了所有成熟的分泌物，以及是否形成了有利的、事关分利的脓肿。成熟意味着已接近分利，康复指日可待。反之，生的、未成熟的分泌物和不利的脓肿则表示无法达到分利，会有疼痛、病程迁延、死亡或复发。但是，要判断哪一种情况更可能发生，还必须考虑其他因素。考虑过去发生的情况，识别眼前的症状，然后做出预后判断。要学习这些原则。在处理疾病时，医生要践行两件事：要么帮助病人，要么不伤害病人。医疗实践有三个要素——疾病、病人和医生。医生是医学科学的仆人，而病人必须在医生的帮助下尽最大努力与疾病抗争。

12. 发热或不发热时，均可出现头颈部的疼痛或伴有疼痛的沉重感。患有脑热的病人常有惊厥，而且呕吐，呕吐物为棕红色，其中有些人会迅速死亡。但是，如果病人有颈部疼痛、太阳穴沉重、视物模糊、季肋部收缩而不疼，他将会出现鼻出血，无论是在剧热还是其他热型的情况下。如果他整个头部都感到沉重或感到烧心和恶心，他将会呕吐胆汁和黏液。在这些疾病中，孩子更容易发生惊厥，而妇女会出现惊厥和子宫疼痛，老年病人和全身乏力的人则会出现瘫痪、精神错乱或失明。

（三）

13. 在大角星升起前不久和升起期间，萨索斯岛上多北风、强降雨的暴雨天气。在秋分前后至昴宿归位，风向为南风，降雨很少。冬季以北风为主，干燥、寒冷、大风，降雪时有发生。春分前后，出现了非常强烈的暴风雨。春季以北风为主，干燥少雨且寒冷。夏至前后，很少下雨，其时骤冷，直至临近天狼星升起之时。此后直至大角星升起，是炎热的夏季。酷暑突然而至。无雨，并时常有西风。大角星升起前后是南风雨季，持续至秋分。

14. 在这样的情况下，瘫痪病例在冬季开始出现，日渐增多，呈流行态势。有些病例迅速死亡。在其他方面，健康状况良好。早春来临，见剧热病例，经过春分，持续至夏季。在春季或初夏发病者多痊愈，亦有少数人死亡。在秋天雨季来临时，这种疾病变得更加危险，大多数病人死亡。

剧热的一个特点是若有大量鼻出血则往往可治愈。据我所知，存在大量鼻出血的这种病人没有发生死亡的。菲力斯库斯、埃帕米农和塞勒努斯只在第四或第五日有少量鼻出血；他们死了。大多数病人在分利时有寒战，特别是那些没有鼻出血的。这些病人也会发生出汗。

15. 有些剧热病人在第六日出现黄疸，并有排尿、腹部不适或大出血，比如赫拉科利德（他病倒在阿里斯托西德斯的家里）。他不仅有鼻出血，还有腹部不适和尿频。他在第二十日达到了分利。法纳戈拉斯的仆人就没有这么幸运了；他没有上述症状，最终死亡。

大多数病人都有鼻出血，特别是在少年和青壮年中。后者不出现鼻出血的，大多数都死亡了。对于老年人，疾病会转向黄疸或腹部不适，如伯恩，他在西里努斯的家中起病。在夏季，痢疾呈流行态势，那些到那时还未康复的人，即使之前有鼻出血，他们的疾病也会演变成痢疾。这种情况发生在米卢斯和埃拉托的奴仆身上，他们在鼻出血后，所患疾病转变为一种痢疾，但最终幸存下来。

事实上，在这种疾病中，体液异常丰富。即使那些在分利时没有出血的人，也会在这个时候感到疼痛，并排出稀薄的尿液，然后在第二十四日左右开始有略微出血，并混有脓液。在克里托布鲁斯之子安提丰的病例中，这种情况最后停止了，最终分利在第四十日左右达到。这种病例会出现耳郭附近硬的肿块，肿块消失后，出现左侧腰部和髂嵴区域的沉重感。

16. 也有许多女性患病，但女性病人比男性少，由此死亡的也少一些。妇女大多于难产后患病。这类病例特别致命，比如泰利布鲁斯的女儿就是在生产后第六日死亡的。在大多数情况下，发热期间会出现子宫出血，许多女孩是第一次出现这种情况，但也有些人是出现鼻出血。有些情况下，会同时出现子宫出血和鼻出血。例如达伊塔尔西斯的女儿（处女），发热时不仅首次出现子宫出血，也有严重的鼻出血。我所知道的没有一例因这些并发症而死亡的。据我所知，所有在怀孕期间生此病的人都流产了。

17. 总的来说，在这种疾病中，尿液通常颜色良好，但稀薄，有少许沉淀物。肠道功能紊乱，大便稀薄，呈胆汁质。在许多情况下，当其他不适达到分利后，这种疾病最终转为痢疾，如泽诺芬尼斯和克里提亚斯便是如此。那些在分利后仍然有稀薄、丰富和细腻的尿液，有良性沉淀物，并且在其他方面转归良好的病人如下：他们是在西里努斯家中起病的伯恩、住在埃科塞诺范斯家的科莱提斯、阿里托的奴仆以及姆尼西斯特拉图斯的妻子。他们的病后来都转变成痢疾。

大角星升起之后，病人多在第十一日达到分利，而且并没有出现预期的复发。这个时期，这种病常伴有昏迷，尤其多见于儿童，这些病例是最不致命的。

18. 剧热持续到了秋分前后，至昴宿复位，甚至一直蔓延到冬季。但就在这个时候，脑热病开始流行，大部分病人死亡了。夏季也曾出现了少量类似的病例。剧热病人有时会死亡，这类病人在疾病开始的时候便已经表现出某些额外的症状。疾病初期就伴有高热，以及轻微的寒战、失眠、口渴、恶心和头颈微汗（绝不是全身出汗），还有严重的谵妄、恐惧、冷漠，四肢肢端冰冷，尤其是手部。发作常发生于偶数日，通常在第四日疼痛最为剧烈，伴有寒战。四肢不再复暖，青紫不退，不再感到口渴。尿量少，色深、细腻，并且便秘。这些病例中没有一例出现鼻出血，只有少数有几滴出血。这些病例没有出现任何好转，在第六日大汗后死亡。脑热病人有上述全部症状，但分利期通常在第十一日。如果脑热不是从一开始就存在，而是在第三日或第四日才出现，分利期则要到第二十日才到来。在这些病例中，疾病起初并不严重，到了第七日才变得严重。

19. 这种病蔓延广泛。但在感染者中，死亡最常见于青壮年，正值英年。他们多皮肤光滑白皙，黑直发，黑眼睛，暴躁，生活习惯放纵，声音细弱嘶哑，有口吃，性急。也有许多妇女死于此疾。在这次流行期间，有四种征兆提示康复：鼻出血量大、尿液排出量大并含有大量良性沉淀物、胆汁质、适时出现的肠胃不适或者痢疾。在许多情况下，若只出现上述症状之一，病人并未达到分利，只有当这些症状接续出现，而病人看似病情很严重，才达到分利。每个这样的病例最终都康复了。这些症状也见于妇女和女孩，如果出现其中任何一种，或者出现大量的子宫出血，都证明她们获救了，并达到了分利。据我所知，没有妇女在出现这些征象之一后死亡。不过，斐洛的女儿虽然有严重的鼻出血，但在生病第七日过于不节制地进食，最终还是死亡了。

如果一个患有剧热的病人在高热期不由自主地哭泣，即使没有其他征象提示他会有生命危险，你也应当预期他会出现鼻出血。但如果病人身体不佳，那预示的则不是大出血，而是死亡。

20. 发热有时伴有的耳周肿块并不总是随分利而消退或化脓，而是在出现胆汁性腹泻或痢疾，或者尿液中出现沉淀物时才会消退，就像克拉佐梅纳地方的赫尔米普斯一样。这些发热病的分利期是我们区分它们的标准，有时是偶数天，有时是奇数天。比如，两个兄弟同时病倒在伊皮杰尼斯的避暑居所附近，哥哥在第六日达到分利，弟弟在第七日达到分利。在五天的间歇期后，两人都出现了复发，在开始生病数起第十七日时又一起达到了分利。通常分利出现在第六日，在六天的间歇期后，复发的分利出现在第五日。有些情况下，分利出现在第七日，七天的间歇期后，复发的分利出现在第三日。还有些情况下，分利出现在第七日，三天的间歇期后，复发的分利又出现在第七日。有些情况下，分利期出现在第六日，六天的间歇期后，接着是三天的复发、一天的间歇期、一天的复发，最后才达到分利，这就是达特沙里斯之子埃瓦贡的情况。有些情况下，分利出现在第六日，七天的间歇期后，复发的分利出现在第四日，这就是阿格拉伊达斯之女的情况。大多数感染这种流行病的人的病程都是如此，据我所知，没有一个存活下来的病人没有经历这种正常的复发。而且据我所知，所有以这种方式出现复发的人，最终都康复了，而且再也没有感染过这种疾病。

21. 在这些热病中，死亡多发生在第六日，比如埃伯米农达斯、塞利努斯，以及安坦格拉斯的儿子菲力斯库斯都属于这样的情况。那些有耳周肿块的病人在第二十日发生分利，这种肿块没有化脓，而是通过尿液排出。住在赫拉克勒斯神庙附近的克拉蒂斯托纳克斯和漂染工斯基穆斯的女仆出现了化脓，最终都死亡了。有些情况下，第七日发生分利，经过九天的间歇期后复发，并在复发后第四日达到分利。住在狄奥尼索斯神庙附近的潘塔克勒斯就是这种情况。有时在第七日达到第一次分利，间歇六天后复发，在复发后的第七日达到第二次分利，住在漂染工格纳同家中的法诺克里图斯就是这种情况。

22. 在冬季，从冬至到春分之间，剧热和脑热持续流行，死亡人数众多。但这两种病的周期发生了变化。多数病例在起病后第五日达到一次分利，间歇四天后复发，在第五日也即初次起病的第十四日达到分利。这种情况大多出现在儿童身上，也偶有成人。有些病例在第十一日分利，第十四日复发，完全分利出现在第二十日。但是，若第二十日左右出现寒战，则完全分利发生在第四十日。多数病人在第一次分利前后会出现寒战，则在复发的分利时也会出现。很少有人在春季出现寒战，夏季较多，秋季更多，冬季最多。出血情况逐渐减少。

23. 我们可用于区分不同疾病的因素如下：首先要考虑人的一般特征和每个个体的特点，以及每种疾病的特点。然后要考虑病人本人，他所摄取的食物以及食物是谁给的——这可能会影响他更容易接受还是更难接受。还要考虑气候和地理环境的一般情况和特点，以及病人的习惯、生活方式、爱好和年龄。接下来要注意他的言语、动作、沉默、思考、睡着或无眠的情况及梦的性质和时间。再次，要观察他是否扯头发、抓挠或哭泣。我们必须观察他的发作，他的大便、尿液、痰液和呕吐物。我们要寻找疾病状态的任何变化，变化发生的频率和性质，以及导致死亡或分利的特定变化。还要观察出汗、发冷、寒战、咳嗽、打喷嚏、打嗝、呼吸方式、排气（无论有声的还是无声的）、出血和痔疮。我们必须确定所有这些征象的意义。

24. 有些热病是稽留热；有些在白天发作，夜间缓解；有的在夜间发作，白天缓解。此外，热病中还有拟三日热、三日热、四日热、五日热、七日热、九日热。最严重、最危险、最难扛、最致命的疾病会引发稽留热。最缓和、最容易治疗但持续时间最长的是四日热，这不仅是由于其自身的性质，而且是因为它能终结其他的严重疾病。所谓的拟三日热可以出现在急性病中，是最致命的；但痨病和其他慢性病也特别容易出现这种形式。夜间热的病程长，但不致命。日间热的病程更长，有时会导致痨病。七日热迁延日久，但不致命。九日热迁延更久，但也不致命。正常的三日热很快就会达到分利，而且不致命。五日热是最糟糕的，一旦它出现在病人得痨病之前或得痨病时，都是致命的。

25. 每一种热病都有其特征，体现在发热的性质和发作的间隔上。例如，某些持续性的发热迅速达到峰值，然后随着分利的临近而降低，并最终消退。另一些病例则是发热开始时温和，并没有明显的症状，但逐日缓慢升高，直到临近分利时才明显表现出来。在另一些情况下，发热起病温和，但会突然达到高点，然后热度持续，直至分利才下降。这些特点可见于任何热病或其他疾病。在决定如何治疗之前也必须考虑病人的生活方式。在这类病人中，还有许多重要的其他症状需要考虑；有些我已在其他地方描述过，另外一些有待描述。在判断病人的病程是短暂还是迁延、结局是死亡还是痊愈时，所有这些因素都必须考虑。同样，要结合这些因素来决定采用何种治疗，以及药物的性质、剂量和给药时间。

26. 发热发作出现在偶数日的病人，分利亦会出现在偶数日。如果发热发作是在奇数日，那么分利亦在奇数日。那些于偶数日达到分利的疾病，发热病程的第一个阶段为四、六、八、十、十四、二十、二十四、三十、四十、六十、八十、一百或一百二十日。如果于奇数日达到分利，则病程的第一个阶段是三、五、七、九、十一、十七、二十一、二十七或三十一日。必须注意，若分利发生于上述日期之外的时间，则会有复发，并且可能是致命的征象。必须特别注意发热过程中的这些日期，意识到在这些日子可能发生分利，病情可能走向恢复或死亡，缓解或恶化。在不规则热、四日热、五日热、七日热和九日热中，还必须注意分利出现的周期性。

病例十四则

病例一

菲力斯库斯，居住于城墙附近。

第一日：高热伴出汗，卧床，一夜不宁。

第二日：所有症状明显加重。当天晚些时候，在实施灌肠后，排便通畅。夜间平稳。

第三日：清晨至中午，发热消退。近黄昏时，高热伴出汗。口渴，舌干，排出深色尿液。一夜不适，无法入睡，神志错乱。

第四日：症状更加明显；尿液深色。夜晚稍好一些；尿液颜色稍改善。

第五日：大约中午时分，轻度鼻出血，血液纯净；尿液不均匀，悬浮有分散的球状颗粒。灌肠后，排出少量粪便，并伴有胀气。夜间不宁，短暂入睡，时有谵语，精神错乱，手脚冰凉且无法回暖，排出深色尿液。将至黎明时分小睡一会儿，失声，出冷汗，四肢青紫。

第六日：中午前后，病人死亡。

整个病程中，病人呼吸深且慢，仿佛在有意识地憋气一般。脾脏增大，呈圆形肿块；冷汗不止。发作出现在双数日。

病例二

塞列努斯，居住于欧奥塞达家附近的平地。因疲劳、饮酒和在不适宜的时间进行运动引发热病。起病时腰痛，头部沉重，颈部发紧。

第一日：排出大量粪便，胆汁质且不均匀；泡沫状且颜色深。尿色深，有深色沉淀物。口渴，舌干，夜间未眠。

第二日：高热，便量更多、更稀薄，且有泡沫。尿液深色。夜间不适，轻度谵妄。

第三日：所有症状恶化。两侧季肋部至肚脐位置肌肉紧张，肌肉下方腹内柔软。大便稀而色较深；尿液混浊且色深。夜间未眠，多言，时而笑，时而唱，不由自主。

第四日：症状同前。

第五日：便溏、胆汁质，滑润且油腻；尿液稀薄且清澈。间或有轻微的清醒迹象。

第六日：头部轻微出汗，四肢冰冷发青，辗转反侧，烦躁不安，伴有便秘和尿闭，高热。

第七日：失声，手脚冰凉，无法回暖，尿闭和便秘持续。

第八日：全身冷汗，出现小斑点。这些小斑点呈红色、圆形，像痤疮，持续不退。灌肠后，艰难排出大量稀薄的粪便，似乎未消化。尿液排出时疼痛且刺鼻。四肢稍微回暖。有间歇浅睡，有昏迷征象，失声。尿液稀薄且清澈。

第九日：症状同前。

第十日：未饮水。昏迷，有间歇浅睡。大便同前。排出大量浓稠尿液，静置后形成大麦粥样白色沉淀。四肢再度冰凉。

第十一日：病人死亡。

从起病开始，整个病程病人呼吸深且慢。季肋部始终存在压痛。病人年龄约二十岁。

病例三

赫罗芬，高热。起病时，大便量少，里急后重；之后，大便稀薄，呈胆汁质，排便频繁。无法入睡，尿液颜色深且稀薄。

第五日：晨间，变聋，所有症状恶化，脾脏肿大，季肋部紧张。排出少量粪便，呈黑色。谵语。

第六日：胡言乱语，夜间出汗，畏寒，依旧谵语。

第七日：畏寒，口渴，精神错乱。夜间恢复神志，入睡。

第八日：发热，脾肿大缓解，完全清醒。他先是感到腹股沟疼痛，与脾脏同侧，之后是两侧小腿疼痛。夜间舒适。尿色佳，有轻微的沉淀物。

第九日：出汗，分利，退热。

五日后，复发。脾脏立即肿大，高热，再次耳聋。复发后第三日，脾肿大缓解，耳聋减轻；腿疼；夜间出汗。在第十七日前后，病情分利。复发期间无谵语。

病例四

菲力努斯的妻子，居于萨索斯岛。在十四天前生了一个女儿。产后恶露正常，情况良好，但突然发热，并伴有寒战。起病时，她感到心脏和右侧季肋部难受；生殖器疼痛；恶露停止。使用栓剂后，上述疼痛缓解，但头疼、颈疼、腰痛持续。失眠，四肢冰冷，口渴，腹内干涸，排少量大便，初段尿液稀薄且颜色不好。

第六日：夜里长时间谵语，随后清醒。

第七日：口渴。大便量少，胆汁质、黑色。

第八日：再次寒战，高热，频发疼痛性痉挛，谵语。灌肠后，排出大量胆汁质大便。无法入睡。

第九日：惊厥。

第十日：稍稍恢复神志。

第十一日：入睡，记忆力完全恢复，很快又再现谵妄。大量排尿，伴有频繁的惊厥发作；尿液浓稠，呈白色，看上去像有沉淀物被搅动，但实际上长时间静置后没有形成沉淀物，尿液颜色和浓度类似牛的尿液。我亲自检查了尿液。

约第十四日：病人全身抽搐，严重谵妄，稍稍清醒后又迅速进入谵妄。

约第十七日：失语。

第二十日：死亡。

病例五

埃皮克拉特斯的妻子，居于创始人雕像附近，在临产前患病。起病时，出现剧烈的寒战，始终畏寒。第二日，症状仍然严重。

第三日：生下一女婴，分娩过程无异常。

分娩后次日：高热，心脏和生殖器疼痛。使用栓剂后，疼痛缓解。但又感到头疼、颈疼和腰痛。无法入睡。排便量少，稀薄，胆汁质且不均匀。尿液稀薄且颜色较深。

发热第六日：夜间出现谵妄。

第七日：所有症状加重；失眠，谵妄，口渴，黑色胆汁质大便。

第八日：出现寒战，嗜睡。

第九日：症状同前。

第十日：双腿疼痛，心脏疼痛复发，头痛，无谵妄，嗜睡，便秘。

第十一日：排出大量尿液，色佳，形成沉淀物。状况略有好转。

第十四日：寒战，高热。

第十五日：频繁呕吐，黄色、胆汁质呕吐物，出汗并再次发热。夜间高热，尿液浓稠，有白色沉淀物。

第十六日：病情恶化，一夜不宁，无法入睡，谵妄。

第十八日：口渴，舌干，无法入睡，谵语重，双腿疼痛。

约第二十日：清晨有轻度寒战，昏迷，安静入睡，偶尔呕吐出黑胆汁，夜间出现耳聋。

约第二十一日：左半身沉重并伴有疼痛，稍有咳嗽。尿液浓稠、混浊、发红，静置后无沉淀。其他方面有所改善，但发热持续。从起病之初就有喉咙疼痛、发炎，悬雍垂回缩，并有刺激性的咸味分泌物。

约第二十七日：无发热，尿中有沉淀，一侧身体轻微疼痛。

约第三十一日：再度发热。大便不良，呈胆汁质。

第四十日：呕吐，少量胆汁质呕吐物。

第八十日：热解，完全分利。

病例六

克雷纳克提德斯，居于赫拉克勒斯神庙附近的山上，起病时表现为不规则热。一开始，感到头痛和左侧身体疼痛；身体其他部位像疲劳后的疼痛。发热并没有规律，有时表现为一种热型，有时又是另一种。有时出汗，有时不出汗。总体而言，在分利期发热会尤其明显。

约第二十四日：感到双手指尖疼痛并呕吐，开始时为黄色胆汁质呕吐物，之后是铁锈色呕吐物。呕吐后所有症状均有所缓解。

约第三十日：双侧鼻孔出血，轻微鼻出血一直持续，直至分利期。其间病人完全没有食欲不振、口渴或失眠。尿液稀薄，但颜色不差。

约第四十日：排出红色尿液，带有大量红色沉淀物。情况有所好转。随后，尿液性质多变，有时有沉淀，有时没有。

第六十日：尿中有大量白色、光滑的沉淀物。所有症状减轻，发热消失；尿液再次变稀薄但颜色良好。

第七十日：发热，之后是十天的间歇期。

第八十日：寒战和高热，大量发汗，尿液中有红色、光滑的沉淀物。最终完全分利。

病例七

梅顿，发热，腰部疼痛并有沉重感。

第二日：大量饮水，大便通畅。

第三日：头部沉重。大便稀薄，胆汁质，且发红。

第四日：症状加剧，右侧鼻孔两次轻度出血。一夜不宁。大便同第三日。尿液颜色较暗，含有悬浮颗粒，静置时不沉淀。

第五日：左侧鼻出血，血液纯净，出血严重，出汗。分利。

病情分利后，失眠，谵语，尿液稀薄且颜色较暗。洗了头，入睡并恢复了神志。没有复发，但在病情分利后有多次鼻出血发作。

病例八

厄拉西努斯，居于布提斯峡谷附近。晚饭后开始发热，彻夜不适。

第一日：白天感觉尚好，夜间不适。

第二日：所有症状加剧，夜间谵语。

第三日：疼痛，严重谵妄。

第四日：症状最为痛苦；整晚失眠，幻视、谵语，随后更加躁动不安，出现惊恐，病情严重。

第五日：清晨清醒，并完全恢复神志，但中午前又变得疯癫，无法控制。四肢冰凉，有些发紫。尿闭。日落前后，死亡。

该病人整个病程中有发热和出汗。季肋部膨出，仅在疼痛时收缩。尿液颜色深，有球形颗粒状悬浮物，静置时不沉淀。排便通畅，大便成形。一直口渴，但不太严重。临终前，有多次惊厥和出汗。

病例九

克里托，居于萨索斯岛。散步时感到足部剧痛，是从大脚趾开始的。随即因畏寒、恶心和轻度发热卧床。夜间，开始谵语。

第二日：整个脚肿胀，踝部发红，并有牵拉感，出现黑色小水泡。高热、疯癫。排便频繁，不混合、胆汁质粪便。

起病后第二日去世。

病例十

某男子，来自克拉佐梅纳地方，居于弗里尼基德斯水井附近。高热，起病时头、颈及腰部疼痛。从一开始就出现耳聋。无法入睡。高热、季肋部膨胀但不严重，腹部胀气，舌干。

第四日：夜间开始谵语。

第五日：状况差。

第六日：所有症状加重。

约第十一日：病情略见缓解。

从起病至第十四日，大便稀薄，杂有胆汁且量多。后来，出现便秘。整个病程，尿液稀薄，胆汁质，色佳，有悬浮颗粒，静置后不沉淀。

约第十六日：尿液稍见浓稠，并形成少量沉淀物。病人状况略有好转，神志稍清醒。

第十七日：尿液再次变稀薄，双耳出现疼痛的肿块。无法入睡，谵语，双腿疼痛。

第二十日：分利后病人热退，没有发汗，神志清醒。

约第二十七日：右臀剧痛，后迅速缓解。两耳肿块迁延不愈，既不化脓也不消退，且仍然疼痛。

约第三十一日：开始腹泻，大便非常稀薄，有痢疾的迹象。排出浓稠的尿液。耳边的肿块消退。

第四十日：右眼疼痛，视力受损；此症状消失。

病例十一

德罗米亚德斯的妻子，顺利产下一女婴。产后次日出现寒战，并伴有高热。

接下来的第一日，感到季肋部疼痛，随后是恶心和寒战。接下来的几天里无法入睡，精神恍惚。呼吸深沉而缓慢，每次吸气后立即又呼出。

寒战后的第二日：大便正常；尿液浓稠，色白，混浊，像是沉淀物被搅动后的浊液。但尿液中并无沉淀形成。夜间无法入睡。

第三日：中午前后，出现寒战、高热。尿液如前，季肋部疼痛，恶心，夜间不适、失眠。全身出冷汗，又迅速变暖。

第四日：季肋部疼痛略缓解，头疼严重。陷入昏迷；有轻微鼻出血。舌干，口渴。尿量少，稀薄而油腻。几乎不能入睡。

第五日：口渴，恶心；尿液特征未变，便秘。中午时分出现严重的谵妄，又很快进入清醒状态。大便时陷入昏迷并伴有寒战。夜间入睡，有谵妄。

第六日：早晨再次寒战，之后发热，全身出汗；四肢冰冷，呼吸缓慢，谵妄。过了一会儿，头面部开始抽搐，不久死亡。

病例十二

某男子，热天进餐时饮酒过量。夜间呕吐出全部食物，高热，右侧季肋部疼痛，并伴有轻微的炎症；一夜不宁。起病时尿液浓稠，呈红色，静置后无沉淀物。舌干，但不过度口渴。

第四日：高热，全身疼痛。

第五日：排出大量滑腻多油的尿液，高热。

第六日：傍晚时分严重谵妄，夜间未眠。

第七日：所有症状加重。尿液如前。非常多话，不能自制。灌肠后，排出浑浊水样便，带有虫子。彻夜不适。凌晨出现寒战。高热伴随热汗，随后似将退热。睡得不多,睡起后感觉寒冷。咳痰。夜间严重谵妄,不久呕出少量黑色胆汁质呕吐物。

第九日:寒冷,谵语严重,失眠。

第十日:双腿疼,所有症状加重,谵妄。

第十一日:死亡。

病例十三

某妇女,居于海滨。在怀孕三个月时突然发热,之后立即感到腰痛。

第三日:头部、颈部、右锁骨周围疼痛。很快就说不清话了。右臂在痉挛后瘫痪,如偏瘫一般。谵妄。夜间不宁。肠胃不适,大便量少,胆汁质,不混合。

第四日:讲话不清晰,但不再瘫痪、痉挛。原疼痛部位仍疼痛,且季肋部有疼痛性肿胀。夜间不宁,完全谵妄。肠胃不适;尿液稀薄,色不佳。

第五日:高热,季肋部疼痛,完全谵妄。胆汁质粪便。夜间出汗,热退。

第六日:清醒,病情缓解,但左锁骨区域仍有疼痛。口渴,尿液稀薄,失眠。

第七日:颤抖,陷入昏迷,并伴有轻度谵妄。锁骨周围和左上臂疼痛持续。其他症状缓解,完全清醒。发热间歇三日。

第十一日:复发,寒战,发热。

约第十四日:病人频繁呕出黄色胆汁质呕吐物;出汗。分利,热退。

病例十四

梅莉迪亚,居于赫拉神庙附近。起病时感到头部、颈部和胸部剧烈疼痛。随后立即出现发热,并有一些阴道分泌物。疼痛一直持续。

第六日:陷入昏迷,恶心,寒战,脸上出现皮疹。轻度谵妄。

第七日:出汗。热退,但疼痛持续。再度发热,睡眠断断续续。

尿液始终稀薄,但色佳。大便稀薄,胆汁质且刺鼻,量少,颜色深,有异味。尿液中含有白色光滑沉淀物。出汗。

第十一日:完全分利。

论流行病（卷三）

1.病例记录

病例一

皮提翁，居于地神庙附近，抽动症，从双手开始发病。

第一日：高热，谵妄。

第二日：所有症状加剧。

第三日：病情无变化。

第四日：排出少量未消化的胆汁质粪便。

第五日：所有症状加剧，睡眠浅且断断续续，便秘。

第六日：咳痰，痰液不均匀，有红血丝。

第七日：口歪斜。

第八日：所有症状加剧，抽动持续。自发病到第八日，尿液始终稀薄，呈淡黄色，有絮状悬浮物。

第十日：出汗，痰液稍成熟，分利期至；分利时尿液较稀薄。分利后，实际上是四十天后，肛周脓肿形成，导致尿淋沥的症状。

病例二

赫尔莫克拉底斯，居于新城墙附近，发热。起病时感到头痛和腰痛。季肋部松弛和膨胀，舌干。随即耳聋，无法入睡，口渴但不严重。尿液浓稠、色红，无沉淀。粪便中有一些炎性物质。

第五日：尿液稀薄，有颗粒状悬浮物，但不形成沉淀。傍晚时分出现谵妄。

第六日：出现黄疸征象，所有症状加剧，神志不清。

第七日：不适，尿液稀薄如前。此后数日，病情大致保持不变。

约第十一日：病情似出现总体向好的征象，但随后出现昏迷。尿液较浓稠、红色，静置分层，下层清亮。慢慢清醒。

第十四日：无发热，无出汗，可入睡。意识恢复，尿液如前。

约第十七日：再度发热。此后数日高热；谵妄，尿液稀薄。

第二十日：再次分利。热退，无出汗。整个过程，病人全无食欲。完全清醒，但不能说话。舌干，但不口渴。小睡，然后陷入昏迷。

约第二十四日：再度发热，并伴有腹泻。此后数日，持续高热，舌干。

第二十七日：死亡。

整个病程，病人始终耳聋。尿液浓稠、色红，无沉淀，或尿液稀薄无色，有悬浮颗粒。病人还失去了味觉。

病例三

某男子，居于德莱尔克斯的公园，长久困扰于头部沉重和右颞部疼痛。此次发热并卧床，原因不明。

第二日：左鼻孔少量出血，且为纯血。大便通畅。小便稀薄，且不均匀，含有小的颗粒状悬浮物，如大麦粥或精液。

第三日：高热。粪便呈黑色，稀薄，多泡沫，含有紫黑色沉淀物。病人精神萎靡，排便引发不适。尿液中有紫黑色略黏稠的沉淀物。

第四日：呕吐少量、胆汁质、黄色呕吐物。之后又呕出铁锈色呕吐物。左鼻孔少量出血，纯血；粪便和尿液同前。头部和颈部出汗；脾脏肿大；大腿区域疼痛；右侧季肋部略有松弛的膨胀。夜间无法入睡，轻度谵妄。

第五日：粪便增多，黑色，多泡沫，有黑色沉淀。夜间无法入睡，谵妄。

第六日：粪便色黑，油腻，黏稠，恶臭。可入眠，并稍微清醒。

第七日：舌干，口渴，无法入眠，谵妄。尿液稀薄，但色不佳。

第八日：粪便色黑，量少，成形。可入眠，完全清醒。口渴，但不严重。

第九日：寒战，高热，出汗，畏寒，谵妄，右眼斜视。舌干，口渴，不眠。

第十日：症状同前。

第十一日：完全清醒，无发热，入眠。分利时尿液稀薄。病人持续两日未发热，但在第十四日复发，彻夜不眠，谵妄。

第十五日：尿液混浊，类似搅动后含有沉淀的尿液。高热，完全谵妄，双腿和膝盖疼痛。灌肠后排出黑色粪便。

第十六日：尿液稀薄，有絮状悬浮物。谵妄。

第十七日：清晨四肢冰凉。用被子紧裹，高热，之后全身出汗。情况有所缓解，变得更加清醒，但仍有发热。口渴，呕吐少量黄色、胆汁质呕吐物。排出少量稀薄的黑色粪便。尿液稀薄，色不佳。

第十八日：不清醒；昏迷。

第十九日：同前。

第二十日：能入眠，完全清醒，出汗，无发热。不口渴，尿液稀薄。

第二十一日：轻微谵妄，有些口渴，季肋部疼痛并关联脐区持续颤动。

第二十四日：尿液有沉淀。完全清醒。

第二十七日：右髋疼痛，但其他方面很好。尿液有沉淀。

约第二十九日：右眼疼痛，尿液稀薄。

第四十日：频繁排出含有黏液的白色粪便。全身大汗，完全分利。

病例四

菲利斯特斯，居于萨索斯岛。头痛日久，有一天陷入昏迷，卧床不起。由于饮酒，持续发热，疼痛加剧。首次发热是在夜间。

第一日：呕出胆汁质呕吐物，量少，黄色，后来呕出更多铁锈色呕吐物。肠道通畅。夜间不宁。

第二日：耳聋，高热，右侧季肋部收缩内陷。尿液稀薄、透明，有少量类似精液的颗粒状悬浮物。中午时分变得狂躁。

第三日：不安。

第四日：痉挛，癫痫发作。

第五日：清晨死亡。

病例五

凯里翁，住在德利亚斯家中，饮酒后开始发热，立刻感觉头部沉重且痛。

无法入睡，肠道紊乱，排出稀薄的胆汁质粪便。

第三日：高烧，头部抽搐，尤其是下唇。不久，寒战、抽搐，完全谵妄；一夜不宁。

第四日：安静，时睡时醒，谵语。

第五日：病情恶化，所有症状更加明显，胡言乱语，夜间不适，未眠。

第六日：同前。

第七日：寒战，高热，全身出汗，分利。整个过程中，粪便始终呈胆汁质，量少而不均一。尿液稀薄，色不佳，有絮状悬浮物。

约第八日：尿色转佳，中有少量白色沉淀。病人恢复神志，退热，进入间歇期。

第九日：复发。

第十四日：高热。

第十六日：频繁呕吐，呕吐物为黄色、胆汁质。

第十七日：寒战，高热，出汗。分利，发热消退。经过复发和分利，尿液颜色良好，有沉淀。复发期间无谵妄。

第十八日：低热，微渴。尿液稀薄，有絮状悬浮物。轻度谵妄。

第十九日：未发热，颈部疼痛，尿液有沉淀。

第二十日：完全分利。

病例六

尤里阿纳克斯家尚未出嫁的女儿，患热病。病人始终不口渴，亦不欲进食。大便量少。尿液稀薄，量少，色不佳。发热初期，感觉肛周疼痛。

第六日：无出汗，退热。分利至。肛周的轻度脓肿在分利时破溃。

分利后第七日：寒战，轻度发热，出汗。其后，四肢一直冰冷。

出汗后约第十日：出现谵妄，但很快恢复清醒，有人认为是因为吃了葡萄。

十二天的间歇期之后，病人又频繁谵语。大便紊乱，粪便呈胆汁质，且不均一，量少、稀薄，有刺激性气味。排便频繁。她在最后一次病发后的第七日死亡。病程中全身有皮疹，悬雍垂缩回。便溏，量少，有刺激性气味。咳嗽，但无痰。整个病程中，始终无食欲，神色淡漠。不口渴，几乎不进水。

沉默不语，感到沮丧和绝望。还有一些遗传性肺结核的迹象。

病例七

某妇人，住在阿里斯蒂恩家附近，患喉咙痛，起病时口齿变得不清。舌头呈红色，干渴。

第一日：寒战，高热。

第三日：寒战，高热。颈部至胸部两侧有红色硬块。四肢冰凉青紫。呼吸表浅。喝的东西从鼻孔中倒流，无法吞咽。大小便闭。

第四日：所有症状加剧。

第五日：死亡。

病例八

某青年，居于利亚斯市场边，因奔跑过度导致疲累而发热。

第一日：胃肠紊乱，排出大量稀薄胆汁质粪便。尿液稀薄，颜色较暗。无法入睡，口渴。

第二日：所有症状加剧。排便更多，更不健康。无法入睡，精神错乱，轻度出汗。

第三日：不安宁，口渴，恶心，辗转反侧，痛苦，谵妄，四肢冰冷青紫。两侧季肋部略有松软的膨胀。

第四日：无法入睡，病情恶化。

第七日：死亡，年约二十岁。

病例九

某妇人，居于提萨梅努斯家，感觉非常不适而卧床。症状类似于肠梗阻。大量呕吐，食物和饮料都无法下肚。季肋部疼痛，下腹部也疼痛。持续的绞痛。无口渴。身体暖和，但四肢一直冰冷。恶心，失眠。尿液量少而稀薄。粪便未消化，量少且稀薄。无力回天，死亡。

病例十

某妇人，居于帕提米德斯家，流产后第一日发热。舌干，口渴，恶心，失眠。胃肠紊乱，排便稀薄，量多且不成形。

第二日：寒战，高热，大量排泄，无法入睡。

第三日：痛苦加剧。

第四日：开始谵妄。

第七日：死亡。

始终腹泻，排便稀薄，水样，量多。尿液少而稀薄。

病例十一

希凯塔斯的妻子，怀孕五个月的时候流产，后发热。起病时陷入昏睡，但后来变得清醒，腰部疼痛，头部沉重。

第二日：胃肠紊乱，大便稀薄且量少，起初不均一。

第三日：病情恶化，夜间不能入睡。

第四日：开始谵妄，恐惧，抑郁。右眼斜视，头部微汗。四肢冰冷。

第五日：所有症状加剧。多谵语，但很快又恢复神志。无口渴，失眠。大便始终量多而示病情不顺。尿液量少，稀薄色黑，四肢冰冷发紫。

第六日：症状同前。

第七日：死亡。

病例十二

某妇人，居于利亚斯市场附近，初产，不顺利，娩一男孩。产后发热。起病时，感到口渴、恶心，心脏轻度疼痛。舌干，胃肠紊乱，排便稀薄且量少。失眠。

第二日：轻度寒战，高热，头部有少量冷汗。

第三日：痛苦，排出大量稀薄未成形的粪便。

第四日：寒战，所有症状加剧。失眠。

第五日：痛苦。

第六日：无变化。排出大量液态粪便。

第七日：寒战，剧热、口渴，辗转反侧。傍晚时，浑身冒冷汗，感到寒冷。四肢冰冷，无法回暖。夜间持续寒战，四肢仍未回暖。未曾入睡，出现短暂的谵妄。

第八日：中午时分，身体回暖，口渴，昏睡。恶心，呕吐少量黄绿色胆汁质呕吐物。夜间不宁，未眠。频繁尿失禁，尿量多。

第九日：所有症状减轻；昏睡。下午时出现寒战，呕吐出少量胆汁质呕吐物。

第十日：寒战，发热加剧，不眠。清晨排出大量无沉淀的尿液。四肢变暖。

第十一日：呕吐，胆汁质铁锈色呕吐物。不久后出现寒战，四肢再次冰冷。傍晚时分，出汗，寒战，大量呕吐。彻夜痛苦。

第十二日：呕吐，大量黑色恶臭呕吐物。频频呃逆，口渴严重。

第十三日：呕吐，大量黑色恶臭呕吐物。寒战。中午时分，失声。

第十四日：鼻出血。死亡。

这名病人在整个病程中始终腹泻并伴有寒战。年约十七岁。

2. 该年降雨丰沛时南风盛行，其他时候无风。在大角星升起之前，刚刚发生了干旱，伴随着南风，天降大雨。秋季阴雨绵绵，降雨很多。冬季刮南风，湿润，冬至之后天气温和。临近春分时出现了延后的暴风雪，春分时刮起北风并带来了大雪，但没有持续太长时间。春天又多南风，其间多雨，直至大犬座上升。夏季晴朗温暖，时有闷热。季风弱小，断断续续。然而，大角座再次升起时，北风带来了大量的降雨。

全年多南风，湿润温暖，冬季病少，唯痨病除外，下文将述及。

3. 早春，刚刚过了料峭时刻，出现许多严重的红斑丹毒病例。有些是由于明显的原因所致，有些则原因不明。许多病例发生了死亡，许多病例出现咽喉疼痛。症状还包括声音喑哑、伴有脑热的剧热、口疮、阴部肿瘤、眼炎、疽疡、肠胃失调、食欲不振，有的还有口渴，尿液异常，量多而不佳。病人主要处于长期昏迷状态，但也有清醒的时候。多数情况下不见分利，或很难达到分利。还有水肿和严重消瘦的情况。这些是这次流行病的症状；病人可归为上述种类，许多病人最终死亡。各种疾病的病程以下详述。

4. 许多病人出现了丹毒，稍有不慎便迅速扩散全身，尤其是在小的创口出现后。六十岁左右的人尤其容易由于头部轻伤被忽视而在头部感染丹毒。许多病人在治疗期间也出现广泛的炎症，丹毒继而迅速向四方蔓延开来。大多数情况下会形成脓肿。肌肉、肌腱和骨骼遭到严重破坏。脓肿中的液体，不似普通的脓液，而是一种异样的病态液体，量大且不均匀。如果这种病症发生在头部，所有的毛发包括胡须都会脱落；骨骼变薄，部分骨骼脱落，多处流出液体。

这些症状有时伴有发热，有时不伴发热。症状虽然恐怖，但问题并不是太严重，当形成了局限性脓肿或类似的熟化状况，大多数人能康复。但如果炎症和丹毒消退时未引发这种脓肿形成，许多病人会死亡。如果病情扩散到身体其他部位，情况也差不多，许多人整条胳膊或前臂都会萎缩。若症状在身体侧面，则身体前侧或后侧的某个部位会受损。有些情况下，整个大腿或小腿会萎缩变小，脚也会萎缩。如果病情波及阴部和私密部位，最为严重。

所有这些问题都是由于外伤或其他明显原因造成的。但在许多其他情况下，它们伴随、先于或继发于发热。在这些情况下，只要局部出现脓肿，或肠胃功能紊乱，或尿液恢复正常，疾病就能得到缓解。但如果没有出现这些症状，病情消退而没有征象，结局就会很糟。大多数丹毒病例发生在春季，但一直持续到夏季和秋季。

5. 有些人严重不适，咽部肿胀，舌头发炎，牙周脓肿。

除了痨病，剧热和脑热的病人发病之初也会出现声音喑哑的症状。

6. 剧热和脑热发生于早春，春寒料峭后，很多人患病。这些病例病情险急，容易导致死亡。剧热病人的症状如下：发病初昏迷、恶心、寒战、高热，但既不特别口渴，也无谵妄。有轻度鼻出血。多数病例在偶数日发热，发热时会有失忆、乏力和失声。手脚常冰冷，发热时尤其如此。之后，慢慢恢复体温，但并不能完全恢复；也会恢复神志和说话能力。他们还会陷入持续昏睡，无法正常睡眠，或经历痛苦的失眠。

大多数病人胃肠紊乱，大便稀薄、不成形、量多。尿量大、稀薄，但并未表现出分利的征象或任何有利的征象。事实上，这些病人完全没有表现出分利的征象，既无有益的出血，也无脓肿形成这一通常的分利表现。许多病人经过一段间歇期后死亡，间歇期时间不定；有的在分利期死去，有的在经过长期失声后死去，有的在大汗淋漓中死去。这些就是致命病例的症状，但脑热病人的症状也差不多。所有这些病例都完全没有口渴的症状；脑热病人也没有像其他病例一样发狂，他们只是在昏迷中死去。

7. 现在描述一下其他类型的发热。此病多见口疮和口腔溃疡；许多病人阴部区域有分泌物；有些病人阴部内外长有溃疡和肿瘤，尤其是在腹股沟区域。有持续性、痛苦的湿性结膜炎。眼睑内外都长有赘生物，在许多情况下影响视力，俗称"疣"。还有其他部位的溃疡，尤其是阴部。在夏季，疽疡和其他化脓性病变以及大疱很常见。许多人遭受广泛的疱疹之苦。

8. 频繁而且危险的肠道紊乱很常见。首先，许多人有痛苦的里急后重，大多数是儿童，包括所有未到青春期的孩子，大部分最终死亡了。许多人患肠炎或痢疾，但不太痛苦。部分情况下，病人大便呈胆汁质，油样、稀薄。在许多情况下，这是发病初期的情形，无论有无发热。还出现痛苦的腹绞痛和恶性胀气性腹绞痛；在这些病例中，排便并不能缓解疼痛，大便仍大量遗留在肠道内。这种情况下药物很难起效，大多数情况下，通便反而有害。许多患此病的人很快就死亡，有的则稍活得久一些。

总之，无论病程长短，凡是罹患腹疾的人都特别容易死亡，因为腹疾是所有致命病例的一个诱因。

9. 除了上述所有症状，所有病人都有严重的食欲不振，其程度是我从未碰到过的。特别是上述病例，尤其是绝望的病例，不论这些病人属于哪一组。有些人有口渴，但并非所有人。那些患有发热或其他某种疾病的人，无论喝多少水，都没有过度的口渴。

10. 尿量大，与摄入水量不成比例，超过很多。所排出的尿液也显然是恶兆，不浓稠也不成熟。大多数情况下，这些症状表明肠道出现了痨病或紊乱，伴有疼痛，但无分利。

11. 脑热和剧热的病人特别容易陷入昏迷，但其他伴有发热的严重疾病也会昏迷。总的来说，大多数病人要么处于深度昏迷，要么只有短暂的浅睡眠。

12. 还有其他很多热病流行：三日热、四日热、夜间热、稽留热、迁延热、不规则热、伴恶心的发热、不稳定的发热。所有热病都伴有严重的失调，肠道紊乱，容易寒战。出汗并不意味着将有分利；尿的特点则如前所述。多数病例会迁延不愈，即使形成脓肿，也不会像其他病例那样带来分利。总的来说，很难达到分利，或根本没有分利，病情就会变成慢性。每一个病人都可以没有分利，或者病情迁延，特别是上述最后一类病人。也有些病例在第八十日分利，随之痊愈，但时间并不固定。有些人未卧床，也死于水肿。病人除了其他疾病，还受到水肿的困扰，尤其是痨病病人。

13. 但痨病是最广泛、最严重也最致命的疾病。很多情况下，它在冬季发病，有的病人卧床不起，有的尚能到处走动。到早春，卧床不起的大都已经死亡。幸存者仍然咳嗽，但夏季时咳嗽症状有所减轻。到秋天，所有病人全都卧床不起，不少死亡。其中大多数人此前已病了很长时间。

大多数情况下，病人起病时就病情危急，表现为以下症状：频繁的寒战发作，持续高热，大量不定时的全身冷汗，但病人始终感到寒冷，很难回暖。肠道异常，有不同程度的便秘，很快转为腹泻。临终时所有人都出现严重腹泻。尽管尿量很大，但并不利于病情。消瘦很严重。咳嗽一直持续，病人常常能咳出大量湿润的成熟痰液，但疼痛并不剧烈。即使有疼痛，清理肺部痰液的过程也相当平缓。咽喉不痛，咸湿物质也未带来任何麻烦。但有大量黏稠、白色、潮湿、泡沫状的分泌物。这些病人，就像前面描述的那些，食欲丧失确实是最大的痛苦。他们连流食都无法摄入，也无法感觉到口渴。临终时，会出现身体沉重、昏迷、水肿、发冷和谵妄。

14. 男性痨病病人的外貌特点是：皮肤平滑，略带苍白，有雀斑，面色潮红，眼睛明亮，有白色痰液，肩胛骨外翻。女性也有同样的征象。她们还会表现出忧郁症和面颊潮红。

剧热、脑热和痢疾可能会继发于这些症状之后。黏液质的年轻人会出现里急后重。胆汁质的人会有迁延不愈的腹泻和刺激性、油腻的大便。

15. 上述所有病例在春天最为严重，大多数死亡也发生在这段时间；夏季对病人最有利，很少有人死亡。秋季和昴宿升起时，死亡再次发生，且通常在发病第四日。我认为，夏季的到来对病人是有利的，因为冬季的到来结束了夏季疾病，而夏季的到来又转移了冬季疾病。

病例十六则

病例一

某男子，来自帕罗斯。在萨索斯岛因高热而病倒在阿尔忒弥斯神庙。起病时，热型为稽留热，类似剧热，并伴有口渴。起病时，病人陷入昏睡，然后又变得清醒。最初表现为胃肠紊乱，尿液稀薄。

第六日：排出油状尿液，谵妄。

第七日：所有症状更加明显。完全没有睡眠，尿液无变化，神志异常。粪便呈胆汁质且油腻。

第八日：轻度鼻出血。呕吐，少量铁锈色呕吐物。入睡即醒。

第九日：症状同前。

第十日：所有症状缓解。

第十一日：全身出汗且变冷，但迅速回暖。

第十四日：高热。粪便稀薄、量多，呈胆汁质。尿液中有悬浮物。谵妄。

第十七日：病情恶化，病人失眠，并且发热加重。

第二十日：全身出汗，热退，胆汁质粪便，无食欲，昏迷。

第二十四天：病情复发。

第三十四日：无发热，无便秘。体温再次升高。

第四十日：无发热，短时间便秘，无食欲。轻微发热恢复且热型不规则。有时发热，有时退热。稍有缓解和改善，很快再次复发。病人吃的食物很少而且质量差。睡眠不佳，复发期间表现出谵妄。

这段时间，他排出的尿液一直是浓稠的。有时便秘，有时腹泻。持续低热，大便稀薄而量大。

第一百二十日：死亡。

从起病第一日开始，该病人要么腹泻，粪便呈胆汁质，要么排出泡沫状未消化的大便且便秘。尿液始终不佳。时时昏迷。大部分时间清醒，又因疼痛不能入眠。有持续性厌食。

病例二

某妇人，居于萨索斯岛。在冷泉附近产下一女婴。恶露停滞，第三日高热，伴有寒战。分娩前很长时间她一直发热，卧床不起，食欲不振。最开始的寒战过后，持续高热，并伴有恶寒。第八日和随后几日，谵妄加剧，但很快清醒。肠道紊乱，排出大量稀薄如水样的胆汁质大便。无口渴。

第十一日：清醒，且昏睡。排出大量稀薄的深色尿液。失眠。

第二十日：轻度畏寒，迅速回暖，轻度谵语，失眠。肠道状况无变化。大量水样尿液。

第二十七日：无发热。便秘。不久后右髋长时间剧疼。再次发热，尿液如水。

第四十日：髋部疼痛缓解，持续湿性咳嗽。便秘，没有食欲，尿液如前。总体而言，发热无完全间歇，且加重，无明显的规则。

第六十日：无任何分利征象，咳嗽停止，因为没有痰液成熟的迹象也没有其他局部化的迹象。下颌痉挛且向右突出，昏迷、谵语，但很快清醒。她顽固地拒绝食物，下颌恢复正常，但仍继续排出少量胆汁性粪便。发热加重，并伴有寒战。在随后几天失声，但后又恢复。

第八十日：死亡。

在这个病例中，尿液始终色深、稀薄且水样。昏迷，且食欲不振，淡漠，失眠，伴有愤怒和激动的发作，情绪低落。

病例三

皮西翁，居于萨索斯岛，因劳累致精疲力竭和饮食不当，病倒在赫拉克勒斯神庙外，高热并伴有剧烈寒战。舌干，口渴，恶心，不眠。尿色较深，有悬浮物，不沉淀。

第二日：中午时分，四肢特别是手和头部寒战，失去言语和声音，并且长时间呼吸短促。随后，四肢回暖，并感到口渴。夜间安静；头部微汗。

第三日：白天安静。日落时分，轻微寒战，恶心，胃肠紊乱，随后是一个不安的失眠夜。排出少量粪便，便秘。

第四日：清晨安静。中午时分，所有症状更加明显，寒战，失语，失声加重。不久后再次回暖，尿色较深，其中有悬浮物。夜间安静，入睡。

第五日：似乎有所缓解，但有里急后重之感。口渴，夜间不宁。

第六日：清晨安静，傍晚疼痛加重且呈阵发性。夜间晚些时候，灌肠后大便通畅。夜间入眠。

第七日：恶心，有些痛苦。排出油样尿液。夜间非常不安，谵语，无法入眠。

第八日：清晨入睡片刻，但迅速出现畏寒，失声。呼吸浅且微弱，夜间晚些时候回暖，但谵妄。临近天亮时稍有好转。粪便不混合，量小，胆汁质。

第九日：昏迷。醒来便恶心，无过度口渴。日落时，感到痛苦，谵语，夜间情况不佳。

第十日：清晨失声，寒战严重，高热伴有大量出汗。死亡。

在这个病例中，病人在偶数日痛苦尤其明显。

病例四

某脑热病人，起病第一日，呕出大量铁锈色稀薄呕吐物，卧床。高热，伴有寒战，全身持续大汗。头部和颈部疼痛且沉重。尿液稀薄，含有少量悬浮颗粒，但不沉淀。大便一次，量大。出现谵妄且无法入睡。

第二日：清晨失声。高热，出汗不得缓解。全身抽搐，夜间惊厥。

第三日：所有症状更加明显。

第四日：死亡。

病例五

某秃顶男子，居于拉里萨城，突然感到右大腿疼。尝试各种治疗，均无法缓解。

第一日：高热，热型为剧热，无寒战，但疼痛持续。

第二日：腿部疼痛缓解，但发热加剧。病人感到有些痛苦，且无法入睡。四肢冰冷。排出大量尿液，预后不佳。

第三日：腿疼停止。神志错乱，躁动不安。

第四日：中午时死亡。

病例六

佩里克利斯，居于阿布德拉城，高热，热型为稽留热，痛苦，口渴，恶心，饮水即吐。脾脏肿大，头疼。

第一日：左侧鼻孔出血，但发热加剧。尿多，色白浑浊，静置无沉淀。

第二日：所有症状更加明显。尿液浓稠，静置后沉淀增多，恶心症状好转。入睡。

第三日：发热缓解，排出大量成熟尿液，中有大量沉淀，夜间安宁。

第四日：中午时分，身暖出汗，发热消退，分利。未复发。

病例七

某女孩，在位于阿布德拉城的神路的居所病倒卧床。发热，热型为剧热。诉口渴，失眠。正逢月经初潮。

第六日：恶心严重，面色发红，寒战。心烦意乱。

第七日：症状同前。尿液稀薄但颜色佳。大便无异常。

第八日：出现耳聋，高热，失眠，恶心，寒战。清醒，尿液无变化。

第九日：症状同前，此后数日无大改变。耳聋持续。

第十四日：神志混乱。发热减轻。

第十七日：鼻出血，量大。耳聋稍有改善。此后数日恶心、耳聋，伴有谵妄。

第二十日：双脚疼痛，耳聋。谵妄好转，有轻微鼻出血和出汗。无发热。

第二十四天：发烧复发，耳聋再次出现。脚痛持续，精神紊乱。

第二十七日：大量出汗，热退。耳聋消失。仍双脚疼痛，但其他方面痊愈。

病例八

阿纳克西翁，居于阿布德拉城的色雷斯门附近，高热。右半侧身体持续疼痛。干咳，起初几日无痰。口渴，失眠。尿色佳，但量多，稀薄。

第六日：谵妄。保暖后未缓解。

第七日：病情恶化，发热加重。疼痛未缓解。咳嗽严重，呼吸困难。

第八日：经手臂放血治疗后，疼痛缓解，仍持续干咳。

第十一日：发热减轻，头部微出汗。干咳转为有痰之湿咳。

第十七日：开始咳出少量成熟痰液，病情缓解。

第二十日：出汗，热退。分利后口渴。肺部分泌物不佳。

第二十七日：发热复发，咳嗽时伴有大量成熟痰液。尿液中出现大量白色沉淀。口渴消失，呼吸正常。

第三十四日：全身出汗，热退，完全分利。

病例九

赫罗皮图斯，居于阿布德拉城，罹患头疼。开始坚持了一段时间未卧床，不久疼痛难忍，完全卧床。发热，热型为剧热。起病之初，呕出大量胆汁质呕吐物，口渴，极不适。尿液稀薄、色深，悬浮物时有时无。夜间不适。发热间歇性发作，大多数时间为不规则热。

约第十四日：耳聋，发热加剧。尿液同前。

第二十日及随后数日：谵语严重。

第四十日：大量鼻出血，稍清醒。耳聋，但较前明显好转。热渐退。此后数日常有少量鼻出血。

约第六十日：鼻出血停止，但右髋部剧痛且发热再次加重。不久后，整个下半身疼痛。此后或是发热，耳聋加重，或这些症状缓解，髋部及下半身疼痛加剧。

自第八十日起：所有症状减轻，但没有完全消失。尿色转佳，有较多沉淀物。

约第一百日：肠道紊乱，排出大量胆汁质粪便，且持续多日。之后，伴随着疼痛，痢疾症状出现，其他症状缓解。总体来说，热退，耳聋消失。

第一百二十日：完全分利。

病例十

尼科德姆，居于阿布德拉城，纵欲和饮酒后患热病。起病时感到恶心、心痛、口渴、舌干。尿液稀薄，色深。

第二日：发热阵发，寒战，恶心，无法入睡。呕吐出黄色的胆汁质呕吐物。尿液同前。夜间安宁，可以入眠。

第三日：症状明显减轻。日落时分再次感到不适，夜间不宁。

第四日：寒战，发热严重，全身疼痛。尿液稀薄，含有悬浮物。但夜间安宁。

第五日：所有症状继续存在，但有所减轻。

第六日：全身疼痛如前。尿液中有悬浮物。谵妄。

第七日：症状有所缓解。

第八日：所有症状减轻。

第十日及此后数日：疼痛继续存在，但不再剧烈。病人的发热阵发和疼痛都是在偶数日更加明显。

第二十日：排出白色尿液，浓稠，静置后无沉淀。大量出汗，有退热趋势，但晚上再次发热。疼痛如前，寒战，口渴，轻度谵妄。

第二十四日：排出大量白色尿液，中有大量沉淀物。全身出热汗。分利后，热退。

病例十一

某妇人，居于萨索斯岛的皮拉得斯家附近平地，因遭不幸而忧郁。未卧床不起，但寝食俱废，口渴，恶心。

第一日：夜间稍早时候，惊惧，多话。沮丧，轻微发热。清晨多次发生惊厥抽搐。当抽搐发作快要结束时，会谵语并多污言秽语。疼痛剧烈且持续。

第二日：症状同前。无法入睡，发热加剧。

第三日：惊厥停止，但随之出现昏迷和昏睡。其后清醒，病人突然跳起来，不能自制。谵语，高热。该夜，全身出热汗，热退，入眠，完全清醒，达到分利。

约第三日，尿色深而稀薄，有悬浮物，主要是圆形颗粒，不沉淀。分利前，月经量多。

病例十二

某女孩，住在拉里萨城，高热，热型为剧热。失眠，口渴，舌干，呈烟熏色。尿色佳，但稀薄。

第二日：痛苦，无法入睡。

第三日：排出大量水样绿色粪便。接下来几天，粪便性质类似，但无痛苦。

第四日：尿液量少而稀薄，含有不沉淀的悬浮物。夜间谵妄。

第六日：鼻出血剧烈、量大。寒战后，全身大量热汗，热退，达到分利。分利之后，出现月经初潮。病人始终恶心、寒战、面红、眼疼、头重。此例一次分利后未复发。痛苦多在偶数日。

病例十三

阿波罗尼乌斯，居于阿布德拉城，长期患病，但未卧床。他过去就有腹部肿大，肝区疼痛，他甚至已经习惯了。近期出现黄疸、腹胀和面色苍白的症状。

由于食用过量的牛肉和牛奶，他首先是出现了轻微发热并卧床。又因大量饮用生奶和熟奶（包括山羊奶和绵羊奶）以及长期以来不良的饮食而病情恶化，发热加重。因此他食用的食物几乎都没有排出来。尿液稀薄而量少。无法入睡。

之后，他出现了严重的腹胀，口渴，昏迷。右侧季肋部肿胀、疼痛。四肢冰冷。他开始胡言乱语，记忆力减退，迷失方向。

卧床的第十四日前后：开始寒战，体温升高，神志不清，大喊大叫，躁动不安，言语繁多，然后又重新昏迷。后来，排出大量粪便，大便呈胆汁质，未消化和混杂，尿液色深、量少而稀薄。病人极为痛苦。大便有时量少且色深、带铁锈色，有时油腻，有未消化的食物且刺鼻。偶尔还排出乳白色物质。

约第二十四日：病人感觉舒适一些，其他症状未好转，不过稍清醒。他不记得卧床后的一切。不久后，他再次神志错乱，症状恶化。

约第三十日：高热，排出大量稀便。谵妄。四肢冰冷，失声。

第三十四日：死亡。

我见到此病人之后，他一直大便紊乱，尿液稀薄而色深。病人还伴有昏迷、失眠，四肢冰冷，整个过程中一直神志不清。

病例十四

某妇人，居于西齐库斯城，难产（产下双胞胎女儿），产后恶露异常。

第一日：高热伴寒战，头部和颈部疼痛沉重。起病后一直失眠，沉默、皱眉，不听话。尿液稀薄，色不佳。口渴，多数时候恶心。腹泻和便秘交替出现，无固定间隔。

第六日：夜间频频谵语，失眠。

约第十一日：神志不清，不久后恢复。尿液稀薄、色黑，不久又呈油样。大便量多而稀薄。

第十四日：多次惊厥，四肢冰冷，未再清醒。尿闭。

第十六日：失声。

第十七日：死亡。

病例十五

德莱阿克斯的妻子，居于萨索斯岛。悲痛后高热且伴寒战。从起病开始，她就裹紧自己，沉默不语，不停地摸索和抓挠，拔自己的头发，时而哭泣，时而大笑。无法入睡。灌肠后仍然便秘。提醒时，她才喝一点水。尿液稀薄且量少。发热，但触感轻微。四肢冰冷。

第九日：多谵语，随后安静下来，沉默不语。

第十四日：呼吸频率低，时而深呼吸，随后变短促。

第十七日：灌肠后，排出稀便，排出未消化的食物。对一切无反应。皮肤干燥、皱缩。

第二十日：多次胡言乱语，随后再次安静。失声，呼吸短促。

第二十一日：死亡。

在整个过程中，病人的呼吸断断续续且深沉，淡漠无欲。病人总是把自己包裹起来，要么胡言乱语，要么沉默不语。

病例十六

某青年，居于梅利博伊亚城，因酒色无度，长期发热，终致卧床。他的症状包括寒战、恶心、失眠，不口渴。

第一日：排出大量固体粪便，伴随大量液体。此后数日，排出大量水样绿色便。尿液稀薄，量少，色不佳。呼吸间歇时间长，随后深呼吸。上腹部柔软、膨胀，延伸至两侧。心悸。尿液呈油状。

第十日：谵妄，但不躁动，举止良好，且沉默。皮肤干燥、皱缩。大便要么量多而稀薄，要么呈胆汁质，要么为油状。

第十四日：所有症状加重。谵妄，伴随大量胡言乱语。

第二十日：神志严重紊乱，躁动不止。尿闭，勉强少量饮水。

第二十四日：死亡。

论神圣病①

1. 在我看来,"神圣病"并不比其他任何疾病更加神圣或神奇,相反,它有着具特异性的特征和明确的成因。正因为它与其他疾病完全不同,才被那些无知和大惊小怪的人视为神的降临。由于该病难以理解,这种神源论得到了一部分拥趸。但治疗上的简单足以削弱这一理论,因其治疗不过是驱魔术和咒语。如果说某种疾病具有显著的特征便被视为神灵降临的证据,那么所谓的"神圣病"就不是一种,而是很多种了。比如间日热、三日热和四日热,都是同样不寻常和神奇的疾病,但没有人认为它们是神源性的疾病。在我看来,与所谓的"神圣病"相比,这些疾病在神的因果方面同样合理,只是它们没有引起大众的好奇而已。同样值得注意的是,我也见过有些人莫名其妙、无缘无故地疯癫或谵妄,表现出许多古怪的行为。我见过很多人在睡梦中呻吟和尖叫,有的人会窒息,有的人会突然神志不清地跳下床,跑到外面,清醒后似乎又身体健康,神志清醒如前,只是有些苍白和虚弱。这些现象并不是孤立事件,而是频繁发生的。还有许多其他种类的例子,但囿于篇幅,在此无法一一详述。

2. 我认为,最早把这种病叫作"神圣病"的人,正是我们今天所说的巫医、神婆、江湖郎中和庸医。他们是自称虔诚和自作聪明的人。通过召唤神性,他们就可以掩盖自己无法给予恰当治疗的失败,将此称为神圣病,就可以掩盖他们对疾病本质无知的事实。他们小心翼翼地措辞,使用驱魔术和咒

---

① 本文对癫痫作了介绍和澄清。——译者注

语，禁止病人沐浴，禁止病人食用不利的食物。这些治疗措施对于他们自己来说都是安全的。下列鱼类被禁止食用，它们被认为是最有害的：鲐鱼、黑尾鱼、锤头鲨（又名双髻鲨）和鳗鱼。山羊肉、鹿肉、猪肉和狗肉也被认为是最容易刺激胃的肉类。禁止食用燕子、斑鸠、秃鹰，以及其他被认为过于肥腻的禽类；白罗勒、大蒜、洋葱也要忌口，因为气味浓烈，被认为不宜病人食用。此外，病人被禁止穿黑色的衣服，因为黑色是死亡的象征，禁止使用山羊皮毯子或穿山羊皮，也不能双脚或双手交叉。所有这一切都被认为是预防这种疾病的措施。这些禁令都是由于这种疾病的神圣性而增加的，以此表明这些从业者掌握了特殊的知识。他们还会采用其他的借口，这样，如果病人治愈了，他们就会进一步抬高自己富于聪明才智的声誉；如果病人死亡，他们就会推卸责任，说这是神的惩罚，而他们自己并没有做什么错事！他们既没有让病人服用任何液体或固体的药物，也没有让病人进行可能导致问题的沐浴。

我想利比亚内陆地区的居民可能都不是健康的，因为他们睡在山羊皮上，吃山羊肉。事实上，他们没有哪张毯子、哪件衣服或者哪双鞋子不是用山羊皮做的，因为山羊是他们养殖的唯一动物。如果接触或食用这种动物会导致并加重神圣病，禁绝它们则可以治愈疾病，那么饮食就是决定疾病发作和治愈的唯一因素。神灵也就没有什么可以怪罪了，所谓的驱魔是徒劳的，神灵干预的想法也是没有意义的。

3. 因此，那些试图用上述治疗方法来治愈这种疾病的人，并没有把它们视为神圣的或者是源于神的。假如通过驱魔和类似的治疗方法可以祛除一种疾病，那么它为什么不能由类似的手段引起呢？用魔法治好一种疾病的人，也能够以类似的手段使人得病。这再次说明，这里面没有神的作用，不过是人的因素参与其中而已。通过招摇撞骗，他们假装拥有比别人更渊博的知识，通过"降神""驱魔"，利用神灵眷顾和魔鬼附身的巧言令色，企图妖言惑众。但是，依我看，他们这些貌似虔诚的宣示恰恰是一种亵渎，是对神祇的否定。他们挂在嘴上的宗教信仰和神灵降临，都是一种不虔诚的骗局。我将进一步揭露这一点。

4. 因为，假如这些人声称拥有摘星揽月、偷天换日、呼风唤雨、沧海桑田、山崩地裂等歪门邪术，不论是号称用魔法还是其他方法，他们似乎都是不虔诚的无赖。他们要么不相信神灵的存在，要么就认为神是无能的，不会扼制这种最为卑鄙的行径。假如有人能够用巫术或献祭摘星揽月、偷天换日、呼风唤雨，我也不会说这是神的降临，而会认为不过是人之所为，因为神的力量已被人的意志克服和压制。不过，也许他们所宣称的都不是真的，这些为了谋生的人不过是在编织有关这种疾病和所有其他疾病的童话。他们为每种主诉都创造了一种不同的神。

如果病人有像山羊一样的行为，如咆哮或右侧痉挛，他们会说这是众神之母造成的。如果病人喊叫的声音比平时尖锐、响亮，他们会说他像一匹马，这是波塞冬（Poseidon）造成的。假如他发作时大便失禁，就像有时候在应激状态下绷不住一样，他们就把恩诺迪亚（Enodia）搬出来了。如果病人排便频繁，而且粪便稀薄如鸟粪，则归咎于阿波罗（Apollo Nomius）。如果病人口吐白沫，双脚乱踢，则是因为阿瑞斯（Ares）的错。如果病人夜间害怕、惊恐，神志不清，从床上跳下来，跑到外面，他们会说这是赫卡忒（Hecate，司夜和冥界的女神）来了，或者是英雄们的袭击。他们使用驱魔术和咒语，我想这本身就是亵渎神灵、最不虔诚的行为。他们用血液之类的东西来对患这种疾病的病人进行净化，是把病人视为污秽的受害者，是遭受了神的报复，或中了人的妖术，或对神大不敬。或许反过来才比较好，应该把病人带到神庙里，献祭、祈祷，恳求神灵保佑。然而，他们只是采取了驱魔仪式。他们把符咒埋在土里，扔进大海，或者带进深山老林里，从此没有人能摸到或踩到。若这种病真的是由神灵所致，那这些东西就应当作为祭品供奉到神庙里去。

我个人认为，人的身体不会被神灵玷污，正如最为卑贱的东西不会被最纯洁的东西玷污。如果人体能够被其他某些物质污染或者伤害，那么神灵存在更可能是要净化它，使其纯净，而不是污染它。是神在净化、圣洁、洁净我们，清除我们最大的罪过。我们自己划定了神殿的边界，人若不洁净自己，就不能进去。当我们进去的时候，我们用圣水洒在自己身上，不是因为我们在那里会被污染，而是为了冲刷掉之前身上可能染上的污点。在我看来，这才是净化。

5. 但我认为，这种疾病一点也不比其他疾病更加神圣，它与其他疾病具有相同的性质和类似的原因。而且，它也不比别的病更难治疗，除非久病不治和药力不济。

与其他疾病一样，这种病也是遗传性的。如果说，黏液质的父母会生下黏液质的孩子，胆汁质的父母会生下胆汁质的孩子，患痨病的父母会生下患痨病的孩子，患脾脏疾病的父母会生下患脾脏疾病的孩子，那么若是父亲或母亲患有这种病，孩子为什么不会染上这种病呢？人的精液来自全身，来自健康的部位是健康的，来自生病的部位是生病的。这种病不比其他病更神圣的另一个重要证据在于，黏液质的人更容易罹患它，而胆汁质的人则可以幸免。若该病的起源是神性的，各种体质患病的机会应当是一样的，而不会有这种特殊的倾向性。

6. 事实远非如此，这种病的病灶在大脑里，与其他非常严重的疾病一样。我将清楚地解释它是如何发生的以及原因是什么。

人类的大脑和其他动物的大脑一样，分为两半，中间有薄膜贯穿隔开。这就是为什么头痛并不总是发生在同一位置，而是可能发生在某一侧，有时是累及整个头部。大量纤细的血管从全身各部延伸到大脑，同时还有两条大血管，一条来自肝脏，一条来自脾脏。来自肝脏的那条血管是这样分布的：一支在人体右侧，由上往下，与肾脏和腰肌连接，到达大腿内侧，然后一直延伸到足部，叫作"腔静脉"；另一支由下往上，穿过右侧膈肌，紧贴右肺，分支延伸至心脏和右臂，其余穿过右侧颈部的锁骨后侧向上延伸，在皮下隐藏，接近耳部时隐没。其中较粗大的一支进入大脑，较细小的支脉单独分布于右耳、右眼、右鼻孔。这就是肝脏血管的分布情况。还有一条血管从脾脏向上和向下延伸至身体左侧，它与来自肝脏的血管类似，但更细、更弱。

7. 我们的呼吸主要是通过这些血管。它们通过吸收空气来让身体呼吸，空气通过细小的血管分布到全身各处。空气在血管中被冷却，然后释放出来。空气不能静止不动，必须流动；如果它停滞不前，滞留在身体某个部位，那个部位就会失去活力。证明这一点的证据是，当我们躺着或坐着压住一些小血管时，空气不能通过血管，立即会出现麻木。这就是血管的性质。

8. 神圣病多见于黏液质的人，不见于胆汁质的人。它的发端甚至在孕妇腹中时就已经存在了。大脑与其他部位一样，在出生前净化了不良物质，得到了充分的发展。在这一过程中，如果清除到位且适度，不多不少、恰如其分，则大脑最为健康。然而，如果大脑整体流失过多，以致大量损耗发生，头部就会显得虚弱。当孩子长大后，他会听到头部的噪音，且无法承受阳光或寒冷。如果只有一个部位的分泌物过多，比如一侧的眼睛或耳朵，或者一条血管枯缩了，那么累及的部位都会受到损伤。另一方面，若没有经过净化，物质滞留在大脑中，则必然会导致黏液质的体质。

有时，一些原本在胎儿期应该排出的黏液，若一直在体内滞留，直到长大后才清除干净，会导致某些儿童出现头部、耳朵、皮肤的疮疡，或者流涎、流鼻涕颇多。随着年龄增长，这些情况会好转。通过这种方式可以把本应该在子宫内洗净的黏液清除，让他们不会受到神圣病的困扰。还有一些孩子既没有长溃疡、流鼻涕和流涎，又没有在子宫内得到充分的净化，则容易受到这种疾病的侵袭。

9. 若这些分泌物流入心脏，就会引发胸部疾病，随之而来的是心悸或哮喘，有些病人甚至会驼背。当寒冷的黏液流入心脏和肺脏时，血液会被冷却。由于肺部和心脏附近急剧冷却，血管跳动，心悸也会发生。在这种情况下，哮喘和表现为端坐呼吸的疾病就会发作。因为只有当流下来的黏液被血管加热并在血管中疏散开来，病人才可能吸入足够的空气。黏液清除后，心悸和哮喘就会消退。病情持续的时间与流入黏液的量有关，分泌黏液越频繁，发病越频繁。只有黏液流入肺部和心脏时，这些症状才会发生；如果分泌物流入胃，则会导致腹泻。

10. 如果黏液在大脑中的通道被阻塞，分泌物就会进入我刚刚所描述的那些血管。这会导致失语、窒息、口吐白沫、牙关紧咬、双手抽搐、双眼失焦、神志不清，有时会大小便失禁。现在我就每一个症状的原因做出解释。当黏液在血管中突然下沉，造成血管阻塞，空气无法进入大脑、腔静脉或身体腔室，则导致呼吸被抑制。人通过口、鼻吸入的空气首先进入大脑，而后大部分进入胃，也有一部分进入肺部和血管。随后，它从这些器官经由血管通道散布至全身各部。进入胃的空气可将胃冷却，此外没有其他的用途。进入肺和血管的空气则随后进入体腔和大脑，起到其他作用。它能引发智力活动，也是四肢活动所必需的。因此，当血管因黏液堆积而被切断，无法输送供给空气时，病人就会失声和失去知觉。手部无力、痉挛是因为血液无法维持其惯常的流动。眼睛偏斜是由于供给眼睛的小血管被关闭，无法供给空气，血管就会跳动。口吐的白沫来自肺部，因为当空气不能进入肺时，肺部就会产生泡沫并排出，就像人临死时一样。呃逆会导致粪便排出；呃逆是由肝脏和胸腔的内容物压迫横膈膜造成的，从而阻碍空气进入胃。打嗝是由于口腔吸入的空气量低于正常所致。当空气在四肢的血管内被黏液阻塞而不能逸出时，它就会在血液中剧烈地上下移动，从而引起痉挛和疼痛，进而导致了病人的踢腿动作。

当寒冷的黏液排入温暖的血液时，会冷却并堵塞血液流动，进而导致上述症状。若寒冷的黏液量多且黏稠，它的寒冷压倒了血液，使血液凝固，病人会立即死亡。若黏液量少，最开始它可能占上风，阻滞呼吸，但最终它会散布至全身丰富而温暖的血液中。如果黏液通过这种方式被压制，血管会再次供给空气，从而使意识得到恢复。

11. 如果黏液量多，且为南风天气[①]，罹患该病的婴儿通常会死亡。他们细小的血管太狭窄，不能承受大量浓稠的黏液，血液立即就会被冷冻，从而导致死亡。然而，若黏液量很少，进入两条主要血管，或只进入其中一条主血管，则病人会存活，但会留下后遗症，口、眼、颈、手臂出现歪斜、扭曲，具体是哪个部位取决于哪个部位的血管被黏液堵塞而受损。由于血管受损，身体相应的部分必然会衰弱。

从长远来看，这种情况不失为一件好事，因为不会再反复发作而造成某些永久性的伤害。原因是发作时造成的应激会损伤和收缩剩余的血管，它们将不再像以前那样容黏液通过，但空气还可以通过。不过，血管状况的恶化确实会导致四肢无力。

在北风天气[②]时，病人如果只有极少量的分泌物，之后可以痊愈，而且没有任何永久性的损伤。不过在这种情况下，发生这种疾病的危险可能会一直

---

① 指阴雨较多的天气。——译者注
② 指空气干燥的天气。——译者注

伴随着孩子长大。

这大略是孩子患神圣病的情况。

12. 成人既不会因这种疾病的发作而死亡，也不会留下瘫痪的后遗症。因为他们的血管宽阔并充满了热血。黏液无法在血管中占据上风，也就无法冷却和凝固血液。相反，黏液很快就被血液稀释了，血管再次吸入空气，这样意识就恢复了。由于病人的体力较强，上述症状就不那么严重了。

老年人也不会因这种疾病发作而致命，或者导致瘫痪。原因是，老人的血管是空的，其中血液量少、稀薄。不过，冬天时黏液分泌严重，如果同时发生在身体两侧，就可能因阻塞呼吸和凝固血液而致命。如果只发生在身体一侧，由于血液太少、太冷、太稀薄，不能压制黏液，血液反被黏液控制和冷却，因此，血液遭到破坏的身体部位会变得无力。

13. 相比左侧，黏液分泌更容易发生在身体右侧，因为右侧血管的数目较多，也更为粗大。

当儿童头部由于晒太阳或烤火而彻底温暖后突然冷却时，黏液会液化而分泌，继而分离。黏液液化是由于大脑温热和松弛所致，大脑冷却和收缩则会造成黏液分离并流出。部分病例是这种原因。另一些病例则是由于北风持续一段时间后突然转为刮南风，大脑由凝固的健康状态变得柔软和松弛，造成黏液泛滥而流出。某些不明原因也可能会导致病人出现黏液流出，比如被突然的尖叫吓到，或者哭泣时呼吸不畅，这些情况多见于小孩。当这些事情发生时，身体立即变得冰冷，失声，随后就是呼吸停止，病人的大脑凝固，血液停滞，于是黏液被分泌并流出。这是儿童最初发病的原因。

对老年人来说，冬天是最危险的时候。当老年人在熊熊的火炉前烤火时，头部和大脑会变得温暖，然后外出时遇冷而战栗，而从严寒之中进入温暖的屋子或者烤火，也会出现同样的情况，原因如前所述。春天，由于中暑，也会有发生相同情况的严重风险。在夏天，由于没有气温骤变，疾病发作的可能性最小。如果小时候没有这种病，二十岁以后发病的可能性是非常小的。因为在这个年龄段，血管中充盈着大量热血，大脑也致密而坚实。所以，不会有黏液流入血管，即使有，也不会比血液多并将其压制，因为血液充足且温暖。

14. 若是病人从儿童期起已患有此病，就会演进为习惯性发病，在任何风向变化时都会发作，尤其是转为南风时。这种情况下疾病很难治愈，因为大脑比正常状况更加潮湿，充满了黏液，分泌物的排出会更加频繁。黏液无法完全分离出来，大脑也无法干燥，而是始终潮湿，浸泡在黏液之中。观察患有此病的动物就可以得到极好的证实，特别是山羊。山羊特别容易罹患该病。如果你劈开山羊的头，就会发现它的大脑是湿润的，充满了液体，而且气味难闻。这是确凿的证据，证明是这种疾病而不是神灵在侵害身体。对于人类来说也是一样，当疾病发展为慢性时，便很难治愈了。这时大脑被黏液溶解，出现液化。溶化的部分转变成水，围绕着大脑外部流淌，就如同海水围绕着一座岛屿一般。因此，发作会变得更加频繁，引发发作所需的刺激更少。随着大脑周围的液体被稀释，疾病会更加迁延不愈。因为浸泡大脑的液体量大，会随时被血液迅速冲走和加热。

15. 患有这种疾病的病人往往会有发作的前兆。在快要发病时，他们会避开他人。如果离家够近，他们会跑回家；如果离家太远，就尽量躲到最偏僻的地方，从而只让尽可能少的人看到他们发病。他们会立即用外套把头包起来。这是病人感到尴尬时的正常反应，而不是像大多数人认为的那样是对恶魔的恐惧。小孩子由于缺乏经验和对这种疾病不习惯，起初会倒在任何地方。后来经历了多次发作之后，他们会清楚地感觉到自己要发病了，他们会在发作来临时跑到自己的母亲或熟悉的人那里。这是由于他们感到恐惧，受到惊吓，还没有学会对此感到羞耻。

16. 我认为风向变化时发病有如下几个原因：刮南风时，发病最多；刮北风时，发病概率较低；刮其他风向的风时，发病概率更低。北风和南风是最强劲的风，方向相反，作用也相反。北风使空气中的湿气凝结，把阴霾和潮湿的成分分离出来，使大气变得晴朗而明亮。同样，北风还会分离来自大海或其他水面的水蒸气，将潮湿和黑暗的元素蒸馏出来。它对人类也起着同样的作用，因此是最健康的风。南风的作用则正好相反。南风一开始比较和缓，只会蒸发之前凝结的水分。因为风不能立即吸收空气中先前密集凝结的水分，因此会出现一段平静期，需要一段时间才会把水分蒸发掉。南风对大地、海洋、河流、山泉、井水以及含有水分的万物都有相同的影响。事实上，万物皆有水汽，只是多少不同。因此，万物都受到南风的影响，变得暗淡而不是明亮，温暖而不是寒冷，潮湿而不是干燥。房子里或酒窖里装有酒或其他液体的坛子也会受到南风的影响，使外观改变。南风也使太阳、月亮和星星变得比平时暗淡。

南风控制着天地间庞大而有力的事物，人体自然也会感受到风向的变化，并随着时间流逝而发生变化，想来南风必然也会松弛大脑，使它放松，同时也会扩张血管。相对地，北风会让大脑中健康的部分得到巩固，分离出病态的部分，并在大脑外周形成液体层。因此，当风向发生了变化，就会出现这些分泌物。这种疾病的发生和加重完全取决于我们可以观察到的风向变化。它并不比其他疾病更难理解，也不更具神性。

17. 众所周知，我们的愉悦、欢乐、笑声和娱乐，以及悲伤、疼痛、焦虑和眼泪，都源自大脑。它是一种特殊的器官，使我们能够思考、观察和倾听，使我们能够区分丑陋与美好、善与恶、愉悦与不愉悦。有时，我们根据惯例做出判断；有时，我们根据自己对事物的认知而当机立断。大脑也是疯狂和谵妄、恐惧和惊骇的所在，这些通常在夜晚袭击我们，不过有时甚至在白天也会发生。失眠、梦游、荒诞的想法、遗忘和怪癖的原因也存在于斯。所有这一切都源自大脑不健康的状态，它可能是过热、过冷、过湿或过干，或处于其他任何异常状态。湿是疯癫的原因，因为当大脑异常潮湿时，它必然会产生不安，而这种不安会扰乱视觉或听觉的稳定。正因为如此，产生了不寻常的视觉和听觉感受，而舌头只能描述事物的外在表象。只要头脑能保持恒常，一个人的头脑就是正常的。

18. 大脑紊乱可能是受到黏液或胆汁的侵扰，而出现两种不同的紊乱，可以如此区分：黏液所致的疯癫表现为安静，不会乱叫或制造骚动；胆汁所致的疯癫则会喊叫、丑态百出，无法保持安静，总是在捣乱。这是疯狂持续发作的病因，忧虑和恐惧可能是由于大脑的变化所致。当大脑变热时，会导致胆汁从全身各处流向大脑并通过血管进入大脑，这种变化就会发生。除非胆汁重新回到血管，流回全身各处，惊恐才会消失。疼痛和恶心的感觉是由于大脑不当的降温和异常凝固所致，这是由于黏液的作用。记忆减退的原因也在于此。胆汁质的人若是夜间大脑突然变热，则容易发生哭叫，而黏液质的人则不然。若热血大量涌入大脑，大脑也会变热。当一个人做噩梦或处于恐惧状态时，大量的血液会通过血管流向大脑，就像我描述过的那样。他在睡眠中的反应和清醒时的反应是一样的：脸烧得通红，眼睛充血，就像受到惊吓或者心里揣着坏心思时那样。当醒来时，所有这些都会停止，血液再次分散到血管中。

19. 基于这些原因，我认为大脑是身体中最强大的器官。只要大脑是健康的，它就是从空气中获取信息的解释器。意识是空气带来的。眼、耳、舌、手、足按照大脑的命令执行活动。大脑的意识能力与接收到的空气量成正比。脑是理解力的器官。当人吸入空气时，空气首先进入大脑，随后再分布至全身，在大脑内留下了与智慧和意识相关的活力或其他物质。假若空气先进入身体其他地方，然后再到大脑，理解力则会被留在皮肉、血管里，进入大脑的空气便是热的，而且混合了来自皮肉和血液的液体，不再纯粹，失去了它的灵气。

20. 因此，我断言大脑是理解力的"翻译者"。由于意外和习俗，人们错误地把这些功能归于膈肌，而它既不拥有也不可能拥有这种功能。我不知道膈肌如何思考和保持意识，除了突然的快乐或痛苦可能会使它跳动和颤动，因为它是如此之薄，比身体的任何其他部位都承受着更大的张力。更重要的是，它没有任何空腔可以接受好的或坏的东西，但脆弱的结构使它容易受到这两种力量的干扰。它在感知方面并不比身体的任何其他部分更敏锐，从它的名字去联想是完全没有根据的，正如心脏中被称为心耳的部分对听觉没有任何作用。有些人也会说，心脏是我们用来思考的器官，也是承受痛苦和感受焦虑的地方。这完全是错误的。尽管心脏也和膈肌一样会收缩，不过更多的是由于以下原因：来自全身各处的血管都通往心脏，这样的联结使它能够感觉到来自全身任何部位的疼痛或压力。此外，当身体遭受痛苦时，它会不由自主地颤抖和收缩，同样的情形也会由于过度的喜悦而出现。这是心和隔膜最强烈地感受到的。这两个器官都不参与任何智力活动，完全是由大脑来完成的。由于大脑是身体中第一个感知到意识的器官，而意识来自空气，如果季节导致空气发生剧烈的变化，大脑则会经历巨大的变化。这就是我妄言大脑疾病最急性、最严重和最致命的原因，也是非专业从业者最难做出诊断的问题。

21. 这种所谓"神圣病"的原因与其他所有疾病并无二致，都是由我们司空见惯的来去变化的事物所致，如寒冷、太阳，以及变化莫测的风。这些事物都是神圣的，所以没有必要把这个疾病看得比其他疾病更神圣。所有的疾病都是神性的，也都是人性的。每种疾病都有其自身的性质和特征，没有什么疾病是无法理解或无法治疗的。大多数疾病都可以经由导致它的同样的事物来治疗。一种事物滋养一种事物，另一种事物则可以摧毁它。所以，医生必须了解这些事物，以便能够找出适当的时机来滋养和增强一种事物，同时剥夺另一种事物的滋养，从而将它摧毁。

对于这种疾病，就像对待其他所有疾病一样，你的目标应该是不使疾病恶化，并通过使用对疾病最不利的和它所不习惯的药物来祛除它。疾病在适宜的环境中会滋长和发展，而在恶劣的环境中会衰弱和消解。若是能够掌握如何通过摄生法在人体中产生湿、干、冷、热，并了解摄生法使用的时机，则可以治愈这种病，也就不需要求助于驱魔和咒语了。

论 预 后
· Prognosis ·

1. 医生能够重视预后绝对是值得赞许的。如果他在看诊时，不仅能够说出病人之前和现在的症状，还能说出接下来会发生什么，并补充之前忽略的细节，那么他的医术必定声名远播，人们也会毫无顾虑地请他为自己医治。另外，如果他能够根据当下的症状预测病情未来的发展，也就可以采取疗效更好的治疗手段。

2. 对所有的病人都能药到病除，那是不可能的。要实现这一点，难度远超过预测病情的发展。医生有必要在施展医术治疗病人之前分辨出将死的病人，因为有些病人由于病情过于险峻，要么在医生到来之前已经死亡，要么是医生一到就咽了气，有的可能活一天，也有的活得稍久一点。医生必须判断病人已经透支了多少体力，也必须全面地认识病人的病情走向。唯有如此，他才有可能成为一个好医生，才有可能赢得好的声誉。对于能够活下去的病人，他能够更好地守护病人，争取更多的时间来防止并发症的发生。若提前发现并宣布病人将会不治的消息，医生也就免去了日后的指责。

对于急性病，医生应留意如下征象。首先，观察病人的面容，看上去是否健康，特别是与他正常时相比。如果与正常时无异，是为最好；异常越多，则病情越重。异常面容包括鼻子尖削，眼窝凹陷，两侧太阳穴塌陷，双耳发凉、皱缩，耳垂变形，面部皮肤变硬、紧绷、干燥，面色苍白或暗沉。如果起病时，病人即呈现这种面容，而且没有其他征象，无法明确判断，那么应该询问病人是否有失眠、严重的腹泻，是否一直感到饥饿。如果病人诉及上述情形之一，那么病情并不太严重，否则，将严重得多。究其原因，如果面容变化是上述任一情况所致，则分利会在一昼夜之内出现。但如果上述情况都不存在，一昼夜内未出现任何好转，则说明这些征象是死亡之兆。

如果是起病后第三日出现上述面容，那么首先应该向病人询问上述几个问题，并检查全身是否有其他征象，尤其注意眼睛的情况：如果畏光，或不自觉地流泪，或斜视，或一个眼睛大一个眼睛小，或眼白发红、发紫，或有少量黑血丝，或视力模糊，或眼球游离、突出或深陷，或全脸肤色改变，这些都意味着病情恶化和死亡之兆。

睡眠中眼睛的征象也要留意。如果闭眼时露出部分白眼球，并且排除腹泻、服药或正常的睡眠习惯等原因，则是预后不良和死亡的征象。如果眼睑肿胀、乌青，或嘴唇和鼻子出现这种情况，并合并其他征象之一，那么死神就在眼前。如果双唇张开、下垂、变冷、发白，也是死亡的征象。

3. 医生在给病人检查时，应该让病人采取侧卧位，手臂、颈和腿略微弯曲，全身放松。因为这是大多数健康人的卧位。最佳的卧床姿势应当是尽量接近健康人的卧位。若病人是取仰卧位，上下肢伸直，预后并不太好。如果病人头部和双脚向后弯，躯干向前拱，则预后更差。

如果发现病人双脚没有盖东西，除非双脚特别暖和，并且手和腿随意乱放，否则为凶兆，因为这表明病人痛苦不安。

如果病人睡觉时总是大张着嘴，并且采取仰卧位，双腿弯曲盘在一起，是为死兆。若病人采取俯卧位，除非这是他平时正常的睡眠习惯，否则亦是凶兆，因为这一卧位提示谵妄或者腹痛。

在所有的急性病中，在病情高峰期，如果病人想坐起来，是为凶兆，尤其以肺炎病人最为严重。如果发热病人出现磨牙，且不是从小如此，则提示躁狂和死亡。如果这种情况是在谵妄期间发生的，提示病情已然转危。

若病人出现疮疡，应当仔细询问，以确定疮疡出现于起病之前，还是在疾病过程中发展起来的。原因在于，如果病人将要死亡，咽气之前疮疡会呈青灰色、变干、发白或发硬。

4. 关于手的姿势，以下几点需要留意。急性发热、肺炎、脑热和头痛的病人，如出现以下任何情况之一，是为凶兆和死兆：双手在脸前方挥舞，在空中乱抓，扯衣服上的绒毛，扯羊毛，从墙上撕扯秸秆。

5. 呼吸急促提示膈肌以上的器官存在病症或炎症。呼吸深且慢，提示谵妄。如果从嘴巴和鼻子呼出的气是冷的，提示死神已在眼前。对于所有伴发热的急性病，规律的呼吸被认为是疾病痊愈最重要的征象，会在四十天之内出现分利。

6. 对于所有的急性病来说，若分利期一阵阵出汗，标志着发热终末期，预后极佳。全身出汗也是吉兆，说明病人有较佳的好转。若不符合上述任何一种情况，则预后不佳。最差的情况是出冷汗，并且仅见于头部和颈部。若伴有高热，这种情况意味着死亡。如果伴有轻度发热，则表示病情将迁延，久病不愈。

7. 季肋部① 最理想的状况是没有痛感，两侧柔软、平滑。反之，如果发炎、疼痛、紧绷，或者两侧高低不同，则应谨慎以待。如果季肋部出现搏动，则提示谵妄或体内严重的紊乱。对于这种情况，应该留意观察病人的眼睛。如果眼动快速，则病人很可能发生疯癫。

如果整个季肋部肿胀，质地坚硬，伴有疼痛，是为极凶之兆。若只在一侧，则危险性较小，如果在左侧则更小。若是起病之初出现这种肿胀，则提示死亡加速之势；但若病人挺过了二十天以上，又始终无法退热和消肿，则必然会化脓溃烂。在这种情况下，第一时间就会发生严重的鼻出血，这对于病情恢复是有利的，但应询问病人是否有发热或者视物模糊的症状。若存在其一，可能会引起鼻出血。鼻出血更容易发生于三十五岁以下的病人。

若季肋部肿胀，质地柔软，没有痛感，指压有凹陷，则提示比前一种分利期较晚，但预后较好，较不危险。但如果发热持续六十天以上而且肿胀未消退，则会形成脓胸。腹部肿胀亦是如此。

简而言之，如果肿胀部位疼痛、质硬而且严重，提示有迅速死亡的危险；如果肿胀部位质软、无痛感，指压会出现凹陷，提示病程迁延。

与季肋部肿胀相比，腹部肿胀者发生脓肿的可能性较低，下腹部肿胀最不容易发生脓肿。上腹部肿胀尤其容易引发鼻出血。一旦肿胀迁延一段时间，

---

① 从解剖关系考虑，右季肋部是肝、胆、十二指肠、结肠肝曲、右肾和右膈所在区域。——译者注

肿胀部位势必会发生积脓。

若发生脓肿，需留意以下几点。向外破溃的脓肿中，脓肿面积小、尽可能向外隆起形成尖头的，预后最好；脓肿面积大、扁平，未形成尖头者，预后最差。在向内破溃的脓肿中，与外侧无连接，局限性生长，无痛感，外表面颜色均一者，预后最佳。脓液呈白色，光滑、均一，无臭味者，预后最佳。反之，预后最差。

8. 急性病导致的水肿，预后均欠佳。除了难以退热，这类病症极其痛苦，容易导致死亡。大多数情况下，水肿始发于侧腹或腰部，但有时也发生于肝区。若始发于侧腹和腰部，则会发生双脚肿胀和慢性腹泻，此种腹泻既不能缓解侧腹和腰部的疼痛，也无法排空肠胃。若水肿始于肝区，病人会一直干咳，无痰，双脚肿胀，里急后重，排便困难且疼痛。腹部有时会出现肿胀，位于脐周，或右或左。

9. 若腹部和躯干温暖，而头部和手脚发凉，是为凶兆。若全身温暖且柔软，预后最佳。

病人应能够轻松翻身，将身体抬起时感觉很轻。若病人看起来十分沉重，尤其是手足或身体其他部位，此乃相当危险的征象。此外，若还有指（趾）甲及手指青紫，提示死亡即将到来。但如果手足全黑，而非青紫，则死亡的危险较小。尽管如此，还一定要同时注意其他征象。原因在于，假若病人情况出现好转，或者已表现出预示康复的其他征象，那么可能会形成脓肿，病人也会幸存，但已经转黑的部位可能需要切除。

阴囊或生殖器回缩，提示痛苦或死兆。

10. 至于睡眠，病人应遵照正常的作息习惯，白天清醒，夜间入眠。若作息扰乱，则预后不良。不过，若病人清晨和午后睡觉，要好于临近中午和傍晚睡觉。倘若病人白天和夜晚都不睡觉，预后最差，这可能是因为疼痛和不适使他无法入睡。这种失眠是稍后可能出现谵妄的征象。

11. 若病人大便质软且成形，排便时间与健康时无异，排便量与进食量成比例，则预后最佳，提示肠道健康。若为稀便，最好是无腹鸣，且无频繁少量排便的情况。病人若频繁起床排便，必然疲劳而睡眠不足。如果排大便量多且频繁，则有昏厥的风险。根据进食多少不同，病人最好能日间排大便两至三次，夜间排便一次。病人应依平时的习惯，在清晨时排大便量最多。若病人好转，在接近分利期时，大便会变干，呈浅棕色，且不会太臭；有时在疾病痊愈的分利期，会有蛔虫随大便排出。

无论患何病，腹部都应松软，大便成形。若为水性大便，或大便为白色，尤其是黄色或多泡沫，均系恶兆。若大便量少、黏滞、色白、发黄且细腻，是为凶兆。若大便呈黑色，或青紫色，或呈油状，或呈铁锈色，并有恶臭味，提示有死亡的危险。大便变化不定，提示病程长，也同样是不良预后的征兆。此类病人的大便可能全是碎屑，或者为血性便、胆汁便，呈绿色或黑色；有时大便同时排出这些成分，有时是其中一种。

排气无声，预后为佳；但相比憋住或压住，即使有响声，也最好把气排出来。如果病人以后一种方式排气，且排气是不自主的，表明病人身体内部有问题，或者病人神志昏迷。

季肋部疼痛、肿胀，若是摸起来是软的，并且不伴有炎症，可因气体聚集到腹部而缓解，尤其是随着排便和排尿而排气后，当然，也可能只是排气。如果聚集的气体下行到下腹部，也提示预后良好。

12. 若在分利期之前，小便始终呈白色，可流畅排出，则预后最好，甚至有沉淀物亦无不妥，表示病情将痊愈，病程短暂。若小便有时清亮，有时呈白色，可流畅排出，个别时候有沉淀物，则表示病情迁延而不易恢复。若尿色呈粉红色，沉淀物亦呈粉红色、细腻，尽管病程比前一种情况更长，却是病情恢复的明确征象。尿中沉淀物如大麦饭，是为凶兆；若沉淀物呈雪花状，预后更差。若沉淀物稀薄，呈白色，则预后很差；若沉淀物呈麦麸样，预后更差。若尿中有絮状悬浮物，白色为佳兆，黑色为恶兆。

只要尿液稀薄，颜色介于黄色和红色之间，则表示病情尚未成熟。如果病情迁延，而尿液颜色不变，则病人可能无法撑到病情成熟，随时都有生命危险。若尿味恶臭，或水样，或色黑，或稠厚，是为死兆。对成年男女来说，黑色尿最为危险；对于儿童来说，清水样尿最为危险。

如果病人长时间始终排出稀薄、未成熟的尿液，其他征象提示病情好转，应注意膈下出现脓肿。

如果油脂像蜘蛛网一样布满尿液表面，应予以高度警惕，因为这是痨病的征象。如果尿中有絮状物,则应注意絮状物是悬浮在底层还是在表层,以及颜色如何。若絮状物下沉至底部,颜色为如前所述的有利的颜色,是为佳兆。若絮状物上浮,颜色不佳,则为凶兆。如果这些现象只是由于膀胱疾病,不要被欺骗了,因为它们可能只是提示膀胱疾病,而不是全身疾病。

13. 发生呕吐时,若呕吐物由痰液与胆汁组成,并且均一,量不多,且质不稠厚,这种呕吐对人体颇有好处。若呕吐物混合不均匀,则情况较差。若呕吐物呈深绿色、铁青色或黑色中的一种颜色,应视为恶兆。如果病人的呕吐物同时包含这几种颜色的物质,是为死兆。若见青紫色呕吐物,且有恶臭,则死亡在即。凡呕吐物有腐臭味,是为凶兆。

14. 若累及双肺和两肋,会在早期咳出痰液,呈黄色,且痰液混合均匀。如果只有部分痰液咳出,而疼痛出现后,咳出黄色或淡棕色痰液,导致剧烈咳嗽,或痰液混合不匀,均系不良之兆。若黄色痰液未被稀释,是为危险之兆;白色、黏稠、钱币状黏液并非吉兆。若痰液呈浅绿色以及多泡,预后更差。若痰液浓稠,呈纯黑色,预后则更差。若干咳不止,咽喉部憋胀,且痰多泡沫,亦为凶兆。若两侧肺内有痰,但只能干咳,喉咙处充满气泡样物质,预后亦差。

在所有肺病中,若伴有流鼻涕、打喷嚏,都预后不佳,不论是在起病前已存在还是病中出现。但对于其他致命性的疾病,打喷嚏则为佳兆。对于肺炎病例,若起病初期有黄色痰液混合少量血丝,预示着病人将痊愈。若发病后第七日或之后咳出这样的痰液,则预后可能稍差。如果咳痰不能使疼痛缓解,则预后差;若咳痰的颜色为前述的黑色,则预后更差。如疼痛因咳出痰液而缓解,预后则较好。

15. 若咳出痰液,或通便,或静脉切开放血,或服用药物,或采取特殊的摄生法,这些部位的疼痛未能缓解,应注意出现脓胸。当脓胸开始化脓时,若痰液仍然呈胆汁质,不管胆汁质痰液是与脓液分别咳出还是一起咳出,都是死亡之兆。

更具体地说,如果病后第七日起开始咳出积脓,那么咳出这种痰液的病人会在第十四日死亡,除非出现好的征象。可能出现的吉兆包括:痛苦耐受良好,呼吸良好,没有疼痛,容易咳出痰,全身温暖而柔软,不觉口渴,排尿、排便、睡眠和出汗的方式均符合前述的佳兆。如果所有这些征象同时出现，则病人可能不会死亡；如果只有部分征象出现，则病人可能会死亡，但生命会维持到第十四日以后。与上述征象相反，则为凶兆：病痛难忍，呼吸深而快，痰液难以咳出，严重口渴，全身冷热不均，腹部和两肋发热，前额、手脚发凉，排尿、排便、睡眠和出汗情况如我前文所述的凶兆。咳出积脓痰后，如果这类征象出现其中任何一种，病人可能会在十四日内死亡，要么是在第九日，要么就是在第十一日。如果观察到这类痰液，就可以做出这样的推断了：这很可能提示死亡，而且留给病人的时间大概不会超过十四天。

最可靠的预后是考虑到所有吉兆和凶兆后的预测。其他的脓胸破溃也是有规律可循的，有的是在第二十日，有的是在第四十日，有的可能到第六十日。

16. 脓胸开始的日期可以从最早出现发热或者寒战的那天，或者原本感觉不适的地方疼痛感被沉重感所取代的那天算起。这些情况发生于脓胸开始之时。从这一天开始，按照已知的间歇期，可以推算脓液排出的时间。

有些病人的脓胸发生在单侧，应让病人翻身，以患侧侧卧，看该侧是否有疼痛。如果一侧比另一侧更热，应让病人翻身，患侧在上，然后询问病人是否感觉体内有重物垂下。若有，脓胸便在感觉到重量的一侧。

17. 脓胸可由下述征象来判断。首先，发热没有间歇期，白天稍有缓解，夜间又明显加剧。反复出汗。病人会想咳嗽，但没有什么可咳出。双眼凹陷，面颊潮红。指甲隆起，指尖发热。双脚时有浮肿，脓疮遍身，毫无食欲。

慢性脓胸会表现出这些征象，我们大可依赖它们做出判断。若起病时就表现出脓胸的各种征象，之后病人出现某种程度的呼吸困难，则提示不会迁延太久。脓胸破溃的早晚可通过下述征象来判断。若起病时出现疼痛，而且呼吸困难、咳嗽和吐痰持续不愈，可能在第二十日或以内发生破溃。若疼痛较轻，其他征象正常，则破溃可能会在第二十日之后。化脓前一般会出现疼痛、呼吸困难及吐痰。

如下情况的脓胸病人最可能存活：脓胸破溃后当天退热，食欲迅速恢复，口渴消失，排出量少且成形的粪便，脓液色白细腻、颜色均匀，没有与痰液相混合，脓液排出的过程中没有疼痛和咳嗽。这些是最好的征象，提示病人会迅速康复。若没有出现这些征象，征象越接近，其预后越好。

论 预 后

若脓胸破溃当天未能退热，或者退热后又再次发热，且高热不退，则病人会死亡。病人会出现口渴、食欲减退、腹泻，脓液呈黄绿色和青紫色，或者是黏液质和泡沫状。若所有这些征象全部出现，死亡是确定的；若出现部分征象，但不是全部，则病人可能会死亡，也可能在病情迁延日久后康复。对此类病例的判断不仅要关注与脓胸有关的特殊征象，也要全面评估其他所有的征象而得出结论。

18. 若由肺炎引起的脓肿形成于耳朵附近并向下化脓产生瘘管，病人能够康复。

若出现如下情况，应该怀疑存在某些并发症：持续发热，疼痛不退，痰液不正常，大便既非胆汁质，也不松软且均匀，尿液不浓稠且有大量沉淀物。在这些情况下，如果有其他征象提示预后良好，则可以预测会形成脓肿。有些病人脓肿发生在下半区，季肋部出现黏液；有些病人脓肿发生在上半区，季肋部柔软且无痛感。这些病人可能会出现暂时性的呼吸困难，之后恢复正常呼吸，且没有明显的原因。

对重症和极重症的肺炎病人来说，在腿部形成脓肿，可能意味着预后良好，尤其是痰液的性质发生变化后。若痰液化脓而不再是黄色时，肿胀和疼痛出现，这是病人将要康复并且脓肿消退、疼痛消失最可靠的征象。但如果痰液没有完全排出，尿液中的沉淀物没有消失，病人则可能会变瘸，或者引起其他更大的麻烦。

若脓肿消失而无痰液排出，而且持续发热，则预后很差，因为病人可能有出现谵妄或死亡的危险。

若脓胸并发肺炎，老年病人更易死亡；如果脓胸是由其他原因所致，年轻人更容易死亡。

19. 当病人腰部和下腹部疼痛伴发热时，若疼痛从下腹部转移到膈肌，并停留在这里，这种情况尤其致命，因此应注意其他症状。如果出现了其他凶兆，则很难救治。但是，若疼痛转移到膈肌时没有其他凶兆出现，则很可能会形成脓胸。

如果膀胱疼痛、变硬，多为凶兆；如果伴有持续发热，死亡的可能性最大。仅是膀胱的问题就足以使病人丧命了，但若是在这种情况下，病人的肠道又始终不通,只能排出干硬的大便,情况只会更糟。若尿液呈脓状,且有白色、细腻的沉淀物,这一状况将会终结。如果尿液没有任何好转,膀胱依然坚硬,且发热持续,病人则可能在发病早期死亡。这种疾病最常见于七至十五岁的儿童。

20. 不论病人死亡还是痊愈,发热都会在同一天达到分利。若是轻度发热,和有其他明确的康复的征象,病人将在第四日或更早退热。若是重度发热,并伴有其他最差的征象,病人会在第四日或更早死亡。第一轮发热均于此时(第四日)结束,第二轮将持续至第七日,第三轮将持续至第十一日,第四轮持续至第十四日,第五轮持续至第十七日,第六轮至第二十日。对于大多数急性发热来说,每次发作一般持续二十天,之后每次发作增加四天。但不能精确地以整数天来计算周期,正如太阳年和朔望月不能以整数天为单位来计算一样。

此后,发热天数会以同样的方式持续增加。因此,第一轮发热为三十四日,第二轮为四十日,第三轮为六十日。在起病时,很难预测病人是否要经过很长的时间才能进入分利期,因为起病时的表现都非常相似。但是,自第一日起,你必须留意各种可能性,并且每四天结束时要重新考虑一次。只有这样,疾病发展的方向才不会超出你的掌控。四日热也是同样的热型。

那些在短时间内达到分利的发热病人比较容易识别,因为他们在起病之初就表现出明显的差异。

若病人呼吸良好,没有疼痛,夜间能够入睡,并且表现出其他康复的迹象,则预后良好。若病人呼吸困难、失眠且谵妄,并且表现出其他很差的征象,则病人将要死亡。因此,一旦确认这些症状,要根据周期和轮数的增加,判断病情向分利发展的进程。妇女产后发热的分利也遵循相同的规律。

21. 剧烈而持久的头痛,伴有发热,若再有其他致命的征象发生,则是明确的死亡征象。若无这样的征象,但发热继续,且头疼持续超过二十天,则可能存在鼻出血或其他下腹部的脓肿。鼻出血或脓胸也可能在头痛初期发生,尤其当头痛部位是在太阳穴或前额时。鼻出血多见于三十五岁以下的病人,脓胸则更常见于年长的男性。

22. 急性耳痛并伴有持续且严重的高热是凶兆,病人可能会发生谵妄并死亡。鉴于这种情况的危险性，医生必须从第一日起就特别注意是否有其他任何征象。较年轻的病人在起病后第七日或更早死亡。老年病人的病程要慢得多，因为他们不太容易出现发热和谵妄，因此耳朵会在达到致命的程度之前化脓。尽管如此，在这个年龄段的病人，复发通常是致命的。年轻人通常在耳部化脓之前就会死亡。当白色脓液从耳内流出时，如果同时出现其他好的征象，年轻病人可望康复。

23. 咽喉溃疡伴有发热，为不好的征兆，若前文所述的坏的征象同时出现，则可提前预知病人有生命危险。咽喉疼痛预后最糟糕的类型是没有咽喉或颈部的明显症状，但是病人有极度疼痛，并表现为端坐呼吸。在这种情况下，发病后第一、第二、第三或第四日病人可能会发生窒息。不过，如果其他方面类似，但咽部有肿胀和发炎，也极为致命，不过这类病人的病情迁延时间比前一种更长。

当咽部和颈部都发炎时，咽喉疼痛持续的时间会比较久。患这种病的病人如果颈部、胸部出现红疹，并且丹毒未向深部发展，大多会康复。若丹毒在分利期不消退，或者没有出现外部肿胀，或者脓液不能轻易地咳出来，这就构成了死亡或炎症复发的征兆。丹毒向外扩散是最为安全的，但如果转入肺，会导致谵妄，通常会继发脓胸。①

24. 若发热消退而没有出现其他任何缓解的征象，或者退热不是在分利期发生，则极易复发。若发热迁延，且病人看起来有好转的迹象，并没有因任何发炎或任何明显的原因所致的疼痛，应判断某个关节出现了伴有肿胀和疼痛的脓肿，而且很可能是下肢关节。这种脓肿尤其常见于三十岁以下的病人，并且病情发展较快。

若发热持续二十天以上无退烧的征象，应立即怀疑脓肿形成。年长的病人发生这种情况的可能性较小。若发热持续不退，应预期会有脓肿形成。但若发热退热的间歇期不规律，并且一直迁延到秋天临近时，它可能发展为四日热的周期性发作。正如三十岁以下的人特别容易罹患脓肿一样，三十岁以上的人尤其容易罹患四日热。

应当注意的是，冬天更容易发生脓肿，而且痊愈所需的时间较长，但复

---

① 此处省略了似乎由后人篡改的一小段文本。——译者注

发的危险性较小。

当一个发热且不太可能致命的病人诉及头痛、眼前发黑，或者是伴有胃灼热，则判断其将发生胆汁质呕吐。若同时伴有寒战，膈下部位发冷，判断呕吐将更快地发生。若此时进食或饮水，病人将很快再次呕吐。若发病第一日即有疼痛，则病人在第四日或第五日最为痛苦，第七日恢复。不过，大多数情况下，病人在第三日感到疼痛，第五日达到峰值，第七日或第十一日恢复。若他们从第五日开始感到疼痛，其他方面与前文描述的病情类似，则分利发生在第十四日。这类症状尤其常见于成年的间日热病人。年轻人也会在罹患间日热时出现这样的症状，但是更常见于更持久的热病和真正的间日热。

若发热病人出现这种热型，诉及头痛，视物模糊或晕眩，而非眼前发黑，并且不是胃灼热，而是季肋部一侧或对侧收缩且没有疼痛或炎症时，则发生鼻出血的可能性高于呕吐。即便如此，年轻人发生鼻出血的可能性更大。三十岁以上病人发生鼻出血的概率较低，更可能呕吐。

若儿童发生高热且便秘，或无法入睡、惊恐、哭闹，或脸色发白、青紫、变红，判断其可能患有惊厥。惊厥常发生于七岁以下的儿童。随着长大，成年后发热时不太可能发生惊厥，除非出现类似脑热的严重恶性征象。要依据每个病例的全部体征来判断儿童或成人是将痊愈，还是死亡。

关于急性疾病及其引起的疾病的评论到此结束。

25. 要想准确地预测病人会痊愈还是死亡，病程长还是短，必须彻底地把握所有征象，并评估它们彼此之间的相互影响，如我前面谈到尿液、痰液和其他主题时所描述的，这样才能做出判断。医生应当及时地想到所有流行病的趋势，更不要忽略当地的气候状况。不过，人们已经观察到，征象和症状的影响是恒定不变的，坏的总是坏的，好的总是好的，不论在何年何月，也不论气候如何变化。本篇中所描述的真理已经在利比亚、德洛斯和斯基泰得到验证。因此，应该认识到，只要医生知道这些征兆，并可以从中得出正确的结论，在应对同一地区的大多数病例时大概不会有差池。对于那些没有提及的疾病，非要知道它们的名字是没有意义的，因为所有进入分利期的疾病都可以用相同的征象来辨别。

论急性病摄生法

· Regimen in Acute Diseases ·

1.《尼多斯格言》(Opinions from Cnidus)一书的作者们已准确地记录了罹患不同疾病的病人的症状,以及部分疾病的最终结果。如果只是勤勉地询问每个病人的症状,任何人都可以做到这一点,哪怕不是医生。但是,这些作者忽略了医生应该从病人那里学习到的很多细节,而不用病人讲给医生听。不同病例的细节有所不同,不过,对此给出解释有时是至关重要的。

2. 他们解释症状并据此给出治疗方法,我的观点和他们存在很大的不同。我对他们的批评还不止如此,因为他们用的药方太少了。除了急性病外,他们通常开的处方药都是催吐、催泻之药,然后就是建议病人喝羊奶和牛奶。

3. 当然,如果这些药方令人满意且十分对症,那么我应该对这些补救措施给予高度评价,毕竟这么少的药方就足够应付所有的问题了,但实际情况并不是这样。近年有些作者以一种更加科学的方式解答了这个问题,并针对不同疾病给出了相应的摄生法。但到目前为止,还没有人写过任何一部有关摄生法的纲要,这显然是一个重要的缺憾。有些作者并没有意识到每种疾病可能会有多种不同的表现;当他们试图厘清疾病的数量时,只会犯错误。假若病症稍有区别便给予一个不同的病名,那么疾病的数量将数不胜数了。同一种疾病在所有形式中应都有相同的名称,否则它将被视为不同的疾病。

4. 我认为应该关注医学科学的所有细节。需要采取万全的措施,必须做到精益求精。需要速度的地方,须快速地完成;需要清洁的地方,须保持清洁；需要避免疼痛的地方，就应该以痛苦最小为目标来进行治疗。所有这些事情，医生都应该比别人做得更好。

5. 我要特别赞扬那些擅长治疗急性病的医生，因为这些疾病导致的死亡最多。所谓急性病，是指早期医生称之为胸膜炎、肺炎、脑热和剧热，以及与它们类似的一些常表现为稽留热的疾病。因为在没有鼠疫类疾病流行的情况下，如果疾病扩散，死于这些疾病的人远比死于所有其他疾病的人数加在一起还要多。

6. 外行人无法区分出谁是擅长治疗急性病的医生，他们通常会对不同的治疗方法予以赞扬或谴责。普通人在讨论疾病时是最不明智的，从而让庸医凭借某些病例而赚下了医生的名声，也就充分说明了这一点。人们很容易就能学会治疗这些病人的药名。如果有些人只需要把大麦汤、这种或那种葡萄酒或蜂蜜水挂在嘴边（就能自称医生），那么外行人会认为所有的医生，无论好坏优劣，都是一回事儿。其实，正是在细节上，医生的差别才高下立现。

7. 在治疗病人时，什么是有害的，什么是有益的，这些事实尽管极为重要，专业医生却未必全部知晓。例如，让人纳闷的是，为什么有的医生一辈子都让自己的病人吃不加过滤的大麦粥，认为这是治愈病人的正确方法。还有的医生则认为最重要的是，病人不能吃一粒大麦，因为他们认为吃大麦会造成很大的伤害，必须先用亚麻布过滤一下，再给病人喝大麦汤。还有的医生既不准病人喝粥，也不准喝大麦汤。而有的医生只允许在发病的头七天喝，还有的是只允许分利期后喝。

8. 医生很少会提出这样的问题，也许当有人提出这些问题时，他们也不以为意。医学科学在大众心目中的地位已经降得很低，以至于人们不再将它视为一门治疗疾病的科学。如果医生彼此之间的分歧太大，尤其是治疗急性病时，同样一种饮食，有的医生认为是有害的，有的医生认为是有益的，那么这门科学就已经几乎可以等同于占卜了。有的预言家认为，一只鸟出现在左边是吉兆，出现在右边就是凶兆，而其他的预言家则持完全相反的看法。用动物内脏占卜也有类似的矛盾。

9. 我断言，对摄生法的研究是非常值得推荐的，而且它与构成医学科学的众多重要的研究密切相关。对病人来说,它能够有效地辅助恢复健康;对健康人来说,它是保持健康的一种手段;对运动员来说,它是达到最佳状态的一种手段。总之,它对每个人都大有裨益。

10. 对于急性病病人来说,选择大麦粥要比其他谷物更为合适,我认为那些选择它的医生还是很不错的。大麦粥麸质滑润,质地均匀,细腻温和,容易吞咽,软硬适当,生津止咳。如果有必要,也很容易排泄。它不会造成便秘或严重的胀气,也不会引起胃胀,因为在烹煮过程中(麦粒)已经膨胀到最大。

11. 一般来说,患有这些病的病人应该每天喝稀粥,不应该禁食,除非需要催吐催泻或灌肠而不得不中断。习惯一日两餐的病人应每天喝两次粥;习惯一日一餐的病人,如果有必要每日喝两次粥,则应该在第一天喝一次,之后逐渐增加。在疾病开始的时候,喝粥应该有所节制,不宜过稠。事实上,粥的量应该控制在病人所需要的量之内,以消除饥饿感为宜。

12. 如果疾病属干性,在食粥之前病人应喝一杯蜂蜜水或葡萄酒(具体哪一种更合适,将在后文讨论),并且应该避免增加粥的量。但如果口腔湿润,肺部分泌物正常,食粥的量一般应增加。因为湿分泌物出现得越早、越明显,分利期就会来得越早;而分泌物的延迟,意味着分利期也会推迟。这是关于这些特殊问题的一般规则。

13. 可通过许多其他重要的征兆判断预后,在此略而不表,稍后再讨论。粪便量越多,在分利期之前需要给予越多的营养,在分利期和接下来的几天尤其如此,应该额外补充营养。在第五、第七和第九日发生分利的病人,尤其需要采用这种摄生法。如此一来,可以为分利期后的偶数日和奇数日采取预防措施。分利期后,应先给予粥,之后逐步从粥改为固体食物。

14. 如果从一开始就给予稠粥,通常是成功的。在胸膜炎的病例中,当病人开始咳痰和净化时,疼痛就会自行停止。如果采取这种摄生法,相比其他饮食,分泌物排空得更彻底,发生脓胸的可能性也会较小。分利更简单,更容易达到,也更不容易复发。

15. 应该用最好的大麦煮粥,而且应该尽可能地煮到软烂,特别是如果病人打算只喝大麦汤的话。除了其他优点,软滑黏糯的口感使大麦本身很容易吞咽，因为它不会黏附或卡在食道中。如果煮得够久，大麦粥会软烂，能止渴，容易消化，而且很糯；所有这些特性都是病人所需要的。

16. 若是病人在整个病程中都只喝大麦粥的话是很危险的，除非采取措施来确保它充分满足需求。如果病人胃里有食物残留，在喝粥之前须部分排空，方可喝粥，否则只会加重他已有的疼痛。如果胃里完全没有食物，给他喝一点粥，这样会使呼吸加快。这也是很糟糕的，因为它会使肺部干燥，并导致季肋部、腹部和膈肌的疼痛。此外，如果病人一侧持续疼痛，热敷不得缓解，同时痰液黏稠、未成熟且不能咳出，唯有行通便或静脉切开放血（视情况而定）方可缓解疼痛，否则不宜喝粥。如果在这种情况下，给病人喝粥，他们会很快死去。

17. 由于上述和其他类似的原因，一些服用浓稠粥的病人在一周内就会死去。有些是在部分神志失常后死亡，还有些是因闷窒性呼吸困难和喘鸣窒息而亡。过去人们会认为这样的病人是死于中风，尤其是看到他们死的时候，身体的一侧呈瘀伤样的青灰色。之所以会出现这种情况，是因为他们死前痛苦未能减轻，然后很快又出现了呼吸困难。由于痰液变得黏稠，未成熟，呼气受阻，导致支气管出现哮鸣音，如前所述，呼吸频率的加快很快导致哮喘。一旦出现这种情况，病人通常是无望的。滞留的痰实际上堵塞了空气的吸入通路，迫使空气被迅速排出。这样，就雪上加霜了。滞留的痰会加快呼吸频率，这本身就会使痰变得更加黏稠，也更加难以咳出。这不仅是由于病人在错误的时间喝粥，如果病人吃了或喝了不合适的食物，情况会更糟。

18. 在大多数情况下，不管喝浓稠的大麦粥还是过滤后制成的大麦汤，额外需要采取的预防措施是大致相同的。如果两种情况都不是，病人只喝了饮料，那么所给予的治疗有时是不同的。总体的一般规则详见下述。

19. 如果病人的发热是在刚刚进餐过后且尚未排便的情况下开始的，无论是否伴有疼痛，都应该推迟给予粥的饮食，直到判断食物已经进入肠道的下部。如果有疼痛，则建议给予液体，推荐给予冬热夏冷的醋蜜饮。如果有强烈的渴感，也可以服用蜂蜜酒和水。如果在第七日之后出现疼痛或任何危险征兆，但病人又很强壮，那么应该给予粥。如果病人最近一次进食后，没有排泄，身体强壮和壮年的病人应给予灌肠，虚弱的病人应该用栓剂，除非肠道自行通畅。

20. 在起病之初和整个病程中，有一个时间是不应给予粥的，那就是当双脚发冷时。这时特别重要的是不要给任何流质，也不宜给粥。但如果双脚回暖，则可以给粥。必须记住，这是一个对所有疾病而言都非常重要的时刻，尤其是急性病和伴随发热的疾病。如果没有对上述迹象的准确观察，不宜给粥，尤其不宜给大麦汤。

21. 若病人在疾病开始时或者稍晚一些出现肋侧疼痛，首先应该以平常的方式予以治疗，尝试热敷以缓解疼痛。最好的热敷方式是用动物皮革或膀胱装热水，或用青铜做的壶或陶器来装热水。为了更舒适一些，应该先在肋侧垫一层软物。用一块大而柔软的海绵浸过热水拧干后热敷也很好。要在热敷的器皿上盖一层，这样可以更长时间地保温，也可以防止热蒸汽进入病人的鼻孔，当然除非认为这是有益的，有些时候，也正需要这样。大麦和野豌豆也可以用来热敷，与少许稍浓一些的醋（比食用醋更浓）混合，使其软化一些，然后加热，然后装在袋子里敷用。麸皮也可以以同样的方式使用。如果是干热敷，最好用盐或小米，装在羊毛袋子里烘烤，小米既轻又舒适。

22. 这样的舒缓过程也可以消除延伸到锁骨的疼痛。放血并不能有效地缓解疼痛。如果热敷不能缓解疼痛，则不能长时间热敷，因为热敷会使肺部干燥并引起脓胸。如果疼痛导致蔓延向锁骨或手臂的沉重感，或在胸部或膈肌上方，则应该切开肘内侧的静脉进行放血治疗，并且不必害怕放血过多，直到流出的血液不是清亮的红色，而是更深的红色或青紫色。这两种情况都可能发生。

23. 如果膈膜下方疼痛，并且似乎没有扩散到锁骨，宜用黑色藜芦或紫色大戟软化腹部。若是用黑色藜芦，则以邪蒿、橘茗、茴香或其他芳香草药为辅。若是用紫色大戟，则辅以串叶松香草汁。如果把这些混合在一起，也可以产生类似的疗效。黑色藜芦的催吐催泻效果更好，更容易导致分利。紫色大戟促进排气消除腹胀的效果更好。和很多其他催吐催泻的药物一样，这两种药物都具有止痛的效果，据我所知，这两者的效果最好。大麦粥里添加催吐催泻药也有帮助，不过会有苦味或其他令人不愉快的味道，或者由于剂量、颜色或其他任何因素使大麦粥难以下咽。

24. 病人服用泻药后，应立即给其食用大麦粥，且食量不宜明显少于平时。不过，按照约定俗成，在催吐催泻期间不应让病人喝粥。当催吐催泻结束时，应减少大麦粥的量，之后只要疼痛有所减轻，没有其他禁忌证出现，便可以再逐渐增加粥量。

25. 如果建议只给大麦汤，我的建议也是一样。我认为最好是立即开始喝稀粥，而不是保持空腹，然后在第三、四、五、六或七日才开始吃粥，除非这种疾病已经在这个时间内已进入分利期。在这种情况下，准备工作同样应如上所述。

26. 上述便是我对摄取稀粥的看法。关于病人应该喝哪种水，我要说的也基本相同。我知道医生的做法与正确的做法完全是南辕北辙。他们都想在起病初期，让病人干渴两三天或更长时间，然后开始进食大麦粥和液体。在他们看来，当体内发生剧烈变化时，应该以同样剧烈的变化来对抗，这似乎是合理的。

27. 摄生法的改变也可能有巨大的益处，但做出改变必须从正确的目的出发，并以正确的方式进行。同样重要的是，改变摄生法后的饮食应当是正确的。如果做出的改变不正确，那些改吃稠粥的人将遭受最大的痛苦，但是那些只喝水和只喝大麦汤的人也会受苦，不过后者的痛苦程度最低。

28. 我们可以从健康人饮食的经验中学习什么是最佳饮食。如果发现饮食的某种突然变化会对健康人造成巨大的影响，可想而知，这对病人的影响会更大，尤其是对急性病病人的影响最甚。众所周知，与从一种饮食突然换成另一种饮食相比，少食少饮总体上是通往健康的更可靠的道路。对于每天两餐和每天一餐的人来说，饮食突然变化都是有害的，会使他们生病。同样，没有习惯吃午餐的人，一旦突然吃午饭，也会出现不适。他们会感到身体沉重、虚弱又迟钝。如果再吃晚餐，还会出现烧心。在某些情况下，因为肠胃习惯了干燥，突然承受一日两次饱食和两次消化，也会导致腹泻。

29. 在这种情况下，补偿这种变化是有帮助的。在不必要的午餐后应该睡一觉，就像晚上晚餐后上床睡觉一样。在冬季，应注意避免过冷；在夏季，应避免太热。如果无法入睡，则应长时间地缓慢散步，而且不要停下来。应少吃晚餐，或只进食少量不会造成伤害的食物。喝的也应该很少，水样饮品要避免。这样的人若改成一日三餐，伤害会更重。次数越多，程度越重。但是，有许多人每天吃三顿饭而没有任何不适，只是他们习惯如此。

30. 另一项事实是，习惯于每天两餐的人，如果错过午餐，就会变得虚弱、不适、倦怠，并出现胃灼热。他们会感觉肠道空虚发软，会排出温暖的淡绿色尿液，大便干燥。此外，他们有时还会出现嘴巴发苦，眼窝凹陷，两侧太阳穴跳痛，四肢发冷的症状。通常，没有进午餐的人也吃不下晚餐，或者即使他们吃了晚餐，也会感到腹部沉重，睡眠也不如之前吃过午餐时那么安稳。

31. 可见，健康人改变饮食半日，尚且会发生这种情况，最好不要改变病人的习惯，无论是增加还是减少。

32. 一个人平常习惯一天两餐，如果突然改变习惯，一天只吃一顿饭，在整日禁食后按照习惯进食晚餐，因为他会像那些习惯进午餐而又错过的人一样，吃过正餐后四肢非常沉重。禁食时间越长，突然进食就会觉得越痛苦。

33. 若是违背习惯的禁食，可以按照如下方式补偿。应避免过冷、过热或过累，因为这些可能会引起不适。晚餐应比平时吃得少一些，宜进食湿润而不是干燥的食物。不得饮用水样饮品。第二日的午餐应当清淡，然后逐渐恢复到正常饮食。

34. 胆汁质的人受饮食变化的影响最重。黏液质的人禁食后的不适一般最轻，因此，若是每天只食一餐，改变平常的习惯，也不会太困扰他们。

35. 这足以证明，最影响我们身体素质和体质的饮食变化是最容易导致疾病的。如果疾病发展到顶峰并且伴有炎症，则切不可让病人严格禁食，除非有充分的理由，也不可突然改变饮食，无论增减。

36. 关于胃肠道还有很多要点需要提及，即使原本的饮食并不好，胃肠道只要已经习惯了，也能很好地承受。相反，一旦肠胃不习惯某种饮食，即使这种食物本身并不差，也很难消化。

37a. 如果由于吃肉过多，或进食了大蒜或罗盘草（不论是汁还是碎末，或是类似的食物）而导致胃痛，一般问题不大。但令人惊讶的是，如果习惯于吃面包，那么吃大麦饼会造成巨大的痛苦、麻烦，产生胀气和绞痛，而习惯了大麦饼的人，如果吃面包也会有严重的沉重感和便秘。同样，令人吃惊的是，由于面包干燥和不易消化，吃热面包时会出现口渴和突然的饱腹感。同样，如果面包用的是过细或未过筛的大麦粉，或者大麦饼太干、太湿或太黏，不习惯吃面包的人吃了则会产生不同的效果。同样，新的大麦粉可能会让那些不习惯的人出现不适；对于那些已经习惯了新的大麦粉的人来说，陈的大麦粉也会引发不适。

同样，如果习惯将水作为饮料的人突然改饮酒，或者反过来，或者用兑水的葡萄酒代替以纯葡萄酒作为饮料的习惯：一种情况会使上腹胀气，下腹排气，另一种情况会引起静脉搏动、头部沉重和口渴。同样，从白葡萄酒换成红葡萄酒，即使都很浓烈，也会引起不适。所有这些事物都会在身体内引起许多紊乱。因此，从甜酒突然换成烈酒，或者从烈酒换成甜酒，都不能保持体质平衡，这也就并不奇怪了。

37b. 但是，我必须对相反的意见做出一点小小的让步。通过采用颠覆摄生法，可以纠正疾病状况。因为在这种情况下，饮食的变化并不会伴随着身体的变化。身体并没有变得强壮而需要更多的食物，也没有变得虚弱而需要更少的食物。

38. 在考虑每种疾病的严重程度和性质特征时，必须与病人及其饮食习惯联系起来，包括固体和液体饮食。应尤其避免增加，因为如果病人能够在疾病达到高峰之前生存下来，完全禁食通常是对病人有利的。我将详述什么情况下可以这样做。

39. 还有很多与上述相关的内容有待补充，但以下是最有说服力的证据。它不仅与我要讲的主题有关，而且本身也是一个极为恰当的课程。患急性疾病的人有时会在疾病开始的当天进食，有些是在第二日进食。有些人是手边有什么，就随便吃点什么，甚至有些喝过凯基翁（kykeon）①。如果过去遵循的是其他的饮食方式，这些做法的危害可能更大。但是，相比病人完全禁食两三天，然后在第四或五日开始进食，在这个阶段进食的错误程度要小得多。如果病人一直禁食，在疾病到达顶点之前又开始进食，情况将更加糟糕，因

---

① 在古希腊罗马，这种广受欢迎的饮品常被用作祭品或在宗教仪式中饮用，通常包含大麦、水和其他天然材料，如葡萄酒、蜂蜜和各种草药，被赋予特定的象征意义和药效。——译者注

为很明显，除非疾病非常轻微，否则这种过程通常是致命的。但是起病之初出错，并不那么严重，并且更容易纠正。我认为，这是最重要的教训：如果之后要让病人食用粥或固体食物，则不得在起病后的最初几天禁止病人进食任何种类的粥。

40. 实际上，人们不知道禁食两三天后接着服用大麦粥是有害的，而那些服用大麦汤的人也不知道，如果不能以正确的方式开始服用大麦汤，也可能会造成伤害。然而，我们知道，并且仔细观察到的一点是，如果病人已经习惯饮用大麦汤，在疾病达到高峰之前饮用大麦粥是非常不好的。

41. 所有这些都是明确的证据，证明医生指导病人饮食的方式存在问题。他们让那些本该食用粥或本不该禁食的病人禁食。他们让原本应当禁止改变饮食的病人先禁食，又转为进食大麦粥。在大多数情况下，他们让病人结束禁食，进食大麦粥的阶段，正是疾病接近发作的时候，这时本应当减少食量，甚至完全禁食。

43.① 我还观察到，医生在治疗过程中并不熟悉如何鉴别造成病人虚弱的不同原因：哪些是由于禁食，哪些是由于其他刺激引起，哪些是由于应激或病情。他们也无法区分每个人的体质和疾病状况所导致的不同状态和外在体征。然而，生与死可能正取决于他们区分和识别这些因素的能力。

44. 事实上，对于因应激和病情导致虚弱的病人，若是错认为虚弱是由于禁食所致，而给以更多的水、大麦粥或固体食物，将是一个严重的错误。若是无法认识到病人的虚弱是由禁食造成的，而让病人继续禁食，只会让情况更糟，这近乎一种暴行。虽然后一种错误的危险程度低一些，但它更容易招致嘲笑，因为其他的医生甚至是门外汉，只要打眼一看就能看出病人的病情，从而违背指令让他吃喝。这对所有人来说都是显而易见的错误。尤其是，后来加入的医生或外行人让病人起死回生了，会让原来的医生受到更多的嘲笑。我将描述如何区分每种状况的征象。

45.② 然而，这与腹部状况非常相似。若全身经过比往常更长时间的休息，反而不能恢复体力。实际上，如果长时间不运动后突然恢复运动，会明显感

---

① 第42节缺漏。——译者注
② 疑有内容缺漏。——译者注

到疲倦。身体的各个部分也是如此。如果双脚乃至四肢已不习惯运动，或者是经过了一段时间的休息突然运动，也会有类似的感觉。牙齿和眼睛以及身体的其他各个部分都是如此。比平常更软或更硬的床都会导致不适，而露天睡觉会使身体变得僵硬。

46. 一个简单的例子就足以说明这一切。假设某人小腿上有一个伤口，虽不是很严重，但也不是微不足道的那种，也就是不会很快或很慢愈合的伤口。如果从第一日起，他就卧床并得到仔细照料，不做抬腿的动作，那么与在治疗期间随意走动相比，发炎的可能性就较小，也会更快地痊愈。但是，如果在第五或六日，甚至更晚的时候，他才开始下地走动，那么与一直下地走动的人相比，他将忍受更多的痛苦。而且，如果在这个阶段他突然剧烈活动，那么他受的苦，会比他从一开始就一边活动一边治疗大得多。所有这些事实摆在一起，证明任何变化都是过犹不及，易造成伤害。

47. 相比长期饱食后禁食，长期禁食后进食对腹部的伤害要大得多，与长期休息后过度运动对身体其他部位的影响相当。正如长时间剧烈运动后，应当让身体完全休息和静止，并感到慵懒疲倦一样，饱食后也应该让腹部休息，否则会引起全身疼痛和不适。

48. 上述大部分内容都与从一种饮食转换到另一种饮食有关。总体来看，这是有用的信息，但是对于急性病病人，从禁食到进食大麦粥的饮食变化还有一些内容要补充，这种饮食变化必须按照我给出的指示进行调整。此外，在疾病已经成熟、肠道或季肋部出现某些征象（提示饥饿、肠激惹）之前，不得食用大麦粥。我将依次描述这些征象。

49. 严重失眠会使食物和饮料更难消化。另一方面，嗜睡则会使身体放松，导致疲倦和头痛。

50. 根据以下适应证，可以判断不同类型的葡萄酒（甜的或浓的，白的或红的）以及蜂蜜酒、蜂蜜水或醋蜜饮对急性病的效果。

甜葡萄酒较之浓葡萄酒更不容易导致头痛，它对精神的影响较小，就对内脏器官的影响而言，它比浓葡萄酒更容易消化，但会导致脾脏和肝脏肿大。它最不适合胆汁质的人，因为会导致他们口渴。它可能引起肠道上部胀气，但对肠道下部不会造成这个困扰。甜葡萄酒所致的胀气易在季肋部积聚而无法排出。总的来说，它比起浓葡萄酒更不容易通过尿液排出。喝甜葡萄酒会产生比浓葡萄酒更多的痰液。如果发现喝甜葡萄酒引起口渴，那么就不会像浓葡萄酒那样产生大量的痰液。如果不引起口渴，情况则相反。

51. 关于浓葡萄酒的优劣之处，我在对甜葡萄酒的描述中已经提及了。由于浓葡萄酒比其他类型的酒更容易进入膀胱，且具有利尿和催泻催吐的功能，因此在急性病的治疗中总是非常有益的。即使它在其他方面不如甜葡萄酒那么合适，但它通过膀胱实现的净化功能只要正确使用，是极有帮助的。葡萄酒的益处和害处是颇值得注意的，然而，我的前辈们对此并不清楚。

52. 应采用如下方式使用黄葡萄酒和苦红葡萄酒治疗这类疾病。如果既没有头痛也没有精神症状，没有痰液或尿液潴留，并且如果粪便过于疏松且充满碎屑，则最好将白葡萄酒或此类葡萄酒改为黄葡萄酒和苦红葡萄酒。还应该了解的是，稀释得越多，葡萄酒对胸腔器官和膀胱的伤害就越小；而稀释得越少，对肠道的益处就越大。

53. 在急性疾病过程中可饮用蜂蜜水，但对于那些胆汁质和内脏肿大的人来说比较不宜。相比甜葡萄酒，蜂蜜水不易导致口渴，并且可以舒缓肺部，使痰液温和地咳出，缓解咳嗽。它具有一定的祛痰作用，使痰液黏度下降。只要没有内脏问题干扰，蜂蜜水也是一种很好的利尿剂。它还可以导致胆汁质粪便的排出，有时是良性的，但有时会排便过多，且多见泡沫样便。然而，这种情况更容易发生于胆汁质或内脏肿大的病人。

54. 淡蜂蜜水可舒缓肺部和祛痰，浓蜂蜜水则会导致泡沫样粪便和粪便过多、过热。这种大便还会导致其他不适。因此，季肋部灼烧感非但没有缓解，还会加重和引起焦虑、四肢抖动、内脏或肛门溃疡。我将描述预防这些情况发生的措施。

55. 对于这类疾病，相比其他饮品，给予不添加大麦粥的纯蜂蜜水效果更佳。至于在哪些情况下应该或不应该这样做，我已经陈述过主要的观点。

56. 人们普遍认为，蜂蜜水会使人虚弱，因此蜂蜜水落下了加速死亡的名声。这一名声源于饥饿致死的人，因为有些人实际上是用蜂蜜水来缓解饥饿。其实，它并不会在所有情况下都加速死亡，只要不引起胃部不适，它比纯水更有益。与白葡萄酒或淡的、无味的葡萄酒相比，蜂蜜水有时效果更强，有时效果更弱。如果不加稀释，喝葡萄酒和蜂蜜对病人体力的影响有巨大的差别。如果一个人食用一定量的蜂蜜，而另一个人饮用两倍的纯葡萄酒，那么只要没有胃部不适，吃蜂蜜的人会大大增强体力，因为葡萄酒会让人排出更多的大便。如果一个人进食了大麦粥，然后再喝蜂蜜水，那么这种混合物会让人过饱，引起腹胀，而对季肋部的器官有害。但是，在进食大麦粥之前先喝蜂蜜水，就不会那么有害，甚至可能会有一些益处。

57. 煮沸的蜂蜜水看上去比生的更可口一些，因为会变得有光泽、稀薄、无色、透明。我不能说煮沸后就具备了原来没有的优点。只要蜂蜜本身是好的，这种蜂蜜水煮沸后并不比生的更甜。但它的力量较弱，通便能力较弱，这对于蜂蜜水来说并不是优点。如果蜂蜜质量不好，不够清澈，色深且气味不佳，最好是将它煮沸。煮沸会去除这些缺点。

58. 对于这类疾病，你会发现醋蜜饮是非常有效的，因为它可以促进痰液的咳出并改善呼吸。以下是一些关于它的有用信息。如果醋蜜饮过酸，对浓痰的效果将是极端的。如果它能够润喉祛痰，改善声音嘶哑，那么就可以清肺，舒缓肺部。如果出现这些情况，那将是非常有益的。但有时即使酸度很大，也无法让人成功咳出痰液，反而增加其黏稠度，并造成伤害。那些生命垂危，无法咳嗽，痰液堵在气道不能咳出的病人尤其容易发生这样的状况。在应用时，应考虑病人的体力，如果有希望，就给以醋蜜饮。如果确定要让病人服用醋蜜饮，请务必稍加温热，而且每次少量，不得过量。

59. 另一方面，微酸的醋蜜饮能润喉、爽口、祛痰、止渴，对季肋部及邻近的脏器有益。它可以通过调节过多的胆汁，抵消蜂蜜的有害作用。它还能刺激尿液排出。但它又会导致肠道下部胀气，排出碎屑便。在某些情况下，它对急性病病人尤其有害，妨碍排气，并引发胀气。它也可能使病人虚弱、四肢发冷。据我所知，这是醋蜜饮唯一值得一提的害处。

60. 最好在晚上和空腹时饮少量的醋蜜饮，然后再食用大麦粥，不过在食用稀粥之后过一段时间再饮用也没什么问题。完全依靠流食而不食大麦粥的人，则不宜长期饮用醋蜜饮。这主要是因为它的刮肠效果，尤其是在病人什么也不吃，不大排便的时候。这种情况下，醋蜜饮也可能失去一些效果。然而，如果整体疾病状况能因大量饮用醋蜜饮而有所好转，那么只需在蜂蜜中加点醋即可，这样可以最大程度地避免可能出现的不良影响，并使需要它的身体部位受益。

61. 总之，从醋中获取的酸对于胆汁质的人来说，要比对于黑胆汁质的人来说更有益一些，因为它溶解了苦味物质，将其化为黏液，并将其排出。醋可以使黑胆汁变淡、排出和稀释。醋对女性的危害通常比对男性更大，因为它可能引起子宫疼痛。

62. 我无法找到饮水对于急性病病人的任何好处。患病期间喝水既不会缓解肺炎病人的咳嗽，也不会像其他饮料一样促进痰液的排出。但是，如果将醋蜜饮换成蜂蜜水，少量饮水可以促进咳痰，这是由于摄入的液体性质有所变化。否则，它非但不能止渴，由于水属胆汁质，还会产生苦味，因此对于胆汁质和患忧郁症的人来说是不利的。空腹是最糟糕的喝水时间，因为此时水的胆汁性最强，使人虚弱的能力也最强。当肝、脾存在炎症时，饮水还会引起脾脏和肝脏肿大，并使胃扩张，引起消化不良。由于它既冷又粗糙，因此在胃肠通过的速度较慢，既不能促进排便，也不能促进排尿。这种自然的便秘作用可能是有害的。如果双脚冰凉时饮水，它会对受累的所有器官都造成极大的伤害。

63. 如果怀疑这些疾病会引起剧烈的头痛或精神错乱，则必须完全避免饮用葡萄酒。在这种情况下，应该让病人饮水，或者如果是饮酒，也要大量加水，直到呈淡黄褐色并且完全没有气味。喝完后，应再喝少量的水，这可以防止葡萄酒的力量作用于头部，从而影响精神状态。关于何时应该仅喝水，何时大量喝水，何时适度喝水，何时喝温水和何时喝冷水，我已列出具体的指导。其余的内容，将在适当的地方提及。

64. 同样，在处理每种疾病时，我也会给出有关其他饮料的说明。对于用大麦、药草、葡萄干或二次榨制的葡萄、小麦、蓟或桃金娘、石榴等制作的饮料，我将给出正确的适应证。同样适用于复方药物。

65. 沐浴对大多数病人都是有益的，对一些病人来说，坚持连续沐浴是好的，对另外一些病人来说，间歇性地沐浴是有益的。有时由于病人缺乏足够的设施，因此沐浴的次数是不足的。没有多少家庭有沐浴所必需的设备和合适的佣人。即使沐浴的方法不正确，其危害也不会太大。沐浴需要一个无烟、遮风避雨而且取水方便的地方。宜经常沐浴，但不要过度，除非有特殊原因。最好不要用肥皂搓澡，但如果要使用肥皂，应将其加热，再加入大量的水中，之后再多次添加大量的水。病人离浴缸的距离应该不远，应该方便进出浴缸。沐浴者应该安静有序，不需要自己操心其他事宜，应当由他人代为倒水、擦拭。应提前准备大量的温水，并应将其倾倒在沐浴者身上。海绵比刮板好。在身体全干之前涂抹油膏。头发要用海绵擦拭，至尽可能干燥。不要让四肢、头部和身体其他部位变冷。不宜饭后或饮酒后立即沐浴，沐浴后也不要立即进食或饮酒。

66. 是否沐浴应主要取决于病人是否喜欢以及是否习惯沐浴。喜欢沐浴的人会渴望沐浴，可以从沐浴中受益，若不能沐浴，会感到痛苦。一般而言，沐浴最适合用于治疗肺炎和剧热，因为它可以缓解肋部和胸部以及整个背部的疼痛。它还会促进痰液成熟，并帮助排痰；可以促进良好的呼吸并缓解疲劳；可以放松关节并软化皮肤；还可以促进尿液分泌，治疗头痛，使鼻腔湿润。

67. 如果必要条件都能满足的话，沐浴可以有上述功效。然而，如果缺少一个或多个必要的条件，沐浴可能弊大于利，因为如果佣人事前没有准备周全，任何一件事情的遗漏都可能造成巨大的伤害。

大便次数偏多的人不宜沐浴，便秘严重且未能提前灌肠者也不宜沐浴。

沐浴也不利于身体虚弱、恶心或呕吐、呕吐胆汁和鼻出血者（除非症状轻微）。如果以上表现程度轻微，则应该沐浴，无论是对全身还是对头部都是有益的。

68. 如果准备工作令人满意，并且病人愿意，应每天沐浴。如果喜欢沐浴，每天沐浴两次也没有害处。沐浴更适合食用大麦粥者，而不是只进食大麦汤者，尽管后者有时也可能沐浴。只进食流食的人最不宜沐浴，不过某些情况下还是可以的。

最终的决定必须根据摄生法，并通过判断病人的类型能否获益而定。但凡沐浴有益，病人都应当沐浴。但是，一旦存在不宜沐浴的征象，或不需要借助沐浴的功效，则应避免。

论健康摄生法

1. 普通人应采取如下摄生法。在冬季，尽可能多食、少饮，最好的饮料是尽可能不加水的葡萄酒。至于谷物，最好是食用面包。所有的鱼类、肉类都应该要烤熟。在冬季，应尽量少吃蔬菜。这样的饮食可保持身体温暖和干燥。

当春天来临，应该多饮酒，逐步增加饮用的量，并尽量稀释，少量多次。应该吃一些更为柔软的谷物，数量也要减少，用大麦饼代替面包。肉类的摄取也要逐步减少，用煮肉代替烤肉。一进入春季，即开始食用少量的蔬菜。这样可以逐步过渡到夏季饮食，即软的谷物、煮的肉、生的或煮的蔬菜。与此同时，喝尽量多的尽量稀释的葡萄酒。注意这种变化不得冒进和突然，宜缓慢调整。

在夏季，饮食应该以软的大麦饼和大量稀释的葡萄酒为主，摄入的所有肉类应煮熟。在夏季，这样的饮食是很有必要的，可以使身体保持凉爽柔软。因为天气炎热、干燥会使身体受炙烤和干裂，可以通过恰当的饮食来避免这样的状况。从春季到夏季的变化应遵循从冬季到春季的相同的模式，即减少谷物的摄入量，并增加葡萄酒的摄入量。

这一过程的逆转则构成了从夏季到冬季饮食的变化。在秋季，谷物的摄入量应增加并使其更加干燥，进食的肉类也应如此。饮酒量应该减少，并降低稀释程度，以更好地适应冬季。然后，再到摄取最少量的、最少稀释的葡萄酒和最多量、最干燥的谷物。这将使人保持身体健康，感到不那么寒冷，因为冬季寒冷且潮湿。

2. 身材丰腴、身体柔软或红润的人是湿性体质，因此，一年中的大部分时间最好保持干燥饮食。皮肤紧致、黝黑或暗沉的人是干性体质，因此，大多数时候应保持富含液体的饮食。最软、最湿的饮食最适合年轻的身体，因为这个年龄的身体干燥且结实。老年人大多数时候应该采取较为干燥的饮食，因为这个年龄段的身体湿、软且冷。必须根据年龄、季节、习惯、地域和体质来调整饮食。无论是冬季还是夏季，饮食特征都应与当时的气候相反，这是通往健康的最佳途径。

3. 在冬季，应该快走；在夏季，除非在烈日下行走，否则应该以比较悠闲的方式缓慢行走。丰腴的人应该走得更快，纤瘦的人应该走得更慢。在夏天，应该比冬天更勤地沐浴。健壮的人应该比胖的人多洗澡。夏天的衣服应用橄榄油浸泡，而冬天则不要。

4. 胖人若要减肥，应在空腹时进行锻炼，趁上气不接下气时立即进食，不应该等到恢复正常呼吸再吃饭。在进食前，应喝一些稀释的、不太冷的葡萄酒，肉上应撒芝麻或其他调味料。肉也应该比较肥腻，吃少量就能让人感到饱足。每天应该只吃一顿饭，不沐浴，睡硬床，穿衣服尽可能少。瘦人若要增肥，应该做相反的事情，切勿在空腹时锻炼。

5. 使用催吐剂和灌肠剂时，应当遵守以下准则。可在冬季的六个月内实施催吐，因为这是一年中黏液最重的时间，疾病多在头部或胸部。在温暖的天气里，可使用灌肠剂，因为身体在炎热的季节胆汁更多，腰部和膝部沉重，腹部发热、绞痛。因此，有必要冷却身体，并将这些部位周围的物质下引。对于肥胖的湿性体质的人，宜使用较稀薄和较咸的灌肠剂。对于较瘦的干性体质的人，宜使用浓稠的油性灌肠剂。所谓浓稠的油性灌肠剂，我指的是用牛奶、鹰嘴豆加开水等制成的；所谓稀薄的咸灌肠剂，是指用盐水和海水等制成的。

催吐剂的应用如下。肥胖者，而不是瘦弱者，应该在正午时分，短跑或快走之后，在空腹状态下催吐。将牛膝草研磨，兑六品脱①水，制作催吐剂。服用前，应添加适量的醋和盐以改善口感。病人服用时，要先慢后快。瘦弱

---

① 品脱（pint）为容积单位，在不同国家存在标准差异，1品脱大致为500毫升。——译者注

者在服用催吐剂前，应少吃些食物，并照下列方式服用。先热水浴后，让病人先喝半品脱纯葡萄酒，然后进食少量食物，种类不限，但饭中和饭后都不得再饮酒。之后等大概步行一英里的时间，然后口服一种由三种葡萄酒（纯酒、甜酒、酸酒）混合而成的药剂。开始时不加水，少量饮用，间隔稍长时间之后大量稀释，并频服、多服。

习惯于每月催吐两次的人会发现，最好连续两天催吐，而不是每两周一次。实际上，大多数人的做法恰恰相反。适宜催吐和大便不畅的人，应注意每天多餐，食用各种食物，肉肴以不同方式烹饪，并饮用两至三种葡萄酒。不愿催吐或腹泻的人，应采用完全相反的饮食。

6. 婴儿应在温水中多沐浴一段时间，饮用稀释的完全不凉的葡萄酒。这种酒最不可能引起胃胀气和排气。这样做是为了避免惊厥的发生，以使儿童成长、气色良好。对于妇女来说，较干燥的饮食效果最佳，因为干燥的食物最适合肌肉柔软的体质，而且较为浓烈的饮料对子宫和妊娠更有利。

7. 喜欢体操的人在冬季应摔跤和跑步；在夏季，应当减少摔跤，切忌跑步，但作为替代，宜在天气较凉爽的时段进行长距离的散步。跑步后感到疲劳的人应该摔跤，摔跤后感到疲劳的人应该跑步。通过这种锻炼方式，身体疲惫的部位可以得到充分的活动、放松和休息。

那些发现运动会引起腹泻、排出未消化的粪便的人，应将其运动量减少至少三分之一，同时食量减半。因为很明显，腹部无法充分变暖来消化大部分食物。在这种情况下，饮食应该是：尽可能烤好的面包碎，浸泡在葡萄酒中，再加上极少量未稀释的葡萄酒。他们不应该在饭后散步。在腹泻期间，他们每天应该只吃一餐，这将最大限度地给胃提供消化食物的机会。这种腹泻最常见于特别肥胖的人，因为体质的关系，他们不得不吃肉。血管被压缩，无法消化大量摄入的食物。这种体质很好地保持了平衡，很容易向两个方向偏离，只能在短时间内维持最佳状态。

相比之下，那些身材瘦削、毛发重的人更适合大量饮食和剧烈运动。他们可以将体力维持较长时间的巅峰状态。

若进食后第二天呕吐并伴有季肋部腹胀，呕吐物是未经消化的食物，则应多睡觉，并通过运动锻炼强健身体。他们应该喝更多的葡萄酒，葡萄酒应该稍加稀释，与此同时，减少食物的摄入量。很明显，腹部虚弱和冰冷会造成大部分食物无法消化。

那些容易口渴的人应减少食量，减少运动量，应该喝类似水的葡萄酒，并且尽量冰。

若因体操或其他运动而导致内脏疼痛，则应休息，不得进食，饮用尽量少的葡萄酒，促进尿液的排出。这样，可以避免内脏的血管充盈、膨胀，而导致肿瘤和发热。

9.[①] 明智的人应该认识到，健康是最宝贵的财富，并应学会依靠自己的判断来治疗疾病。

---

① 第8节缺漏。——译者注

论　　梦

（即《论摄生法·四》）

86. 无论出于何种目的，准确地理解梦中的征兆是非常有价值的。当身体醒着的时候，灵魂并不是处在它自己的控制之下，而是被分成不同的部分。每个部分都致力于某些特殊的身体功能，如听觉、视觉、触觉、运动和身体的各种活动。但当身体休息时，灵魂被扰动和唤醒，成为它自己的主人，它自己执行身体的所有功能。身体睡着时接收不到任何感觉，而此时灵魂清醒着，能感知一切。它看到所有看得见的东西，听到所有听得见的东西，它行走，它触摸，它感受疼痛，它亦会思考。简而言之，在睡眠期间，灵魂执行着身体和灵魂的所有功能。对这些事物的正确理解，意味着相当的智慧。

87. 有专门的解梦者，用他们自己的科学来解释这些问题，因为神赐给城市或个人的梦能让他们预知未来。这些人也解释来自灵魂的征兆，提示身体的状态：自然物质的过多或缺失，以及某些异常变化的过多或过少。在这些事情上，他们有时是对的，有时是错的，但无论对错，他们都不知道为什么会发生这种事情。不论他们是对的还是错的，他们还是给了你一些建议，让你"小心受伤"。然而，他们从来不告诉你应该如何小心，而只是告诉你要向神祈祷。祈祷是件好事，但人应该为自己承担一部分责任，我们只能祈求神灵赐予一些帮助。

88. 关于梦的事实如下：如果夜晚的梦仅仅是白天行为和思想的转移，这些行为和思想继续以正常的方式发展，就像在白天一样，那么是有好处的，因为它们表明一种健康的状态。这是因为灵魂始终忠实于它白天的思考，既不过度，也不空虚，也不为任何其他外来的环境所征服。但是，当梦的性质与白天的活动相悖，与白天的活动有矛盾之处或完全相反，那么这种梦就是身体紊乱的征象。矛盾的严重程度提示了伤害的严重性。关于这一点，我无法判断你是否应该通过适当的仪式来避免后果。但是我建议对身体进行治疗，因为某种体液过多所造成的分泌物会扰乱灵魂。如果相克的力量过于强大，那么最好催吐并在五天内逐渐增加清淡饮食，经常早间散步，逐渐加快步伐，习惯体操这种运动形式的人可以练习体操，运动的强度与饮食增加成正比。如果相克的力量较弱，就不用催吐药，只是在五天内逐步减少饭量，直至减少三分之一的饮食。大量的走路和声乐练习将会结束这种紊乱。

89. 如果梦中看到太阳、月亮、天空和星星，清晰而不暗淡，每个都正常地处于正确的位置，这是一个很好的征兆，因为这表明身体健康，没有受到干扰。但有必要采取某种摄生法，以确保这种情况得到维持。相反，如果任何一个天体出现移位或有所改变，则提示身体有疾病，其严重程度取决于干扰的严重程度。

现在，恒星的轨道在最外层，太阳的轨道位于中间，而月亮的轨道是最接近苍穹的。如果梦中某颗恒星似乎是缺损的，或者由于雾气或云层的缘故而消失或停止转动，这是身体虚弱的一个征象。如果这种变化是由雨或冰雹引起的，则虚弱程度更高，说明湿气和黏液已经排到了身体相应的最外层。在这种情况下，则嘱病人穿长袖长裤进行长跑，增加运动量，以尽量多地出汗。运动之后应该进行长时间的散步。病人应禁食早餐，食物应减少三分之一，并在五天内逐渐恢复正常饮食。如果症状更严重，可以嘱其蒸汽浴。此外，建议清洗皮肤，因为危害位于身体的最外层。因此，嘱病人食用干燥、辛辣、苦味、未稀释的食物，并进行最发汗的运动。

若梦中月亮受到了影响，宜将体内的有害物质排出，因此，应建议病人清肠后食用辛辣、咸味和软性的食物。此外，可以嘱病人在环形跑道上轻快地跑步、散步和进行声乐练习。禁食早餐，减少食量，再缓慢恢复如前。因为病损出现在身体的空腔之中，净化应该在身体内部进行。

如果梦中太阳发生了上述任何一种变化，问题会更加严重，更不容易痊愈。排泄应双向进行，嘱其在体育场跑道和环形跑道上跑步、散步和从事其他形式的锻炼。服用催吐药，减少进食，并用五天的时间逐渐恢复正常饮食，如前所述。

如果梦见晴朗的天空中天体暗淡模糊，发出微弱的光芒，似乎因为干燥而停止旋转，则提示发生疾病的危险。应该停止运动，同时进食流食，频繁沐浴，并保持休息和睡眠充足，直到恢复正常。

如果梦见天体被炽热的大气遮蔽，则提示胆汁分泌。如果相克的力量占了上风，就预示着疾病；如果它们完全战胜了恒星并使其消失，那么疾病可能会致命。然而，如果相克的力量被击退，似乎被天体驱赶，那么除非病人得到治疗，否则会有发疯的危险。不论哪种情况，最好首先用黑藜芦进行净化治疗。若做不到这样，应进流食，不得饮酒，除非是淡的兑水状、白色、稀薄、柔和的葡萄酒。应避免热的、辛辣、利尿和咸的食物。嘱其尽可能多地进行自然运动，并在穿戴完好的情况下适量跑步。避免按摩、摔跤、在土地上摔跤。除了自然运动外，充足的睡眠可以让人得到舒缓，所以要让病人休息。让病人晚饭后散散步。先洗个蒸汽浴再催吐也是不错的选择。三十天之内，病人不要吃饱，但当恢复正常饮食时，应在吃了甜食、流食和清淡饮食后催吐，每月三次。

当梦见天体向不同的方向漂移时，提示出现了焦虑所致的精神紊乱。在这种情况下，放松是有益的。人的灵魂应该转向娱乐，尤其是有趣的娱乐。如果做不到这些，就去从事能给人带来特别的快乐之事，持续两到三天。这可能起到疗愈的作用；否则，精神焦虑可能会导致疾病。

如果梦见一颗清晰明亮的恒星脱离轨道，向东偏移，是为健康的征象。身体任何清澈物质的分离及其自然排泄都是好的。因此，物质排泄到肠道和在皮肤上形成脓肿都是物体脱离轨道的例证。

如果恒星显得暗淡且昏暗，然后向西移动，或向大地或海洋移动，或向上移动，则提示疾病。向上运动，表明头部有通气；移入海中，提示肠道疾病；向大地移动，提示肉瘤生长。在这种情况下，明智的做法是将食物摄入量减少三分之一，并在催吐后五天内增加食物摄入量。然后应继续正常饮食五天，然后再服用催吐剂，然后以同样的方式增加饮食。

如果梦中所有天体看起来清晰、湿润，这是一个健康的征象，因为来自以太的涌入对人所产生的作用是澄澈的，其进入人体时，灵魂会有所觉察。如果是黑暗的，并且不干净、不透明，则表明存在疾病，这不是由于体内某种物质过多或缺失所致，而是来自外部环境。在这种情况下，建议在环形轨道上轻快地跑步，将身体消耗限制在一定范围内。另外，呼吸加快会导致侵入性影响的排出，跑步后应轻快地散步。饮食应柔软、清淡，并在四天内逐渐增加食量以达到正常。

当一个人似乎从纯净的神那里得到纯净的东西时，对健康有益，因为这意味着进入他体内的东西是纯净的。如果他似乎看到了相反的情况，那就不好了，因为这表明某种疾病已经进入了他的身体。这种情况的治疗应与前面所述的一致。

如果梦见晴朗的天空下起了毛毛细雨，没有暴雨或风雨交加，是为吉兆。这表明吸入的空气是均衡且纯净的。如果发生相反的情况，即暴雨、风雨交加和狂风大作，雨水不净，这表明疾病源于吸入的空气。对于这种情况，应嘱其采取类似的摄生法，并且应少食。

从对天体的了解中获得信息后，人们必须采取相应措施并遵医嘱采取适宜的摄生法。向神祈祷：若为吉兆，向太阳神、天空宙斯、家庭的宙斯、家庭的雅典娜、赫耳墨斯和阿波罗祈祷；若为凶兆，向祛除邪恶的神明、大地和英雄祈祷，祈求所有的疾病都能好转。

90. 以下是预示健康的一些征兆：梦中清晰地看到和听到地上的事物，安全地行走，安全、迅速地奔跑，没有任何恐惧，看到的地面平整且耕作良好，树木茂盛，硕果累累，果香扑鼻；梦中看到河流正常流动，没有洪涝灾害，也没有水流枯竭，泉水和水井也是如此。所有这些都提示健康，身体体液均衡，所摄取的食物和排泄物都是正常的。

但是，若看到任何与上述相反的事物，都表明身体有问题。视力或听觉受到干扰，表明头部有疾病，则嘱其清晨和晚餐后安排一个更长时间的散步。如果腿部受伤，则应用催吐药和更多地进行摔跤，以产生相反的作用。若梦见贫瘠的土地，则表明皮肤和肌肉中有杂质，则嘱其锻炼后应再慢走一段时间。

如果梦见不结果的果树，则提示精液遭到破坏。如果梦见树叶落尽，提示病因是湿和冷；如果梦见树林茂密，但寸草不生，则提示病因是热和干。在第一种情况下，摄生法应注重加热和干燥，而另一种情况，则应注重冷却和润湿。

梦见河流异常与血液流动有关。如果梦见河流水量比平时大，则血液过多；如果梦见水量少于平时，则为血液不足。所采取的摄生法应分别注重减少或增加血液。如果梦见水是混浊的，则表明有一些紊乱。这可以通过在跑道上跑步或步行来治疗。增加呼吸可以去除这一问题。

梦见泉水和井水，与膀胱有关。在这种情况下，应使用利尿剂。

梦见波涛汹涌的大海，提示肠道疾病。应当使用缓泻剂，进行彻底净化。

当健康人梦到地震或房屋晃动时，预示疾病的发作；病人若是梦到这样的场景，则预示着病情好转和恢复健康。此时健康人最好是改变摄生法，因为现有的摄生法在扰乱整个身体。因此，首先要催吐，之后可以逐渐恢复饮食。但是，对于病人，由于身体本身正在发生变化，因此应继续保持相同的摄生法。

梦见土地被水或海水淹没，是疾病的迹象，表明体内有过多的体液。建议给予催吐剂，禁食、运动，缓慢增加干燥的饮食。梦见黑色或干焦的土地，也不是吉兆，这表明身体过度脱水，并有导致严重或致命疾病的风险。应嘱其停止运动，忌食所有干燥、辛辣和利尿的食物。建议服用煮熟的大麦汤和少量清淡食物，辅以大量的兑水白葡萄酒，并多次沐浴。病人进食前不得沐浴。嘱病人躺下放松，避免寒冷和日晒。向大地、赫尔墨斯和英雄们祈祷。梦见潜入湖泊、大海或河流，不是吉兆，因为这也提示体内过湿。嘱病人用脱水摄生法，并多做运动。然而，对于那些发热的人来说，这是一个好兆头，表明热量正在被水分淬灭。

91. 梦见一个人穿着合身的衣服，衣服的尺寸既不太大也不太小，是健康的吉兆。梦见自己的白色服装和好鞋，为吉兆。任何相对四肢来说过长或过短的衣物都不好；在前一种情况下，摄生法应以减少为目标，而在后一种情况下，应以增加为目标。梦见黑色的衣物，提示病情将加重或危险，应采取舒缓和润湿的治疗措施。梦见新的衣服，提示变化。

92.梦见穿着白色衣服的死人,为吉兆,而从他们那里收到清洁的东西,提示身体和进入身体的事物是健康的。这是因为死者是营养、增加和繁殖的来源,并且进入身体的东西干净是健康的标志。相反,如果死者是赤裸的,或者身着黑衣,或不洁的衣服,或将东西搬出或拿出房间,则是一种不好的迹象,提示疾病,因为进入人体内的东西是有害健康的。应嘱病人在环形跑道上跑步和散步,将这些东西排出,并且服用催吐剂,之后应逐渐增加柔软和清淡的饮食。

93.如果梦中出现怪物,并惊吓到了做梦者,提示暴食或吃了不习惯的食物,有分泌物,霍乱和危险性疾病。催吐,之后在五天内逐渐增加清淡饮食。食物不宜过量,不宜辛辣,也不宜为干性或热性。还应嘱病人运动,尤其是自然运动,但不得在晚餐后散步。也可建议做梦者泡热水澡和放松,应避免日晒和寒冷。

在睡觉时梦见正常吃喝,提示营养不足和精神饥饿。食物中肉越多,饮食不足的程度越高;肉越少,饮食不足的程度越低。因此应减少饮食[①],因为这表明营养过剩。梦见用奶酪和蜂蜜制成的面包具有相似的意义。

梦见喝干净的水,无妨,而所有其他种类的水,则不然。在梦中看到的任何正常的事物,都表明灵魂有相似的渴求。

如果做梦者因恐惧而飞奔逃离任何东西,不论何种原因,都提示存在由脱水所致的血液阻塞。此时,明智的方法是冷却和湿润身体。

梦见打仗、被刺伤或被他人捆绑,提示有一些分泌物进入体内,对体液不利。这时建议服用催吐剂,减少饮食并散步。催吐后,应保持四天以上的清淡饮食,饭量逐日增加。散步和攀爬有相同的意义。

梦见渡河、敌军士兵和可怕的幽灵,提示疾病或疯癫。催吐后,五天内吃少量清淡的软性食物,饭量逐日增加,并进行大量的自然运动(不包括晚餐后散步)、温水浴和放松。避免寒冷和日晒。

遵循我上面的说明,人们可以过上健康的生活。我发现在众神的帮助下,哪怕是凡人,亦能找到最好的摄生法。

---

① 此句前疑有缺漏。——译者注

外科篇

· Surgery ·

> 如果医生没有先入为主的想法,在处理骨折时通常也不会犯错,因为在绑扎时病人自己会将手臂保持在符合自然情况的位置。
>
> 我之所以花相当的篇幅来写这一部分,是因为我认识一些医生,他们因处理手臂骨折赢得了声望,而实际上他们理应为此而臭名昭著才对。

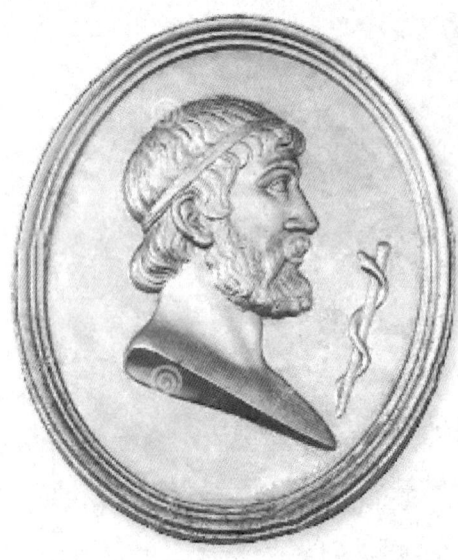
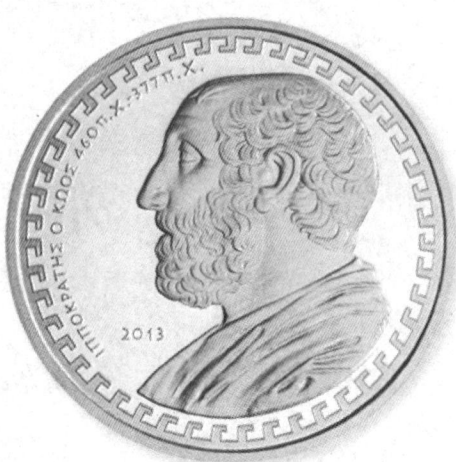
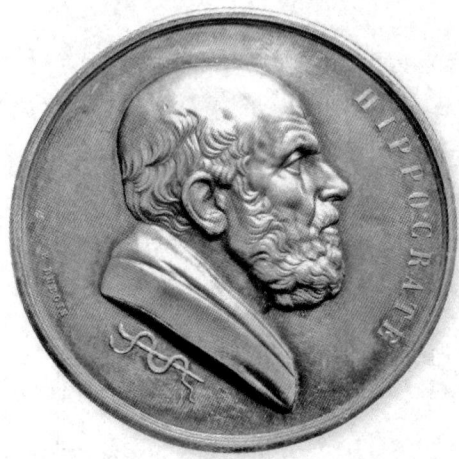
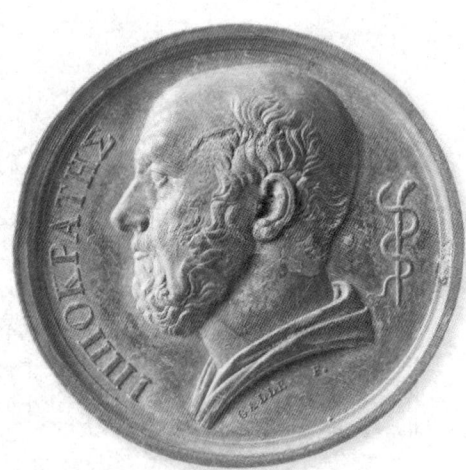

论 骨 折

Fractures

1. 处理脱位和骨折时，医生应该尽可能沿直线进行牵引，因为这是最符合自然状态的。如果稍微偏向一侧，则应转向内旋（掌侧向下），而不应外旋（掌侧向上），这样危害较小。实际上，如果医生没有先入为主的想法，在处理骨折时通常也不会犯错，因为在绑扎时病人自己会将手臂保持在符合自然情况的位置。那些爱空讲理论的医生则常常会出错。事实上，处理前臂骨折并不困难，这几乎是每个医生的工作。然而，我之所以花相当的篇幅来写这一部分，是因为我认识一些医生，他们因处理手臂骨折赢得了声望，而实际上他们理应为此而臭名昭著才对。人们对其他的医术也是这样判断的，且不论效果是否如人意，他们总是喜欢看似奇特的东西，而不是他们已经知道是好的习惯性事物：新颖的、奇怪的，好过司空见惯的。然而，我必须评判医生在处理手臂骨折时的错误，因为我希望在这篇讲述身体其他骨骼的文章中提供正面和负面的指导。

2. 言归正传。一位手臂骨折的病人，手臂呈内旋位，但医生让病人像弓箭手拉弓射箭时那样向前伸直手臂，并以这个姿势接上骨头绑扎起来，然后说服自己这就是自然位置。他的依据是前臂骨和表面的平行关系，声称前臂的内外侧应呈一条直线，他认为这是肌肉和肌腱的自然位置，并以弓箭手射箭作为证据。这套理论和实践貌似颇有智慧，但是他忘了，除了射箭还有别的技艺以及其他需要力量或技巧来做的事情。他不知道每换一个动作，自

◀ 纪念希波克拉底的钱币和奖章

然位置就会改变，即使做同一个动作时，可能右臂处于一种自然体位，而左臂又处于另一种自然体位。比如，投掷标枪时是一种自然体位，拉弹弓时又是一种自然体位，投石头是一种，拳击是一种，休息时又是另一种。人们会发现各种运动中前臂的自然位置各不相同，但是他们却假定某项运动或者完成某一工作时的姿势是手臂的自然位置！对于弓箭手来说，他自然会发现采用上述姿势时一条手臂的力量最强，在这一姿势时，肱骨末端像铰链一样恰好嵌入尺骨腔内，上臂与前臂的骨头连成一条直线，整体像一根骨头一样，这一姿势可以延展开屈曲的关节。自然，上肢这时最不易弯曲和紧张，因而当右手拉弓弦时左上肢不会弯曲。于是，他可以用最大的力拉弓，用最大的力量和频率射箭，箭可以获得最有力、最远、最快的射程。但是在射箭和接骨之间没有任何共同点。假如术者接上断骨之后，让病人上肢一直保持射箭的姿势，病人会感到格外疼痛，比受伤本身的疼痛还严重。而若术者让病人术后屈肘，那么即使绑扎良好，骨头、肌腱和肌肉的姿势也是无法保持在同一位置的，位置关系会发生变化。那么，弓箭手体位的优势在哪里呢？如果我们的理论家能够让病人自己伸出手臂，或许就不会犯这种错误。

3. 有的医生抓住骨折的手臂后旋，向背侧牵引，然后保持伸展的姿势，在这个位置进行绑扎，认为这是根据表面迹象判断的自然姿势：由于小指侧手腕突出的骨头与人们测肘长的骨头（尺骨）在一条直线上，推断前臂骨在自然位置。他以此作为自然姿势的判断依据，貌似蛮有道理。

但首先，如果前臂保持旋后位伸展，是非常痛苦的；任何人把手臂保持在这个位置，都会知道有多疼。事实上，如果一个力气小的人能够紧紧抓住一个力气大的人的前臂，使他的肘部后旋并伸直，就可以押住他了。如果力气大者手中有剑，也将无法使用，可想而知这种姿势能把人强制到何种程度。此外，如果以这个位置对病人的手臂进行绑扎并保持，病人在走路的时候会感到疼痛难忍，躺着的时候就更是痛不欲生了。假若他要弯曲胳膊，必然会出现骨头、肌肉移位。除了造成伤害，这位医生对于这种体位的以下事实可以说是一无所知。事实上，腕部小指侧突起的骨头属于尺骨，但是，人们从肘部量肘长时，是从肱骨的下端算起，他是把分属两根骨的突起当作同一块骨头了。许多人也是这样认为的。我们侧倚时用以支撑的肘部就是属于这块骨头。在前臂后旋的位置，首先，尺骨显然是扭曲的；其次，从手腕内侧延伸到手指的肌腱在这种后旋位置也会扭曲，因为这些筋肉伸展到了量肘长时所取肱骨顶点的上方。关于手臂的本质特点，一些人的无知和误解便是如此严重而巨大。不过，若医生按我的指导牵引骨折的前臂，他将使从小指区域到肘部的骨头变得笔直，并使从手腕到肱骨下端的肌腱保持在一条直线上。此外，手臂在吊带中将保持与绑扎时相同的位置，这样做，病人步行时不会疼痛，处卧位时也不会疼痛，而且没有疲倦感。手术时，病人应取坐位，使骨头的突起部位朝向可用的最亮的光线，以便术者恰当地掌握牵引和拉直。当然，有经验的医生通过触摸不会识别不出骨折处的突出，触诊时断端会有特别明显的压痛。

4. 当前臂的两根骨头没有同时全部骨折时，如果是上方的骨头（桡骨）骨折，尽管它比较粗，但治疗起来比较容易，这是因为下方完好的骨头（尺骨）可以作为支撑，并且除了手腕附近的部分，覆盖在上方骨头上的肌肉比较肥厚，因此覆盖很好。而下方的骨头（尺骨）没有肌肉很好地覆盖，若发生骨折，就需要更强的牵引，如果不是这根骨头骨折而是另外一根，则轻度的牵引就已经足够了。如果两根骨头同时骨折，则必须有强力的牵引。我曾见过一个过度牵引的儿童病例，但大多数病人属于牵引不足的情况。在牵引过程中，术者应用手掌按压，使骨折部分复位，而后涂以蜡状膏药（量不宜多，以免绑扎滑脱），之后再行绑扎。病人的手应不低于手肘，最好略高于手肘，这样可减少血液流向末端，促进血液回流。然后，缠上亚麻布绷带，将绷带头放在骨折部位，从而给予充分的支撑，而且不要过紧。同一处缠绕两三圈后，将绷带向上缠绕，以促进血液回流，并在上方绑住绷带。第一条绷带不宜太长。第二条绷带仍从骨折处开始，缠绕一圈，然后向下缠绕，张力逐渐减小，加宽间隔，以便可以回绕到第一条绷带的末端。绑扎时，根据骨折处伤口的情况，将绷带向左或向右缠绕，缠绕方向与前臂转动的方向相同。此后，用涂上少许蜡状膏药的敷布绑扎，这样可以更方便操作。然后交叉缠绕绷带，交替向右和向左缠绕。大多数情况下，采取从下而上缠绕绷带的方式，不过有时也可从上而下缠绕。处理突起部位时，用敷布多盘绕几圈使之逐渐变平，而不是一下子就将其变平。腕部常需格外松地绕两圈。对于第一次绑扎来说，两条绷带已经足够了。

5. 以下是治疗良好、绑扎得当的标志：当你问病人是否感觉紧时，他会说是，但程度适中，主要是骨折部位紧。若是绑扎正确，病人在绑扎的过程中也应该是这种感觉。下述情况，提示需要稍作调整：绑扎当日和当晚，病人所感受到的压迫感不消失，反而是稍有加重。到了第二日，手部应有轻微和柔软的肿胀，这是绑扎力度适中的表现。一天结束时，压迫感会有所减轻。第三日，你会发现绷带变松了。如果没有出现上述任何一种情况，则可认为绑扎过松，但如果任何一个过度了，则可认为是绑扎过紧，并应以此为参考，对下次绑扎的松紧加以调整。牵引复位之后的第三日，应拆开敷料，若首次绑扎的力度适当，这次绑扎时应稍紧一些。和前一次一样，绷带头应仍缠绕在骨折处。如果之前就是这样做的，浆液性渗出物应该是从这里流到两侧的外部，但若是之前把其他部位绑得比较紧，浆液性渗出物就会从其他受力的地方被压到这里（骨折处）。理解这一点是非常重要的。这表明用绷带绑扎时总是要从骨折处开始，而后向两端绑扎，压力逐渐变小。绷带不宜过松，应当缠紧。还有，每次绑扎，所使用的绷带都应增加。每次问病人时，都应该感觉比上次绑扎得稍紧些，尤其是骨折处，其他地方的压迫感应该是逐渐减轻。至于肿胀、痛感或疼痛缓解，都应该参考前一次绑扎的情况。第三日时，病人应该再次感觉绷带变松。解开绷带后，应重新稍用力进行绑扎，绑扎时病人应经历与首次绑扎时相同的感觉。

6. 到第三日时（首次绑扎后第七日），若绑扎正确，手部应有轻度肿胀，但不会很明显。至于绑扎的部位，每次换药时都应发现肿胀处有所消退。再至第七日时，前臂应相当细，同时骨折处活动性更好，也更便于整复。若情况如此，可在整复后，用绷带捆扎夹板，这时应比此前用更大的力量，除非手部肿胀处疼痛加重。用绷带捆扎夹板时，手臂一周都应放置夹板。捆扎时应尽可能松而均匀。这样，增加夹板不会对手臂造成额外的压力。此后，疼痛和疼痛缓解的情况与此前用绷带绑扎后无异。而后，又至第三日，病人会说捆扎变松，这时应捆得更紧一些，尤其是骨折部位，其他地方仍宜稍松。骨折突出部位的夹板应较厚，但不要太厚。应特别注意夹板不要与拇指或小拇指（手腕处骨头突起的位置）呈一条直线，而应错开，使其位于一侧或另一侧。若放在这些地方确对骨折有利，则应将夹板削短一些，使其末端够不到骨突起部，否则会引起溃疡和肌腱裸露。应每三天将夹板稍稍绑紧一次，要记住放置夹板是为了固定敷料，而不是为了加大压力。

7. 若确信断骨在此前的绑扎中已充分复位，且无疼痛刺激或溃疡，便无须调整夹板，继续观察二十天。前臂骨折一般需要三十天左右才能重新长好。但因体质、年龄等条件不同，也没有确切的时间。当除去敷料时，请用温水冲洗并更换敷料，而后用较少的绷带较松地绑扎。此后隔日打开和更换一次，压力一次比一次小，所用绷带总要比前一次减少。如果在使用夹板的情况下，怀疑骨头没有恰当复位，或病人有明显不适，都要在间歇期的中间或提前打开敷料并重新绑扎。最初没有开放性创口或没有骨头露出的病人，应采取清淡饮食，因为在伤后前十天应稍有限制，以使病人得到休息。应选择柔软的食物，便于排便。避免饮葡萄酒和吃肉，但之后可以渐渐增加食量。这一段我们讨论的是处理骨折的一般原则，以及医生应怎样进行外科处理和处理正确的结果。若出现与上述不符的结果，则可以肯定外科处理有不足或过度的地方。对于这种简单的方法，你还要了解以下几点，这些并不会给医生带来太多的麻烦，但如果没有正确认识，这些问题可能会使绑扎时所有的小心翼翼全部毁于一旦。如果两根骨头都骨折或只有下方的骨头（尺骨）骨折，病人在绑扎后，要用一条围巾把手臂悬吊起来。如果围巾主要支撑骨折点，手臂的两侧没有支撑，骨头可能会向上移位变形。若骨折后，病人的手和肘部附近都在围巾里，其他部位没有支撑，骨头可能会向下移位变形。正确的方法是用一条柔软的宽围巾，使前臂和手腕尽量平均地获得支撑。

8. 肱骨骨折时，若牵引全臂并保持此姿势，则手臂上的肌肉会被绑扎成伸展的状态。若被绑扎的病人屈曲手臂，则肌肉会呈另一种状态。上臂骨折最正确的牵引方法是：把一根铁锹柄形状的杆子挂起来，长度为一肘或更短，两端用绳子固定。让病人坐在一个高凳子上，把他的手臂放在杆子上，使杆子均匀地伸到腋下，将病人架起来，让他保持几乎不能坐的姿势。然后放置另一个凳子，在病人前臂下放置一个或多个皮革垫，使之抬高，直至与上臂成直角。此时，最好用一些宽大柔软的皮革或一条宽大的围巾围在上臂上，使之足以承受重力牵引的力量。若没有，则在这个姿势下，让一个强壮的人抓住病人手臂的肘部并向下用力。外科医生取站位，一脚抬高，踩在矮凳上，用其两手掌使骨折处复位。若处置得当，牵引得好，复位将比较容易。然后用绷带绑扎，先把绷带一端缠在骨折处，再按照前面的步骤完成绑扎。询问病人同样的问题，并用同样的方法来判断绑扎是否得当。每三天重新绑扎一次绷带，并逐渐加压。在第七或九日，加用夹板。若怀疑骨头复位不佳，则在中间的时候打开敷料，正确复位后，重新绑扎。

上臂骨折的两端一般在四十天内长上。过此期限，则应拆除敷料，释放压力，减少绑扎的绷带数量。相比前臂骨折，病人的饮食应限制得更严格，并且需要更长的时间。留心病人的力气，可据手部肿胀情况做出判断。医生还应牢记，肱骨在自然状态下是外旋的，因此，如果处理不当，容易发生这个方向上的变形。事实上，任何骨折的骨头均容易朝向自然弯曲的方向发生畸形。因此，若怀疑有这种畸形，应额外用一条宽布带绕过上臂，将其绑在胸部。病人睡觉时，在肘部和肋部之间垫上多层敷布或其他柔软的东西，这样上臂骨的弯曲便可纠正。但是，一定注意不要矫枉过正。

9. 人的脚和手一样由许多小骨头组成。除非骨组织也被锐利或沉重的东西损伤，这些骨头很少发生断裂。但是，若发生脱位，无论是在趾关节还是所谓跗骨处，医生只需按处理手骨的方法，将它们按回原位。和骨折一样，用蜡膏、敷料和绷带治疗，不过不用夹板，并用相同的方式加压，隔天换一次敷料。病人对绑扎松紧的反应也与骨折一样。除了与腿骨垂直相连的骨头，其他所有骨头均可在二十天内完全愈合。在此期间，病人最好卧床，但病人多不在意伤情，不愿卧床，而是在身体痊愈之前就下地。这就是为什么大多数这类病人不能完全康复，疼痛经常复发。这是自然的，因为双脚要承担人全部的体重。在愈合前就走路，脱位的关节则愈合不佳。这就是病人腿部附近部位不时疼痛的原因。

10. 与腿骨相连的足骨比其他足骨大，它们脱位后，需更长的时间愈合。事实上，治疗是相同的，但是需要用更多的绷带和敷料垫，在两侧完全覆盖敷料。同其他部位的骨折一样，在脱位的地方加压，用绷带绑扎时也从此处开始缠绕第一圈。每次换药时,需用足够多的温水进行冲洗。事实上,对于所有的关节损伤,都要用大量的温水冲洗。绑扎松紧变化的时间与前述情况相同,敷料的更换方式也一样。这类病人若保持卧床,约在四十天内会完全康复。否则,与前述情况一样,会有疼痛复发,而且更严重。

11. 从高处跳下来时,足跟猛然着地,骨头会分离。同时,由于骨周围的皮肉挫伤,会发生血管渗出,随之会出现肿胀和剧烈的疼痛。因为跟骨较大,延伸到小腿骨正下方,与重要的血管和肌腱相连。跟腱自后面嵌入跟骨。要用蜡膏、敷料垫、绷带治疗,并用大量的温水和足够多的绷带,并且宜用最柔软、最好的绷带。若脚跟周围的皮肤原本就光滑,则不必处理,但有些人该处的皮肤厚而硬,则应磨平、削薄,但不要磨到肉。并非每个人都能妥善地绑扎这种骨伤。若像处理其他踝部损伤那样,用绷带在脚上绕一圈,然后绕后肌腱一圈,那么绷带会压迫到这个部位,而漏掉了脚后跟的挫伤部位,从而有导致跟骨坏死的危险。一旦发生坏死,便终生不愈。其实,其他原因所造成的坏死,比如病人卧床时姿势不当而导致足跟发黑,或者是与脚踝或大腿相连的腿部存在严重的慢性损伤,所有这些坏死都是慢性和麻烦的,如果没有精心的照料和长期的休息,通常会再次复发。实际上,除了其他损伤,这种坏死也会给身体带来巨大的威胁,因为可能会导致严重的急性发热如稽留热,并伴发寒战、呃逆和神志不清,病人会在几天内死亡。由于压迫,可能会发生发绀、大血管堵塞、感觉丧失和坏疽,这些可能会在没有骨坏死的情况下发生。

以上说明也适用于非常严重的挫伤,不过大部分病人为中度挫伤,不需要特别小心的照顾,不过同样应妥善治疗。然而,当跟骨挫伤十分剧烈时,应特别注意观察,遵循上述说明,更多的绷带应缠绕在脚跟,有时在脚后跟绕回几圈,有时绕脚背几圈,有时绕到小腿几圈。如前所述的原因,上下邻近的部位都需绑扎住,而且不能太用力,要多用绷带。在第一日和第二日,让病人服用藜芦也有好处。第三日,拆开绷带并更换。以下是存在或不存在恶化的征象。当受伤部位有血管渗出物并变黑,邻近部位发红且有点变硬时,则有恶化的危险。这时,若没有发热,或热型非稽留热,应按指示给病人服用催吐剂。若发生稽留热,不要给予泻药;避免进食,不论固体食物还是流食；饮水，忌葡萄酒，可服用蜂蜜酒。若渗出物和血管发黑，周围部位变黄变软，则不会恶化。这时所有渗出物均系佳兆，而若青紫、发硬，则均提示有坏疽的危险。医生应让病人的足部稍抬高。病人若能保证静养，可在六十天内康复。

12. 小腿有两根骨头，一根比另一根细得多。靠近脚的位置，两骨连接在一起，并有一个共同的骨骺。两骨大部分都不相连，接近大腿骨的部分是相连的，共有一个骨骺，而且骨骺有骨干。小脚趾一侧的腿骨稍长一些。这是小腿骨的构造特点。

13. 在足跟处，偶尔会发生骨头脱位，有时是两根腿骨连同骨骺同时脱位，有时是骨骺脱位，有时是其中一根腿骨脱位。若病人能保证卧床休息，这种脱位比腕关节脱位更好处理。治疗原则与腕关节脱位类似，也需要通过牵引进行复位。因脚踝附近较为有力，故需要更大的牵引力。一般由两人分别向相反的方向牵引便已足够。若两个人不够，增加牵引力也不难做到。医生应设法在地面上固定一个车轮轴或类似的东西，把受伤的脚用柔软的包裹物包好，然后用一条宽的牛皮带绑住，将皮带的另一端捆在杵或其他的杆上。将杆的末端插入车轮轴中，并向后用力牵引，同时让助手抱住病人的双肩和膝弯。病人的上半身也可用其他装置固定，比如，可把一根光滑的圆杆深深地插进地里，留其上半部分夹在两腿之间，这样可以避免足部牵引时身体被拉拽而滑下去。另外，杆子不应向牵引的腿倾斜，坐在一侧的助手应该按住病人髋部，以免身体向侧面滑走。还有，因各人习惯不同，也可用木桩卡住一侧腋窝，病人用该侧上肢使劲夹住它，让人抓住膝部作反向牵引。此外，为固定上身，可用皮带栓紧膝部和大腿，再接上一根绳索，同时在头上方的地面上固定另一个轮毂，将绳索捆在轮毂上。轮毂可作为支点，与足部的轮毂作反向牵引。还有，若不用车轮轴，可找一块长度合适的平木板放在床下，而后以木板的两头为支点，反向牵引伤肢。如果愿意的话，可以在两头安装绞盘，用它们来进行牵引。此外，还有许多其他的牵引方法。对于在大城市开业的医生来说，最好是购置一套木质装置，可以用机械方法治疗所有的骨折，通过牵引和杠杆复位所有关节。至于这套木质装置，只要长度、宽度和厚度合适，用一块长方形的橡木就足够了。

充分牵引时，如抬到比原位置正上方稍高一点的位置，复位较为容易。复位时，用两掌相对挤压，一只手掌将突出的骨头压回，另一只手掌在脚踝的另一侧施加相反的作用力。

14. 复位后，若有可能，应在肢体保持牵引的状态下绑扎。若皮带妨碍绑扎，可去掉，仍在反向牵引的状态下绑扎。绑扎的方式与骨折时相同，先从突起部开始缠绕第一圈，并在这里缠绕最多圈，此处应多用敷料，并使压力主要集中在这一部分。此外，可将敷料向两侧抻一下。踝关节脱位时，首次绑扎比腕关节要求的压力大。绑扎完毕后，将患肢抬高，置于足部悬空位。病人复位的过程与病损部位的力量和脱位轻重相关，因脱位有轻有重。一般而言，下肢复位治疗的要求比上肢更严格，伤愈的时间也长，因下肢比上肢粗大而强壮，而且，尤其需要卧床休息。在第三日重新绑扎关节，既不可拖延，也不可操之过急。医生应像处理骨伤一样，如前面所述，给予一切相应的治疗。若病人能保持卧床休息，四十天内可痊愈，前提是骨头已经复位。若病人无法卧床休息，下肢复原比较困难，需长时间绑扎绷带。只要骨头未完全复位，且未完全复原，臀部、大腿、小腿均会渐渐萎缩。若脱位向里，则外侧萎缩；若向外脱位，则内侧萎缩。绝大多数脱位都是向内。

15. 若两根腿骨均骨折且没有外伤，需要更强的牵引。若骨折端重叠部分较多，可用前面描述的一些方法进行牵引。但是人力牵引也是足够的，大多数情况下，两个壮年男子各拉一端足矣。牵拉时应顺着小腿和大腿的自然方向进行，腿骨骨折和大腿骨骨折都应如此。无论你在处理哪一个，都应在两根腿骨都牵引的状态下用绷带进行绑扎。手臂和腿的处理方法不一样。因为在绑扎前臂和上臂骨折时，手臂是悬吊的，如果肘部弯曲，会改变肌肉的位置。另外，肘部不能长时间保持伸展状态，因为它不习惯于这种姿势，而是习惯于弯曲的状态。此外，由于病人在手臂受伤后可走动，他们希望手肘是屈曲的。但是，下肢在行走或站立时处于伸直或接近伸直的状态，所以自然体位是向下的，加之其功能是支撑身体，故需伸直。如果有必要实施牵引，也很容易做到，实际上在床上也经常处于这种位置。如果是腿受伤，病人将无法起身，只得卧床，甚至不要妄想主动屈曲伤肢，只能保持躺在床上这个姿势。因此，在实施牵拉或绑扎时，上下肢骨折不能用同一种体位。若只靠人力牵引已经足够，就不应该再增无谓的麻烦，因为非必要时还使用器械是相当荒谬的。不过，若仅靠人力牵引不足以复位，则要引入机械作为辅助。无论是哪种方式，一旦牵引充分，通过把腿伸直，用手接骨整复，就很容易将骨头恢复自然体位。

16. 脱位复位后，在肢体伸展的状态下用绷带绑扎，第一圈可根据情况向左或向右缠绕。将绷带的头绕在骨折处，并在那里进行第一圈缠绕，而后往腿的上部缠绕，手法与处理其他骨折类似。腿上所用的绷带应比手臂用的更宽、更长且更多。绑扎完毕后，将腿放在光滑柔软的物体上垫着，以免断骨移位，发生弯曲畸形。最宜用作垫物的是亚麻或羊毛的枕头，或类似的东西，不要太硬，在中间做一个纵向的凹槽。至于置于骨折腿下的中空夹板，我不知道该如何建议其使用。使用夹板的效果肯定不像使用者所想象的那样理想。中空夹板并不能像他们认为的那样可强制保持不动，因为中空夹板既不能强行阻止肢体在身体转向任一侧时跟随身体，也不能妨碍腿部本身的移动。此外，肢体下面垫着木头自然会令人不舒服，除非用柔软的物品包上。但是，夹板在更换床单和病人自己去上厕所时很有用。无论是否使用夹板，都可能将骨折处理得好或不好。不过，普通人对它的信任度更高，若使用中空夹板，医生会免于受责备，尽管这实际上是一种较差的做法。总之，伤腿应放在光滑而柔软的东西上面，并保证绝对平直，这样才不会因为姿势略有偏差而影响绑扎效果，不论姿势改变的方向或程度如何。病人的反应应该与前述的情况相同，因为绷带的处理方式相似，肢端也会出现相同的肿胀情况。每三天换药一次，并对绷带的松紧做出调整。同样，绑扎部位会变细，需要加大绷带的压力，并增加数量。若骨折处不是非常接近膝部，还应该在足部松散地绕几圈绷带。每次换药时，都应该作适当的牵引和复位。因为若治疗得当，则肿胀渐消，绑扎部位会变得更加细弱，骨骼本身也更具活动性，因而更易于牵引。

应于第七、九或十一日按照之前处理其他骨折的方式使用夹板，而且必须留心夹板的位置。夹板应与踝关节在一条直线上，并位于小腿到足部的肌腱区。若处理得当，小腿骨骼可在四十天内长结实。若怀疑某根骨骼对位不佳，或担心发生溃疡，应在间歇期拆开绷带，检查处理之后重新绑扎。

17. 如果小腿有一根骨骼发生骨折，所要求的牵引力相对较小，不过也不可不作牵引或牵引时用力不足。特别是首次绑扎时，为使断端对位，一切骨折都必须充分牵引。若做不到这一点，由于骨头未能正确复位，一使用绷带加压便会出现疼痛。小腿单骨骨折的其余治疗无特殊之处。

18. 在所有骨骼中，小腿内侧骨折即所谓的胫骨骨折比较难处理，需要更大的牵引力。由于该骨周围全无肌肉包裹，若断端对位不好，一眼便能看出。若是胫骨骨折，病人恢复行走需要更长的时间。若是小腿外侧的腓骨骨折，病人所承受的不便要小得多，而且即便复位不佳，也不容易看出，因为腓骨周围有良好的覆盖。内侧的胫骨承担了大部分负重，既因小腿本身的构造，又因重力的直线作用，故内侧骨在小腿骨中起主要作用。此外，股骨头支撑身体，其自然方向偏向小腿内侧，而非外侧，恰好与胫骨在一条直线上。身体相应的一侧更靠近胫骨而不是外侧骨一些。此外，内侧的胫骨也比外侧的腓骨更为粗壮，就像前臂中小指侧的骨骼更长也更纤细一样。但是，下肢与上肢不同，较长的腓骨不是在胫骨下面，这是由于肘关节和膝关节屈曲的方式不同。由于这些原因，腓骨骨折后可于短期内下床活动，而当胫骨骨折时，下床恢复行走的速度要慢得多。

19. 如果是股骨骨折，复位时最重要的是牵引力绝不能不足，过度倒也无妨。事实上，即使在过度牵引的情况下绑扎，绷带也不能保持其断端分离。一旦助手松手，两断端便立即回到原位。由于大腿的肌肉组织厚实有力，远胜于绷带的力量，因此绷带无法固定住肌肉。回到我们的话题，对这种病人应该进行非常强有力而又没有偏差的牵引，牵引决不能有任何不足，否则，愈合后会导致大腿缩短，那将是莫大的过失和耻辱。手臂缩短不易看出来，也不很碍事，但若是一侧下肢变短，而健康的一侧较长，缺陷会暴露得十分明显，病人一行走就会被看出来。所以，如果病人只能找到技术不佳的医生治疗，宁可两条腿都骨折，这样至少愈后两条腿等长，可以平衡。因此，应在充分牵引下，用双手掌来整复股骨，并如前所述用绷带进行包扎，将绷带头放在指定位置，向上缠绕。病人的反应与整复其他骨折时相同，经历同样的痛苦和缓解。换药的方式也应该相同，夹板的使用也是如此。股骨可在四十天内长结实。

20. 医生还要牢记，股骨稍向外弯曲，而不是向内。若技术不精，处理不当，骨折易在此方向上出现畸形。弯曲部位的肌肉覆盖较少，因此畸形无法隐藏。若怀疑有此种畸形，建议参考上肢骨折，使用器械重新处理。绑扎时应在髋部和腰部多绕几圈，这样便可把鼠蹊部和所谓的胯关节绑扎进去。除上述好处外，这样也能防止暴露部位被夹板末端挤伤。夹板两端应始终远离裸露部位，而且要特别注意它们的位置，既不要压住骨关节的自然突起，也不要压迫肌腱。

21. 至于因压力导致的膝后或足部等处肿胀，应在充分拉开后，涂抹上油和酒，再涂上蜡膏，用大量粗毛布将肿胀处包上。若肿胀因夹板而起，应立即放松夹板。除去夹板后，为减轻肿胀，应使用窄绷带自肢端起向上包绕，这样能最快地消肿。然而，除非有起疱或坏死的危险，不要这样做。不过，除非过度压迫骨折部位，或使该部位悬空，或用手抓挠，或皮肤受其他刺激，否则不会发生起疱或坏死。

22. 如果将中空夹板置于大腿后面（因其太硬、太长），不易通过膝后弯曲处，反而弊大于利，造成伤害。因为它妨碍躯干和小腿活动，又会因压迫膝弯而造成不适，诱使病人弯曲膝盖，这是最不应该发生的。因为当大腿和小腿绑扎时，一旦弯曲膝盖，必然会对绷带造成各种干扰，使下肢肌肉和骨骼改变相对位置，引起断骨移位。因此，要特别留心保持膝关节伸直。我认为，从髋部到足部的中空夹板会很有用，尤其是在膝部松松地缠绕一圈，就像把婴儿包裹在襁褓里一样。这样，如果股骨向前或向外侧面歪斜，能更好地用中空夹板控制住。因此，中空夹板要么不用，要么就对整个下肢使用。

23. 无论是大腿还是小腿骨折，均应特别注意足跟的位置。因为若是脚悬空，而小腿受支撑，胫骨骨折部位就会突起。反之，若足跟垫得太高，而小腿支撑不完全，则胫骨骨折部位会凹陷，尤其是当病人的脚跟比较大时，骨折处的弯曲尤其明显。同样，如果骨头不能处于自然位置，并保持休息，则会因骨痂脆弱，使骨折愈合迟缓。

24. 以上所述都适用于单纯骨折，无暴露和伤口。开放性骨折若无粉碎，且在当天或数日内复位，断骨保持原位，则为无骨缺损的依据。虽有外伤，但骨头未暴露，表明这种骨折不会有碎片外露。对这种伤口，用清创膏、沥

论骨折

青膏或其他常用的新伤药物敷于伤口处，包以浸过葡萄酒的敷布或不干净的羊毛等，既不会有太大好处，也不会有太大伤害。但在清创伤口愈合后试图整复，并使用夹板和大量绷带，则利多弊少。断骨将无法完全复位，在骨折处会出现些许肿胀。如果是前臂或小腿的两骨骨折，还会出现手臂或小腿的缩短。

25. 还有人主张在伤后立即使用绷带进行绑扎，但是不绑扎伤口部位，然后在伤口上涂抹清创药物，并用浸过酒的布或粗羊毛敷料来敷盖伤口。这种处理是错误的。这种医生在处理其他骨折时也可能表现出最大的愚蠢。因为最重要的是掌握正确的绷缠法，了解主要压力应该施加在哪里，以及正确缠绑的好处，错误缠绑的危害。有关内容在前文中已经述及。治疗结果本身也是明证。因为用这种方式包扎的病人，伤口本身必定会肿胀。留出中间空隙，即使是健康组织容易出现肿胀和变色，伤口怎么能免于这种损害呢？这样做必然使伤口两边外翻而变色，并有非脓性的水样渗出液。至于断骨，即使原来未移位，这时也要移位。伤口将发热并跳痛，医生会因肿胀涂更多的油膏。这样做对两端绑扎处有害，因为跳痛之外又加上不利的负担，最后他们不得不取下敷料，发现情况恶化，于是改用不绑扎的方式治疗。可是，即使下次遇到同样的伤口，他们仍会使用这种方法，因为他们不认为是外部绑扎和露出伤口的错，只会认为是某种偶发事故。不过，如果我不了解这种包扎的危害性，以及许多人使用它的情况，我也不会写这么多。这也表明了此前关于骨折绑扎时何处压力应最大、何处应最小的论述是正确的。

26. 简而言之，如果预期没有骨缺损，应该采用与无外伤骨折相同的处理方法。牵引、复位和绷带绑扎的方法也一样。在伤口上涂抹沥青蜡膏后，用两层薄敷料将伤口包好，并在伤口周围抹一薄层蜡膏。绷带和其他辅料应比无伤口时稍宽，而且第一圈绷带应完全覆盖整个伤口，绷带边应超过伤口边缘。应将绷带正好平贴于伤口部位，压力稍小于无伤口时，按前述分布敷料。绷带应比无伤口骨折时所使用的更柔软。数量不应少于前述，反而应稍多。绑扎绷带后，病人应自觉牢固而无过大的压力，最牢固的地方应在伤口部位。自觉绷带松紧的间隔与一般绑扎相同。隔日换一次绷带。除压力要小一些之外，更换方法相同。按自然病程发展，伤口应逐渐变小，伤肢应逐渐变细。

伤口净化应比使用其他方法快，发黑的碎片和坏死组织应比使用其他方法脱落得快。这一切都是由于伤口及其周围没有肿胀。治疗此类骨折的其他各方面应与无伤口相同，但不使用夹板。绑扎压力小，使用夹板晚，这就是绷带用量多的原因。不过，若坚持用夹板，不要让夹板压住伤口。要注意不让夹板造成多大压力，这一点上面已说明过。但是，饮食限制应比单有伤口和单有骨折者严格，且持续时间为长。总的来说，伤情愈重，饮食限制愈严，持续时间越长。

27. 以上对伤口的处理方法同样适用于开始无伤口，而后在治疗中因绷带过紧、夹板压迫或其他缘故造成伤口的骨折。在此类情况下，可通过疼痛和跳痛来识别溃疡的发生，肢端肿胀也会变硬。如果用手指按压，红肿会消退，但很快又会重现。因此，如果怀疑出现这种情况，应该解开敷料。如果绷带下方或绷带部位有刺激感，则改用松香膏而非其他药膏。如果没有这些症状，而是发现伤口本身发炎、严重发黑或溃烂，周围组织即将化脓，肌腱即将脱落，也完全没有必要保持伤口外露，或对这些化脓现象感到担忧，而应采取与初始伤口相同的治疗方法。绑扎应从肢端肿胀处开始松散地缠绕，而后一直往上缠绕，避免任何部位产生压迫。但在伤口处，应给予特别支撑，其他部位逐渐减压。第一圈绷带一定要干净而宽，数量与使用夹板时相同或略少。伤口本身敷以白色软膏浸润的敷料即可。如果肌肉或肌腱发黑，也会自行脱落。应该用温和的药物，而不是刺激性药物进行处理，就像治疗烧伤一样，隔日换药，但不要使用夹板。让病人保持休息，饮食清淡并应比开始即有伤口的病人更少。医生应知道，在皮肉和肌腱将烂掉时，这样做要比取下绷带在伤口上使用清洁油膏烂掉的范围小、时间短，周围肿胀轻。此外，这种疗法在化脓、长新肉和结痂方面，也比别的方法来得快。总之，对此种病例要采取正确的方法。体位正确与否与效果亦有关，饮食和绷带亦是。

28. 如果医生不小心被一些新情况误导了，认为没有骨缺损，及至出现表面体征，也不必因使用上述疗法而惊慌。因为只要手法足够熟练，恰当地敷药，便不会引起严重的损害。在如上治疗中，有骨缺损的征象如下：伤口看起来浮肿，有大量脓液流出。因为伤口浸湿太快，应更加频繁地更换敷料。

若绷带绑扎得不太紧，而且伤口及周围无充血，则勤换敷料尤其有利于防止发热。不过，有很小的碎骨脱落时，只需稍加改变治疗方法，比如绷带不要太紧，或更加频繁地更换敷料，直至碎骨脱出，不需要使用夹板。

29. 但在可能出现较大碎骨的情况下，无论事前估计到，还是后来发现，都应采取不同的治疗方法。不过，牵引和复位的原则如前所述，应当用双倍敷料，每条绷带的宽度至少有半个手掌那么宽，长度应略短于绕伤口处两圈，但远超过绕一圈。应准备充足的绷带。用前先在深色酸葡萄酒中浸过，用绷带中段压伤口，像双头绷带那样使用。包裹住伤口后，交叉缠绕，就像使用斧形绷带一样。敷料不仅要敷在伤口处，还要覆盖住伤口的周围。包裹时尽管不应勒得过紧，但也需要缠绑得足够牢固，以便支撑伤口。在伤口处，应使用沥青膏，或适用于新伤的药膏，或其他任何适当的药物作为外敷药。如果是在夏天，要勤用葡萄酒将敷料浸湿。若是在冬天，则用大量浸过酒和油的粗毛布包裹。伤口部位的下方应铺一张山羊皮，以利于排液。要注意排液情况，并记住受压区域（当病人需长期保持同一卧位时），否则容易形成难以愈合的溃疡。

30. 对于那些不能用之前描述或将要描述的方法进行绑扎治疗的病例，应格外小心，使骨折的伤肢保持正常的体位，尽量让其朝上而不是朝下倾斜。如果要出色熟练地完成治疗，那么使用器械是值得的，可以使骨折的部分得到适当但不过度的牵引。器械治疗对于腿部来说尤其方便。有些人对于所有的腿部骨折病例，不管是否已经用绷带绑扎，都将脚固定在床上或地里的某些柱子上。这样做无益，反而有害，因为仅仅固定脚并不能实现牵引，也无益于恢复正常线型，甚至有害。当身体的其他部位转动时，与伤肢连接在一起的脚和其他骨头势必会跟着一起移动。如果不绑住脚，反而会更少发生畸形，因为身体的其他部位移动时，伤肢才不会被留在原地。医生应该用埃及皮革缝制两个圆形的环，就像因犯长期戴脚镣时所用的那种。这些圆环的两面都应该有一层遮盖物，面向伤口的一侧较厚，面向关节处则较薄。这些圆环应该又大又柔软，一个套在脚踝上方，另一个套在膝盖下方。每一侧都安上两个皮制的袢，单条或双条，一个安在脚踝的某一侧，另一个安在膝盖的对应一侧（上方的圆环和下方的圆环应该在同一条直线上）。然后，取四根大小相等的山茱萸木棍，手指般粗细，长度以弯曲后能刚好卡入皮带袢为宜。请注意木棍的末端不要直接压迫皮肤，而是压在圆环突起的边缘处。应准备几套不同长短粗细的木棍，以便视情况调节伸展力度。将木棍分别放在脚踝两侧。如果安排得当，这可以使牵引既正确又均匀，与直线保持一致，并且不会造成伤口疼痛。因为如果有外部压力的话，可以部分转移到脚上，部分转移到大腿上。将木棍分别放在脚踝两侧，以免妨碍腿的位置，而且易于检查伤口，方便处理。如果需要的话，两根上部的木棍甚至可以捆绑在一起，这样就能轻松地盖上一些东西，而不会压到伤口。如果圆环柔韧，质量好，富有弹性，用弯曲的木棍牵引效果理想。如上所述，则器械使用得当。如果这些东西使用不当，对人体不仅无益，还会造成伤害。至于其他器械，如果不能很好地安装，也不应使用，因为制造一个无法达到预期效果的器械是可耻的，违背了医术之初衷。

31. 同样，无论是否有伤口，大多数从业者会用未经清洗的羊毛来治疗新的骨折伤，这与医术似乎没有矛盾之处。有些人因为没有绷带而不得不用羊毛进行急救，这是完全可以谅解的。因为在没有绷带的情况下，没有比用羊毛绑扎更好的选择了。但是羊毛应该充足，捋好、拉扯均匀，并且没有打结。如果数量少且质量差，其作用也就微乎其微。现在，还有的人认为正确的做法是用羊毛绑扎一两天，等到第三或第四日再用绷带来施加压力和牵引。他们对医疗技术显然是完全无知的，且错在了至关重要的一点上。概括地说，第三日或第四日是最不应该过度干预损伤的时间。在这些日子，应避免任何探查以及其他刺激伤口的方法。因为大多数病损会在第三日或第四日出现恶化，无论是趋于发炎，还是发臭，还是最后发展为发热。而且，如果说我的哪条指导是有价值的，这条就差不多是了。在整个医疗技术中，还有什么比这个更重要呢？对外伤和其他许多疾病来说，这条若是不适用，别的也都无从谈起。即便我们把所有的疾病都叫作外伤，这一学说也有其合理性，因为各种疾病在许多方面是相互依存的。但那些认为用羊毛正确的人，如果完成了七天的以羊毛进行的治疗，然后再作牵引、复位和绑扎，似乎也没有那么愚蠢，因为发生炎症最危险的时间已经过去了。这段时间过后，会发现骨头很松，容易复位。然而，这种治疗方法远比从一开始就使用绷带要差得多，因为这种方法可以使病人在第七日免于炎症，已经适合用夹板完全绑扎，而前一种方法则要慢得多，并有其他一些缺点，但要一一详述，恐怕要很长的篇幅。

在骨折外露的情况下，如果无法将断裂的骨头复位到正确的位置，可采取以下复位方法。医生必须有几根铁棒，像石匠使用的撬杆一样，一端较宽，另一端较窄。最好准备三根或更多，这样就可以选择最合适的使用。然后，在牵引的过程中，使用这些铁棒来作为撬杠，用铁棒的下方压在下方的骨头上，把铁棒的上部抵在上面的骨头上。简而言之，就像一个人用力在撬起一块石头或一根木头。铁棒应尽可能坚固，以免弯曲。如果铁棒合适，而且使用撬杠的方法得当，这是一个很好的方法，因为在人类发明的所有工具中，作用最强大的不外乎三种——轮轴、杠杆和楔子。如果没有这些中的任何一样，或者几样，人们就无法完成需要大力气的工作。

因此，不要轻视这种撬杠方法，因为只有这样才能使骨头复位，否则根本做不到。如果上方的骨头盖住了下面的骨头，无法为撬杠提供合适的支撑点，只会滑出去，则应在骨头上凿一个槽，以稳固地固定住撬杠。使用撬杠和牵引应在第一天或第二天进行，不应在第三天进行，最不宜在第四天和第五天，因为在此前这些日子里不复位，会造成紊乱，引起痉挛，即便复位，痉挛也不会减少。事实上，如果复位成功，发生痉挛的可能性要大于复位失败而痉挛的可能性。众所周知，复位后若发生痉挛，康复的希望就不大了。如果能在不受干扰的情况下进行，则再现脱位是有利的，因为不是在各部位比平常放松时，而是在牵引时更容易发生痉挛和强直发作。因此，在上述日子不应该处理各部分，而应研究如何最好地处理伤口发炎并促进化脓。在第七天晚间或更晚的时候，如果病人没有发热且伤口未发炎，尝试复位成功的可能性稍大一些；否则，就不要给病人和自己惹无谓的麻烦了。

32. 把骨头复位后，应该采取的适当处理方法已经在前文描述过了，无论你是否希望碎骨片自行脱落。即使你期望碎骨片脱落，也务必要使用分开绑扎的方法，就像我说过的那样，通常是从绷带的中间开始，从两头缠绕下方的绷带。应当根据伤口的形状来调整这一过程，使其尽可能少被绷带拉斜或外翻。在某些情况下，向右缠绕绷带是合适的，有时应向左缠绕绷带，有时要从两头往中间缠绕。

33. 至于无法复位的骨头，应该知道这种骨头是会剥落的，就像被完全剥蚀的骨头那样。在某些情况下，骨头的上部会被剥蚀，在另一些情况下，骨头周围柔软的部分会腐烂。有些骨头开始坏死的起点是旧伤口，其他则不然。有些骨头坏死的范围更广，有些则不然。有些碎骨片较大，有些碎骨片则较小。由此可见，我们简单地得出骨头何时剥落的结论，是因为一些骨片由于比较小而较早地分开，其他骨头则因为它们在骨折的末端而脱落，而其他骨头则没有脱离整体，是在干燥和腐败后脱落的。除此之外，治疗也会有所影响。通常，在化脓最快，而新肉生长最快、最好的情况下，骨剥落最快。因为通常病变中新肉的生长会使碎片翘起来。如果一整圈骨头在四十天内剥落，那将是一个很好的分离过程，在某些情况下这个过程可以持续六十天甚至更长。越疏松的骨头剥落得越快，越坚硬的骨头剥落得越慢。较小的骨头所需要的静养时间较短，以此类推。以下是切除突出骨的指征：如果无法将其复位，但似乎只有一小部分会突出，可以将其移除；如果它有害，会压碎部分组织，导致该部位的位置错误；如果已剥蚀，也应将其清除。在其他情况下，是否切除则没有太大的区别。医生应该牢记，当骨头外的柔软部分被完全剥除并变干时，它们会全部脱落。另外，不应该切除那些将要剥落的骨头，可根据前述症状来判断哪些骨头会完全脱落。

34. 如前文所述，用压迫敷料和葡萄酒涂敷来处理这些病例。请注意，一开始不要用冷的液体来浸湿，因为这可能会导致发热，并进一步引发痉挛，因为寒冷的物质会引起痉挛，有时甚至会导致溃疡。请记住，如果两根骨头都骨折且在重叠的状态下进行治疗，或者在整个骨圈完全排出的情况下，受伤部位会缩短。

35. 大腿或上臂骨头外露的病例很少能痊愈，因为这些骨头较大，内有很多骨髓，而同时受损的肌腱、肌肉和血管也很多而且很重要。此外，如果将骨折复位，则容易发生痉挛；如果不复位，则会出现急性胆汁性发热，并伴有呕吐和坏疽。复位不成功，甚至没有尝试复位，痊愈的可能性并不会降低，而下肢骨头外露的病人痊愈的可能性较大。即使进行了复位，病人也很少能存活下来。同样的伤情，处理方式不同，或者体质不同，都会造成耐受力的巨大差异。骨骼是向手臂或大腿的内侧还是外侧突出，也有很大的差别，因为许多重要的血管都沿着内侧延伸，若是伤及其中一些血管，则是致命的。外侧也有一些血管，但比较少。因此，一定不能忽视外伤的危险性或某些特点，而是要根据具体情况做好预判。如果想尝试将骨折复位，两根骨头之间没有太大的覆叠，并且肌肉没有萎缩（因为它们不会萎缩），即使在这些情况下，也可以采用牵引结合撬杠的方法。

36. 如果是在第一天复位的话，复位后就应给予少量的黑藜芦，否则不必尝试。伤口的处理应按照治疗颅骨骨折的方式。不要进食任何寒凉物质，禁止进食固体食物。如果病人是胆汁质体质，可给予少量加香料的淡蜂蜜水。如果没有淡蜂蜜水，则只饮用纯水。如果发生稽留热，则至少坚持该摄生法十四天。如果没有发热，则坚持七天，然后逐渐恢复常规饮食。在骨折未复位的情况下，也应进行类似的催泻治疗，伤口处理和摄生法也应类似。同样，不要过度牵拉未复位的部位，相反，应该将其更多地聚拢，以使伤口的位置更加松弛。如前文所述，骨头的剥落需要时间。如果能找到让人信服的借口，应尽量特别避免处理这类病例，因为成功的机会很少，风险却很大。如果医生不能成功复位，往往被认为是技术不行，而如果他复位了，只会使病人更接近死亡，而不是康复。

37. 膝盖脱位和骨头错位要比肘部脱位和错位轻得多，因为大腿骨关节面更小，更致密，而且是更为规则的圆形结构，而肱骨的关节面很大，有几个凹陷。除此之外，小腿的两根腿骨大致粗细一样，外侧的腿骨覆盖另一根骨头的程度可以忽略不计，也没有阻碍任何大动作，尽管大腿的外部肌腱是从这里启始。但是前臂的骨头不等同，较短的骨头（桡骨）较粗，而较细的骨头（尺骨）远远超过关节，并越过关节上方。但是，它们附着在骨头共同连接处的韧带上。较细的骨头比较粗的骨头在韧带上附着得更多。这便是这几个关节和肘部骨头的位置关系。由于膝部骨头的位置关系，经常会发生脱位，但很容易回归原位，并且不容易发生严重的炎症或并发关节僵硬。大多数脱位是向内的，但有些是向外，有些是进入膝关节。在任何一种情况下，复位都不困难。对于向外和向内脱位，病人应坐在地面上或稍矮的地方，并抬高腿，但幅度不宜太大。通常适度牵引已足够，在小腿和大腿上作反向牵引。

38. 肘关节脱位比膝关节麻烦一些，而且较难复位，一方面是因为炎症，另一方面是因为骨头的构造，除非立即复位。的确，与前述情况相比，发生脱位的可能性较小，但是更难复位，更容易并发炎症和胼胝的过度形成。

39.（桡骨脱位）大多数是较低程度的脱位，有时向内，有时朝向侧面和肋侧，有时向外。[1] 关节不是整体脱位，而是与肱骨腔保持连接，肱骨向肱骨腔内突出。这样的病例，无论脱位是向一侧还是向另一侧，都很容易复位，在上臂直线方向上直接牵引就足够了。可以让一个人在腕部牵引，另一个人在腋窝处扣紧手臂来牵引，而第三个人用一只手的手掌按压突出部分，另一只手则在关节附近施加反向的压力。

40. 如果在这些脱位发生炎症之前进行复位，通常比较容易。脱位通常是朝内（向前），但也可能是向外，并且容易通过外部形状来辨认。即使没有用力牵引，这些脱位通常也可以自行复位。如果是向内脱位，应将关节推回正常位置，并使前臂转向俯卧位。肘关节的大多数脱位都是这种类型。

41.（肘关节向前或向后完全脱位）如果肱骨的关节端通过这种方式伸进关节腔，或越过部分尺骨进入关节腔（后一种情况确会发生，但十分罕见），沿手臂直线方向牵引不再合适，因为尺骨的突出部分妨碍了肱骨通过。对于这种脱位的病人，应按照上述肱骨骨折的复位方法进行牵引。从腋窝向上牵引，同时在肘部向下施加压力，因为这是最容易使肱骨抬升至其自身承窝上方的方法。抬高肱骨后，很容易用手掌复位，用一只手按压肱骨的突出部分，另一只手在关节的尺骨上施加相反的压力，以使其复位。两种情况都适用相同的方法。实际上，对于这种脱位，很少有人称其为最常规的牵引方法，通过直接牵引也可以复位，但是不那么容易。

42.（前臂内外侧错位）假设肱骨向前脱位。这种情况极少发生，但是在突然剧烈的扭力下，有什么错位一定不会发生呢？很多其他骨骼都会因此而从其自然位置上错开，尽管阻力可能相对较大。现在，这种突然的冲击有一个很大的障碍，即越过较粗的骨头（尺骨）和韧带的广泛牵拉，但是在某些情况下，还是可能会发生。出现这种情况时的症状为：病人根本无法弯曲肘

---

[1] 等同于我们今天所说的"向前"和"向后"。——译者注

部，触诊关节时更加明显。这样的话，如果不能立即复位，则会发生严重的炎症，并伴有发热，但如果医生恰好在现场，则很容易将其复位。医生应该用硬绷带绑扎（硬卷绷带，尺寸不需要太大就足够了），在肘窝处十字交叉，然后突然屈曲肘关节，使手尽可能靠近肩膀。对于这种突然的脱位，采取这种复位方式足以奏效。直接牵引也可以实现复位。但是，医生必须用手掌，将一只手放在肘部肱骨的突起部位，然后向后推（向内），而另一只手则在肘尖下方施加反向的压力，使之与尺骨成一条直线。对于这种脱位，前述适用于肱骨骨折的牵引方式也同样有效。当进行牵引时，应按照上述方法用手掌施加压力。

43.（前臂外侧性脱位）如果肱骨向后脱位（向内脱位），病人就无法伸出手臂，这种情况虽很少发生，却是所有脱位中最痛苦的，通常会引起稽留热以及纯胆汁性呕吐，病人在几天内就可能死亡。如果医生碰巧能很快赶到现场，应用力伸展病人的手肘，肘部会自行复位。但是，如果医生赶到时病人已经发热，请不要复位，因为剧烈的操作所带来的疼痛会杀死他。通常的原则是，关节脱位伴有发热时不要复位，尤其是肘关节。

44.（桡骨分离）肘部还有其他比较麻烦的损伤。比如，较粗的骨头有时会与其他骨头脱离，导致病人不能像以前一样屈伸关节。这种损伤可以通过在肘部弯曲处沿肌肉上行的血管分叉处行触诊来确认。在这种情况下，使骨骼复位到自然位置并不容易，因为两根移位的骨骼的联合处不会一直固定在原来的位置上，但是骨脱离（脱骱）必然会造成这个部位的肿胀。

45.（肘尖骨折）有些情况下，前臂的骨头在它与肱骨相连的地方会发生骨折，有时是肱骨后方肌腱起始处的软骨部分，有时是在前方冠状突起的基部。一旦发生这种情况，就会并发发热，且较为凶险，虽然关节（肱骨的关节端）并未移位，因为它的整个基部都在这块骨头的上方。但是当骨折发生在肱骨关节头所在的位置，如果是完全横断性的茎突骨折（即横穿整个骨骼），则关节的活动性会变得更大。总的来说，若没有发生骨头断裂，骨折造成的麻烦就会少很多，但是在这些部位，血管和重要的神经会发生广泛挫伤。如果骨折发生骨头断裂，病人被发现出现稽留热，则与普通骨折相比，病变导致的死亡风险要更大。尽管如此，这种骨折十分罕见。

46. 有时，肱骨本身在骨端会骨折，显然看似非常严重，但实际上比肘关节损伤要轻微得多。

47. 我们已经描述了如何最妥善地（复位和）治疗每种脱位，尤其是立即复位的重要性，因为韧带很容易迅速发炎。即使脱位的骨头被立即复位，肌腱也容易发生回缩，并在相当长的时间内限制关节的自然屈伸。所有这些病变，无论是撕脱、脱离还是脱位，都需要进行类似的治疗。与治疗骨折一样，用大量的绷带、敷料和软膏进行绑扎。在这些情况下，肘部的姿势应当与手臂或前臂骨折病人绑扎时的姿势完全一样，因为这种体位最常用于各种脱位、移位和骨折，并且对于将来的伸展和屈伸情况都是十分有用的，因为这样的话，在两个方向上都是自如的。对病人来说，这种姿势也最容易保持或恢复。除此之外，如果发生关节强直，在伸直位，僵硬的手臂会更加无用，反而会是一个很大的障碍。另一方面，如果是屈曲位僵硬，反而会更有用；如果是半屈曲位僵硬，就更加有用了。关于姿势的问题，我们就先说这么多。

48. 无论是骨折、脱位还是分离，都应首先将第一圈绷带绑扎在伤处。头几圈首先在这里缠绕，并用最大的力量缠紧，之后向两侧缠绕，逐渐变松。绷带应同时包扎前臂和上臂，并且范围应远远超过大多数情况，以使水肿尽可能从病损处转移到两侧。不论肘弯处是否有病变，都要使绷带将其缠住，以免在这里形成水肿。绑扎时要格外注意，肘弯处不得大量堆积绷带，并且要在病变处施加最大压力。至于其他的，要用前文所述的治疗骨折的方式，以相同的节奏处理绷带的松紧压力。应该跟前面的情况一样，每三天更换一次敷料，在第三天感到绷带变松。在适当的时候，上夹板。如果不发热，不论是否有骨折，上夹板都不失为一种选择。但绑的时候应尽可能地松一些，把夹板放在上臂的下面，前臂的上面。① 夹板不应太厚，一定要长度不一，以便在适当的位置相互重叠，根据屈肘的程度来决定。因此，关于压布的应用，也应遵循夹板的指导原则。在病变处应该更厚一些。使用的时间长短应通过炎症和前文给出的具体说明来估算。

---

① 当时无角形夹板，故这样放置直条夹板。——译者注

胚胎与解剖篇

Embryology And Anatomy

> 所有在地面上生长的植物都依靠来自地面的水分生存,并且植物的特性取决于这种水分的特性。现在,胎儿在子宫里也是依赖母亲生存,而孩子的健康状况取决于母亲的健康状况。

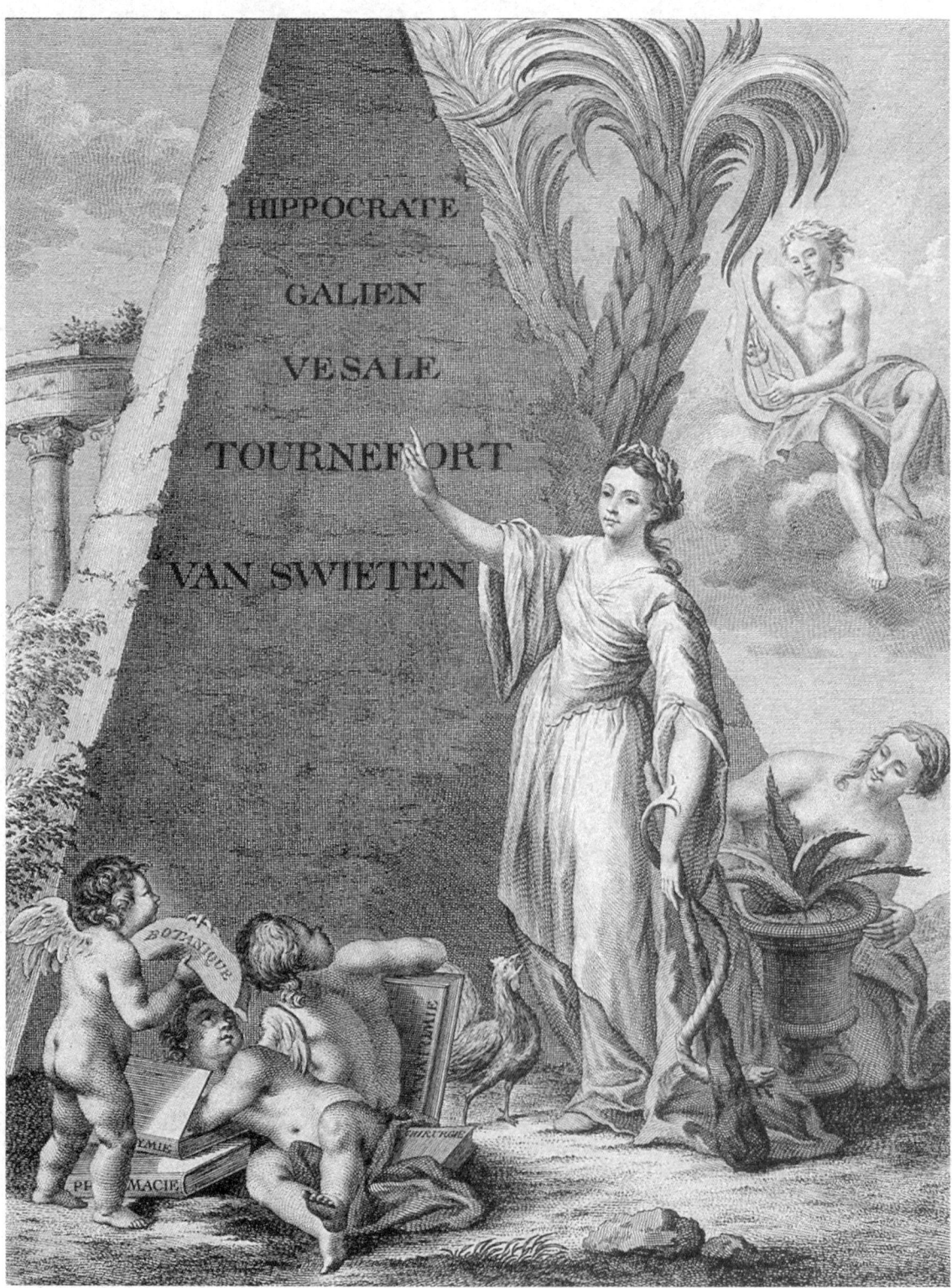

论种子和儿童的特性

论 种 子[①]

1. 万物皆有规律。人类男性的精液是人体内各种体液荟萃而来。体液中最为精华的部分构成了精液,这部分液体是从其余部分分泌出来的。说它是最为精华的部分,证据是尽管我们在性交时排出的精液量很小,但这部分精液的流失仍然会使身体感到虚弱。情况是这样的:身体的各个部位都有血管和神经连通到阴茎。由于轻微的摩擦,这些血管会变热、充血,这时他们会感受到一种刺激,之后全身也会感到一种愉悦和燥热。阴茎摩擦和全身运动会导致全身体液变热,体液会随之弥散和躁动,产生泡沫,就像所有其他液体在搅动时会产生泡沫一样。在人类而言,泡沫状的分泌物是体液中最精华和最丰富的部分。这种体液从大脑扩散到阴部和全身各处,尤其是进入脊髓,因为来自全身的通道延伸到此处,使得液体能够进出脊髓。一旦精液进入脊髓,它就会沿着肾脏里的静脉通过。如果肾脏有病损,血液有时会与精液一起被带走。精液从肾脏经睾丸进入阴茎,但不是通过尿道,因为它有自己的通道,与尿道毗邻。

◀ 健康女神许癸厄亚指着一块碑,碑上刻的是希波克拉底、盖伦、维萨留斯等伟大医生的名字

[①] 在显微镜普及前,东西方医学对生殖的认知均基于肉眼观察与哲学推测,普遍认为胎儿由单一"种子"发育而成。因此在文中可以看到关于雄性精液和雌性精液的表述。——译者注

夜间遗精的人可能存在以下原因：由于疲劳或其他原因，体液在体内变得弥散和变热，进而会产生泡沫。在泡沫被分泌的过程中，这个人会看到类似他在性交的幻象，因为这时的体液与性交中排出的体液是完全相同的。不过，至于性梦和遗精的性质和影响，以及为什么说它是疯癫的先兆，都不属于我当前讨论的范畴。这一主题就此告一段落。

2. 阉人之所以没有性交，是因为输送精液的管道被破坏了。这条管道贯穿睾丸。此外，睾丸通过一丛细长的韧带与阴茎连接，这些韧带可以升高和降低阴茎（勃起和疲软）。在阉割手术中，这些韧带被切断了，这就是他们为什么会阳痿。睾丸被挤压的人，由于睾丸受损，输送精子的通道被阻塞。韧带由于损伤会变硬，且失去敏感性，无法再收缩和放松。另一方面，耳朵处有切口的人确实可以完成性交并射出精子，但精子数量少、势弱且不育。因为大部分精液是从头部经过耳朵进入脊髓，当切口形成疤痕时，该通道就被堵塞了。对于儿童而言，儿童的血管狭窄且口径小，因此精液无法通过，也就不会出现和成年人一样的冲动。在冲动无法使体内的流体充分调动的情况下，也就不能分泌出精液。女孩在幼年不会有月经，也是同样的原因。但是，随着男孩和女孩的长大，男孩延伸到阴茎的血管和女孩延伸到子宫的血管都会在生长过程中变得可渗透和开放。原本狭窄的通道打开了，液体可以找到足够的空间，进而被调动起来。这就是为什么当他们进入青春期后，男孩可以排出精液，女孩可以来月经。这是我对这些事实的解释。

3. 就像我说的，精液来自全身各处，包括硬的部分、软的部分以及全部的体液。体液有四种形式：血液、胆汁、水和黏液。这四种体液都是内生的，它们是疾病的根源。我曾讨论过这四种体液，以及它们为什么会造成疾病，为什么要根据它们来治疗疾病。现在，我已经论述了精液的若干问题，如精液的来源，它是如何以及为什么产生的，哪些人不会排出，以及为什么会这样。此外，我还讨论了女孩的月经问题。

4. 就女性而言，我认为在性交过程中，阴道被摩擦，子宫被刺激，子宫内会形成冲动，使身体的其余部分产生快感和发热。女人也会从体内排出某种东西，有时会进入子宫内，使子宫内变得湿润；有些人的子宫口比正常情况更宽一些，则会泄出子宫外。一旦性交开始，直到男人射精为止，她会在整个过程中体会到愉悦感。如果她对性交的欲望被唤起,她会在男人射精之前泄出来,而在剩下的时间里,她将不会再感受到同样程度的快感。但是如果她的性欲未被唤起,那么她的愉悦感就会随着男人的射精而终止。这种情况就好比如果将同样多的冷水倒入沸水中,那么沸水会停止沸腾。同样,射入子宫的精液会熄灭女人的热度和愉悦感。精液进入子宫的同时,愉悦感和热量都达到了顶峰,然后停止。例如,如果将酒倒在火焰上,火焰首先会一下子变旺,并维持短暂的灿烂,然后熄灭。同样,女人的热度会随着男人的精液射入而迸发,然后消散。女性在性交时所享受到的愉悦感要比男人低得多,不过持续的时间要长一些。男人的愉悦感更强烈的原因是,男人体液的分泌是突然发生的,而且分泌物的排出比女性更为剧烈。

关于女性,还有一点:性交会让使她们的健康状况变得更好。首先,性交使子宫变得湿润,子宫在过于干燥的状态下会变得过度收缩,而这种过度收缩会引起身体的疼痛。其次,性交通过加热血液,使血流更加顺畅,从而使月经更加通畅。反之,如果月经不畅,女性会变得容易生病。我将在"论妇女疾病"的课程中解释为什么会这样。这一话题暂时到此为止。

5. 当女人进行性交时,如果她不打算受孕,那么她需要排净双方产生的精液,时间可自行决定。但是,如果她想要受孕,则不要清理精液,而是将其留在子宫内。当精液进入子宫后,子宫口会关闭并将精液留在里面,因为湿润会导致子宫口收缩。然后,来自男人的精液和来自女人的阴精会混合在一起。如果该妇女对分娩有经验,并记录下了精液停留的日期,她就可以推算出自己受孕的确切日期。

6. 现在,进一步来说,还有另外一点。女人泄出的精子有时较强,有时较弱;男人所泄的精子亦是如此。实际上,伴侣双方都有男性和女性的精子(男性比女性更为强壮,当然是来自更强的精子)。再进一步来说,如果(a)双方都产生了更强的精子,那么结果是男孩,而如果(b)他们都产生了较弱的精子,那么结果是女孩。但是,如果(c)伴侣一方产生的是一种精子,而另一方产生的是另一种精子,那么孩子的性别取决于哪种精子的数量占优势。假设弱精子的数量要比强精子的数量大得多,强精子被压制,并且与弱精子混合在一起,结果是女孩。相反,如果强精子的数量多于弱精子,而弱精子被压制，那么结果就是男孩。就像将蜂蜡和牛脂混合，用的牛脂比蜂蜡更多，然后在火上将它们融化。当混合物仍然是流体时，混合物中是牛脂多还是蜂蜡多并不明显，只有在它凝固后，才能看到牛脂在量上超过蜂蜡。男性和女性的精子也是一样。

7. 现在，雌性和雄性的精子都存在于男女双方，这是基于观察的推断。许多女人已经与丈夫生过了女儿，然后与其他男人生下儿子。而原来的丈夫（即与妻子共同生出女儿的丈夫）与其他女人性交后，则生了儿子。生了儿子的丈夫也可能与其他女人生下女儿。由此可见，男人和女人都有雌性和雄性的精子。对于生女儿的父母来说，较弱的精子数量远超过了较强的精子，因而生的是女孩；而对于生儿子的父母来说，较弱的精子远少于较强的精子，因而生的是男孩。因此，同一个男人并不会一直产生较强的精子，也不会一概是较弱的精子，而是有时是较强的，有时是较弱的。女人的情况也是如此。因此，同一个女人和同一个男人排出雄性和雌性的精子，这并不奇怪。事实上，关于雄性和雌性精子的这些情况在动物身上也是如此。

8. 精子是来自父母全身各处的产物，弱精子来自薄弱部位，强精子来自强壮部位。相应地，孩子必然也是如此。来自某个部位的精子，如果更多的是从父亲身上获得，而不是来自母亲，那么孩子的那个部位会与父亲更相似。反之亦然。但是，以下情况是不可能的：（a）孩子在各方面都像母亲，而一点都不像父亲；（b）孩子在各方面都像父亲，而一点都不像母亲；（c）子女在任何方面都不像父母中的任何一方。这些都是不可能的。孩子势必在某些方面像父亲，某些方面像母亲，因为精子来自父母双方。孩子会与提供较多精子的一方父母有更多的相似之处，因为更多的精子也就意味着来自更多的身体部位。因此，有时会发生这样的情况：尽管孩子是女孩，但她有更多的地方与父亲相似。而有时男孩更像母亲。这些事实也可以作为我上述推论的证据，即男人和女人都有雄性和雌性的精子。

9. 有时还会出现另一种情况：父母双方身强体壮，身材高大，孩子却体弱多病，瘦瘦小小。如果这个孩子的父母已经生了几个和他们一样健康的孩子，那么很明显，孩子的体弱多病始于胎内：子宫的开口要比正常大一些，孩子从母亲那里得到的一些营养流失了，以致孩子变得虚弱。当然，对于所有的生命来说，生病的程度都与其正常的体力成正比。如果这位母亲生的所有孩子都身体虚弱，则原因在于子宫狭窄。因为如果孕育胚胎的空间不足，那么显然孩子会身材矮小，因为它没有足够的生长空间。而如果（a）有足够的空间并且（b）没有患病，则可以预期，身材高大的父母会生出身材高大的后代。这好比把一个顶花带刺的小嫩黄瓜扭装在狭小的容器中。黄瓜会按照容器内部的大小和形状长大。但如果将其放在一个足够大——足够装下黄瓜，但没有超过植物自然尺寸太多——的容器中，那么长大后的黄瓜大小和形状都与容器内部差不多。在生长过程中，它会试图与其发展空间相抗衡。实际上，通常所有植物都会按照你迫使它们生长的方式生长。孩子也是如此。如果他在成长期间有足够的空间，他就会长得更大，而如果空间有限，他就会更小。

10. 如果孩子在子宫内发生畸形，我认为这是：（a）由挫伤所致。母亲孕育胚胎的部位受到过撞击，或者曾经跌倒，或者曾经遭受过其他的暴力侵害。畸形发生在挫伤的部位。如果挫伤面积很大，包裹胚胎的被膜破裂，则会发生流产。（b）儿童发生畸形也可能有其他原因。如果子宫某个区域受到压迫，由于胚胎在狭窄空间中活动受限，胚胎与该区域相邻的部位则必然会发生畸形。自然界也存在类似的状况，比如树木没有足够的生长空间，或者被石头等压住时，它们会长得扭曲，某些地方粗大，而其他地方纤细。孩子也一样，如果子宫某个部分比其他部分更多地压迫胚胎，也会发生这样的情况。

11. 身体畸形父母的孩子通常没有问题。究其原因，哪怕是畸形的动物，它的组成与正常动物也是完全相同的。但是如果父母患有某种疾病，来自四种体液的精子不完整，在畸形部位是不足的，在我看来，这也并不代表孩子会出现与父母相同的畸形。

关于这个问题的内容就到此为止。现在我将重新回到我的主要论点。

论儿童的特性

12. 如果来自父母双方的精子留在女人的子宫中，当然女人不会总是保持静止不动，那么它们首先会彻底混合在一起，聚集成一团，然后在热的作用下凝结。接下来，由于处于温暖的环境中，它会获得吸入气。在它充满气后，呼出的气会在种子的中间形成逸出的气道。一旦这条通道形成，呼出的热气通过这里逃逸出去，种子就会从母亲的呼吸中获得第二次吸入气，这个气是冷的。在整个过程中，它都会如此循环：周围环境的温暖使它变热，它从母亲的呼吸中获得了冷的吸入气。实际上，所有被加热的物体都会获得吸入气，呼气会开辟一条外逸的通道，使其逃逸到外面。通过这一通道，加热的物体会第二次吸入冷的气，从而得到滋养。当我们剧烈加热木头、叶子、食物和饮料时，也会出现相同的过程。你可以在木材燃烧时观察到这样的过程：任何种类的木材都是以一种相同的方式燃烧，特别是刚采伐的生材（未经干燥、含水率在纤维饱和点以上的木材），它会在断面处将空气排出。空气排到外面后，会在断面周围形成涡流。这是一个常见的现象，结论是显而易见的：木材中的空气是热的，排出空气的同时会吸收冷空气，从而获得滋养。如果不是这种情况，那么排出的空气也不会形成涡流。所有加热的物体都是按比例获得冷空气的滋养。现在，当木材中的液体被加热时，它会变成空气，然后向外逸出。随着这些空气被排出，木材中的热量吸收了冷空气以替代它并得到补充。绿叶在燃烧时也是一样，因为它们含有空气，空气会自行开辟一条通道并逸出，形成涡流，吸入空气的地方发出噼啪的声音。豆类、谷物和坚果被加热时也会形成空气，这种空气会引起裂缝并逸出。如果这些材料是潮湿的，则释放的空气量更大，裂缝也更大。但是，没有必要过多地阐述了，所有受热的物体都会通过同一个通道散逸出空气并吸入冷的空气，从而获得冷空气的滋养。这就是我为支持种子在子宫里受热、含有空气并释出呼气的论点所提出的证据。然而，种子还有第二种呼吸源，这就是母亲的呼吸。因为当母亲从外面吸入冷空气时，种子会从中受益。种子由于其周围环境的温暖而变热，因而含有空气并释出呼气。

种子膨胀时，会在自身周围形成一层膜。由于黏性，它的表面会不断地向周围延展开来，就像面包在烘烤时表面会形成一层薄薄的表皮一样。面包随着加热和膨胀而变大，并随着膨胀而形成膜状表面。就种子而言，随着精子的温度升高和膨胀，在其整个表面上都会形成膜，但表面中间有一个孔，以允许空气进出。在膜的这个位置，有一个小的突起，那里面种子的量非常小。除了这个突起，包裹精子的膜是球形的。

13. 事实上，我本人曾经看到过一个在子宫内待了六天就流产的胚胎。正是基于我当时观察到的它的性质，我得出了其余的推论。我是通过以下方式看到一个六日龄的胚胎的。我的一个亲戚有一个价值连城的舞女，她被雇为妓女。重要的是，这个姑娘不应当怀孕，否则会失去她的价值。这个姑娘曾经听闻过女人们之间的私房话——当女人怀孕时，精子会留在体内而不会流出。她把这些话听进了心里，并留心起来。有一天，她注意到精子没有再流出来。她告诉了她的女主人，之后这个故事传到了我这里。在我听说后，我告诉她要上下跳跃，每次跳跃时要用脚后跟触碰到臀部。她这样做了不到七次，传来一个声音：种子掉在了地上。女孩惊讶地看着它。它看起来是这样的：好像剥掉了蛋壳的生鸡蛋，里面的液体透过膜可以显现出来——这是对它的外观很不错的描述。它是圆形的，红色的。在膜内可以看到白色的粗纤维，周围是红色的浓浆。膜的外表面有血块。膜的中间有一个小突起：在我看来，它就像一个脐带。我认为胚胎最早的呼吸正是通过这里。从这里，膜在种子周围延展。这就是我看到的六日龄胚胎。稍后我将描述第二个观察到的胚胎，这将使你对这个主题有一个更加清晰的认识。它也将作为我整个论点真实性的证据。在这个问题上，这也是我等凡人所能够做到的尽量的真实了。那么这个主题就先说到这里。

14. 然后，种子被包含在膜中，将气体呼入呼出。此外，母亲的血液下行到了子宫，它通过母亲的血液生长。女人一旦怀孕，她就会停止来月经，否则孩子将不健康。在某些特殊情况下，第一个月会出现极少量的月经，出血量不超过硬币大小。血液从女性的整个身体中流向子宫外面包覆的膜。血液随着空气一起，经由膜上的穿孔和突出被吸入膜中。通过凝结，它会带来未来生命的增长。在适当的时候，最初的薄膜内还会形成其他的薄膜，它们的形成方式与第一层膜是相同的。与第一层膜一样，它们也是自脐带延伸，之间互有连接。

15. 在此阶段，随着母亲血液的下行和凝结，有脐带的肉胎开始形成。脐带从中心处突出来，胚胎经由脐带进行呼吸和生长。

孕妇不会因月经停止而感到痛苦的原因是，血液不再被每月一次的来潮而搅动。相反，它每天少量平缓地流入子宫，不会引起不适，而子宫中的内容物每天都在增加。血液是每天源源不断地流入，而不再是每个月一次，因为子宫中的胚胎会根据它的力量持续从母亲的体内汲取血液。它的呼吸也以相同的方式进行：最初是轻微的呼吸，从母亲那里流出的血液也是微量的；随着呼吸的加重，胚胎会更加有力地汲取血液，流入子宫的血量也会随之增加。

未怀孕的女性在月经中断时会感到疼痛的原因是：首先，血液每个月都会受到一次搅动。不同月份之间的温度差异很大。现在，女人的身体比男人的身体含有更多的液体，因此对这种变化更加敏感。所以，她的血液会被搅动，充满静脉，并从体内流走。这仅仅是女人天生的体质使然。这一切的结果是，当一个女人被排空血液时，她就怀孕了。而如果她的血液是充满的，就不会受孕。当子宫和静脉中的血液被排空时，女人会怀孕，因此，最利于受孕的时间是在月经之后，原因就如我所说。现在，血液被搅动和分泌出来，但是没有流出体外，而是流入子宫，且子宫没有将其释放出来，那么滞留在子宫中的血液会将子宫加热，进而使身体的其余部分也变热。有时子宫也会将血液排入静脉。这些静脉充满血液，变得疼痛并引起肿胀。这种情况的发生实际上会导致女性腿脚不便。有时子宫会下坠压到膀胱，造成压迫和膀胱闭锁，进而导致痛性尿淋沥。有时它会压迫髋部或腰部，引起那里的疼痛。在某些情况下，血液会在子宫中存留长达五到六个月，在子宫内腐败并变成脓液。部分情况下，脓液可通过阴道排出，而在另一些情况下，脓液会在腹股沟处形成肿瘤，然后以这种方式排出。实际上，当月经不畅时，女性会遭受许多这类疾病的困扰，但这些问题并不宜放在这里讨论。我将在关于妇女疾病的课程中对它们进行描述。现在，我们还是言归正传。

16. 肉胎形成后，膜继续与胚胎成比例地生长。这些膜形成了囊袋，特别是外膜。胚胎通过呼吸从母亲那汲取了部分血液，并用于生长，其余的所有血液已没有任何用处，全部流进囊袋中。当这些膜形成囊袋并充满血液时，它们被称为"绒毛膜"。

17. 肉胎随着生长，会在呼吸的作用下形成不同的组织。其中的每个组织都趋向于与其相似的性质——致密的趋于致密，疏松的趋于疏松，液体的趋于液体。每个组织都安置到了适当的位置，对应于它来自的部分以及与之相似的部分。我的意思是，那些来自母体中致密部分的本身就是致密的，而那些来自液体部分的则是液体，其他部分也是如此：它们在生长过程中都遵循相同的公式。骨骼由于热的凝结作用而变得坚硬。此外，它们像树生出枝丫一样生出分支。现在，身体内部和外部的分野都变得更加清晰。头部开始从肩膀突出，上下臂从身体的两侧突出。两条腿彼此分开，有弹力的肌腱绕在关节周围。嘴巴张开。鼻子和耳朵从肉胎中突出，并有贯穿的孔腔。眼睛里充满了透明的液体。生殖器的性别变得明显。内脏也形成了不同的部分。而且，身体的上部现在通过口鼻呼吸，结果是腹部变得膨胀。肠道从上方变得膨胀，切断了通过脐带的呼吸，并结束了这里的换气。一个朝向外部的通道从腹部和小肠经由肛门形成，另一个通道则经由膀胱形成。

现在，每个部分的形成都是通过呼吸发生的，也就是说，它们充满了空气，根据它们亲和力的不同，彼此相互分离。假设你将一个气囊绑在管道的末端，并穿过管子倒入泥土、沙子和细小的铅屑。现在倒入水，然后向管道内充气。最初，所有成分都将与水充分混合，但是吹气一段时间后，铅向铅移动，沙子向沙子移动，泥土向泥土移动。现在等这些成分变干，然后切开气囊进行检查，你会发现相似的成分已经聚在一起。现在，种子，或者更确切地说，肉胎，通过完全相同的过程分离成了不同的部分，类似的聚集在一起。关于这个话题，就说这么多。

18. 至此，胎儿已经形成。女性胎儿最多在四十二天内进入这一阶段，男性胎儿则最多在三十天内进入这一阶段。这是一个大多数情况下的数字，视情况会有所增减。如果孩子是女孩，出生后的恶露排出通常在四十二天内完成，这是完全排净的最长时间，但是即使只用了二十五天，也是安全的。如果孩子是男孩，恶露排出需要三十天，这也是完全排净的最长时间，但是即使只用了二十天也没有危险。在此阶段的后期，排出恶露的量很小。年轻产妇排净恶露所需要的时间较短。产妇年纪越大，所需要的天数就越多。在分娩期和随后恶露排出的过程中，首次生育的产妇经受的痛苦最多，生育次数少的产妇比生育次数多的产妇经受的痛苦多。

现在，产后排出恶露的原因是这样的：在妊娠早期——对于女孩来说是四十二天，对于男孩来说是三十天——最少量的血液流动就足以供胚胎生长，而在此阶段之后，直到妇女分娩之前，所需要的血液量都在增加。因此，也就不难理解，恶露排净的时间会相应地需要这些天数。

女人的分娩阵痛是这样开始的：此时胎儿已经很健壮了，母亲的血液会因胎儿的运动而受到搅动，并变得非常温暖。一旦血液受到搅动，孩子出生之后首先会排出一种浓稠的血清：这为血液开辟了一条通路，就像"桌子上的水"一样。之后，每天血液都在净化流出，直至我之前所说的时间。最初的量约为一个半科泰尔①。或多或少，直到流出停止。如果妇女健康状况良好并且能保持健康，血的流出就会像祭祀动物的血一样，且能迅速凝固。但是，如果她的健康状况不好，则流出的血量较少，看上去不健康，并且凝结缓慢。在这种情况下，产妇如果患有非体质性疾病，将会在恶露期死亡。无论产妇健康状况如何，如果在头几天没有立即开始排出恶露，随后无论是由于药物诱导还是自发，恶露均会突然排出，流出的量都与恶露迟滞的天数成正比。如果产妇没有彻底排净恶露，将会患上重病，并有死亡的危险，除非得到及时治疗，通过泻下最终排净恶露。我介绍这些细节是为了表明，四肢分化最晚的时间，女孩是四十二天，男孩是三十天。我如此断言所依据的事实是产后恶露排净的时间——生女孩的恶露最多持续四十二天，生男孩则最多持续三十天。

为了清晰起见，现在我将整个事情再陈述一遍。我认为血流的量是成比例的，因为当种子在子宫内时，如果是女婴，在最初的四十二天，从母亲那里流入子宫的血量最少，正是在这个阶段，四肢完成分化。在此之后，血流量增加。如果是男婴，同样的事情也会发生，只是这次的时间是三十天。这里有进一步的证据证明这些事实的真实性：在接受种子进入子宫后的日子里，从母亲流入子宫的血液量最少，随后逐日增加。因为如果大量的血液一次流入，胚胎将无法呼吸，被大量的血液窒息。另一方面，在产后恶露净化的过程中，比例是相反的。因为在这个阶段，初始的流量是最大的，然后逐日减少，直到完全排出。此外，许多女性在三十天前流产了男性胎儿，可观察到胚胎没有肢体，而那些在稍晚时间或在三十天流产的胎儿，肢体已清晰分化。同样，在女性胎儿流产的情况下，相应的时间是在四十二天观察到肢体分化。

---

① 雅典计量单位，1 科泰尔约合 226 毫升。——译者注

因此，通过推理可以看出，女孩肢体分化所需的时间为四十二天，男孩为三十天。证据就在于流产和产后恶露的净化，原因是女性胚胎成形和分化较晚，因为女性种子比男性种子更弱且含有更多的液体。根据这个解释，女性成形的时间比男性晚。这也是生女孩后的净化时间比生男孩更长的原因。现在，我们再回到之前的问题。

19. 一旦胚胎的四肢形成关节并成形，骨头会随着长大变得越来越坚硬且中空，这也是在呼吸的作用之下完成的。一旦骨头中空，它们会吸收肉中最肥沃的血块。随着时间的推移，骨骼的末端会像树一样分支，就像树枝的末端最后发芽一样。孩子的手指和脚趾正是这样分化的。此外，由于人体内的所有静脉都在手指和脚趾处终止，这些肢端会长出指甲和趾甲。现在，在这些静脉中，最大的是头部的静脉，其次是腿部和上下臂的静脉。但是，手脚的静脉和神经最细、最多、最致密，骨骼也是如此，在手指和脚趾处尤其明显。正是因为手指和脚趾上有着纤细且密集的骨头、静脉和神经，所以最为纤细和致密的指（趾）甲会在这里长出来。它们的作用是截断静脉的末端，防止它们进一步长大，也防止一根手指或脚趾比另一根长。因此，完全自然的是，位于肢端的指（趾）甲是非常致密的，因为它们来自非常致密的部分。

20. 在指甲长出的同时，头发开始在头部扎根。头发的生长方式如下：在表皮最为多孔且头发可以获得适量的水分以供应营养的地方，头发长得最长、最茂密。在表皮随后变得多孔的地方，毛发也会随之在那里生长——包括下巴、耻骨以及其他类似的地方。精子首次出现时，皮和肉都变得多孔。同时，血管比以前更为扩张。因为在童年时期，血管是狭窄的，精子无法通过。女孩的月经也是同样如此。月经和精液的通道是在同一时间段打开的。现在，当表皮变得多孔，女孩和男孩的阴毛都开始生长，阴毛已可以获得足够的水分来供应营养。对于男人下巴上毛发生长的解释也是一样的：当来自头部的水分流入表皮时，这里的表皮也变得多孔。无论是在性交期间还是在间歇期，头发都有适量的湿气供其营养。但是，在性交过程中，来自头部的液体向下流动，在前伸的下巴处被延迟，此时胡子的湿气最为充足。毛发生长在表皮最多孔的地方，证据是这样的：如果对表皮进行烧灼来实施发疱治疗，痊愈后，疤痕的表皮会变得致密，不会长出毛发。

那些孩童时期被阉割的人不会进入青春期，下巴上也不会长出胡须，甚至会全身无毛，这是因为输送精子的通道没有打开，因此表皮在身体的任何地方都不会变得多孔。我之前已经说过，阉人输送精子的通道被切断了。妇女的下巴和身体也没有毛发，因为在性交过程中，她们的体液不像男性那样活跃，因此不会使表皮变得多孔。

那些秃顶的人是因为他们的体质为黏液质：在性交过程中，他们头顶的黏液会被搅动和加热，冲击表皮，灼伤头发的根部，以致头发掉落。出于同样的原因，阉人不会秃顶，因为他们没有经历过性交时的剧烈运动，性交会使黏液变热并灼伤发根。

对白发的解释是，体内的体液被长时间搅动后，其最白的部分被分离出来，并到达表皮。头发变白，是因为它所吸收的水分比以前更白，在头发变白的部位，皮肤也更白。有的人从一出生就有白发，在长白头发的部位，皮肤也更白一些，因为那里的体液最白。事实上，皮肤和头发的颜色与皮肉所吸引的水分的颜色是相对应的——白色、红色或黑色。在这个问题上已经讲了很多，下面我将回到其他的问题。

21. 一旦胚胎的四肢开始分化，指（趾）甲和头发开始扎根，胎动便开始了。通常情况下，男孩从第三个月开始出现胎动，女孩要从第四个月开始。不过，也有些孩子胎动开始的时间更早一些。男孩出现胎动较早的原因是其力量更大。此外，男孩的胚胎较早被压实，因为它所来自的种子更强大、更浓稠。一旦开始胎动，母亲的乳汁便开始出现：她的乳房肿胀，乳头逐渐变硬，不过到目前为止，乳汁还未流出。乳汁的出现和流动在肌肉致密的女性更晚出现，而在肌肉松弛的女性要更早。泌乳的原因如下：当子宫由于胎儿的存在而胀大时，它会压迫母亲的胃部。如果胃部在充满的时候受到这种压力，食物和饮料中的脂肪就会被挤压到网膜和肌肉之中。这个过程就像你在皮革上涂抹大量的油脂，经过一段时间的吸收后，你再挤压皮革，油脂会在压力下渗出。胃里包含了食物和饮料中的脂肪部分，按照完全相同的方式，在子宫的压力下，脂肪渗透到网膜和肌肉中。如果女人的肌肉质地松散，她会很快感觉到渗透的效果。但如果她的肌肉不是这种类型的，则会晚一些。此外，怀孕的动物，只要它们没有患病，会比未怀孕的动物更肥胖，尽管它们所食用和饮用的完全相同。孕妇也是如此。在子宫加热作用下，这种温暖、白色的脂肪物质会有一部分变甜，这部分物质被挤压到了乳房中。一小部分也会经由相同的血管进入子宫：因为相同的血管及其他类似的血管同时延伸到乳房和子宫。当到达子宫时，它便呈现出乳汁的样子，但胚胎消耗的乳汁量很少。而乳房充满乳汁后，变得胀大。一旦整个过程开始，婴儿出生后，其吸吮的动作就会使乳汁流入乳房。事实上，吸吮乳房时，乳房中的血管变得更具有渗透性，并且由于它们变得更具有渗透性，它们能够吸引胃部的脂肪物质并将其传递到乳房。这类似于一个频繁性交的男人，血管变得更具有渗透性，从而诱使他进一步进行性交。

22. 孩子的营养和生长取决于从母体到达子宫的物质。孩子的健康或疾病与母亲的健康或疾病相对应。在土地里生长的植物也是如此，它们从土地中获得营养，植物的状况取决于其生长的土地的状况。当把种子种在土地里时，种子中就充满了水分。泥土中有许多不同种类的水分，这就是为什么它可以滋养植物。一旦种子充满水分，它就会膨胀、胀大。现在，种子中有一种潜能，当这种潜能中最轻的部分在种子的呼吸和湿气的压缩下凝结，它就变成绿色的嫩芽，并撑破种子。刚开始时就是这样：新芽向上发芽，但一旦发芽，种子中的水分就不再能满足其营养需求。因此，种子及其嫩芽向下方破裂，嫩芽迫使种子向下释放由于其重量而留下的潜能部分，并从嫩芽中长出根。

一旦植物在下方扎下根来，并开始从土壤中汲取营养，整个种子就会被植物吸收并消失，果壳除外，后者是种子中最坚硬的部分。最终，这部分也将在土壤中腐烂并消失。过一段时间后，一些嫩芽会分出枝条。

植物来自种子，也就是来自湿性的东西。当它仍然娇嫩和湿润并努力向上和向下生长时，并不能结出果实。原因是它的潜能不够强大和丰富，无法凝结为果实。但是，当植物稳固并扎根时，它会长出向上和向下延伸的宽脉，因此从土壤中汲取的物质不再是水，而是更稠、更富含脂肪、数量更多的物质。这种物质被太阳加热，在植物的顶端勃发，在这里变成与其来源相同种类的果实。一粒小小的种子却结出累累硕果的原因是，每棵植物从土壤中汲取的潜能都比其来源的种子高，并且这种潜能不是在一个地方勃发，而是在多个地方勃发。一旦果实出现，植物会随后从土壤中汲取潜能并传递给果实。正是太阳通过蒸发果实中更多的水分，来使果实成熟和坚硬。那么，从种子、土壤和水中长出来的植物的情况，我们就说到这里。

23. 另一方面，扦插树木时，情况是这样的：插条的下端（从母树上折断）有一个断裂处，将这一端插进土里。这一端是通过以下方式发出根的：当植物处于土壤中，并从土壤中吸收水分时，它会膨胀并充满呼吸，尽管这尚未发生在地面以上的部分，但在地面以下，呼吸和湿气会导致植物潜能最高的部分凝结并向下方勃发，从中长出细根。一旦植物在地下扎根，它就会从根部吸取水分，并将其传递给地面以上的部分。如此一来，上部也随之膨胀并呼吸。像光一样，植物潜能中较低的部分会凝结并以枝条的形式生长。此后，植物会向上和向下生长。因此，在发芽过程上，播种生长的植物与扦插生长的植物是相反的：种子的嫩芽在根向下生长之前就向上生长，而树木则是首先扎根，然后才长出叶子。原因是种子本身含有大量的湿气，并且种子完全被包在土壤中，因此在最初阶段，它有足够的营养来供养嫩芽，直到它扎根。扦插则不是这种情况，因为它不是从提供初始营养的其他东西上长出来的。相反，插条就像是一棵树一样，它在地面上的体积最大，因此，如果没有来自下方的强大潜能将水分传递到地面上，上方的部分是无法获得充足的水分的。因此，插条一开始必须借助其根部从土壤中汲取养分，然后再将从土壤中汲取的水分向上传输，然后开花、成叶、生长。

24. 现在我将描述植物在生长过程中分枝的原因。一旦它从土壤中汲取了过量的水分，过剩的水分就会在积聚最多的地方勃发出来，植物就会在这里长出分枝。植物生长的方向是横向、向上和向下都有的，其原因是地表下的土壤在冬天是热的，在夏天是凉的。冬天，天上降下的雨水使土壤变得潮湿。由于湿气是重的，会压缩在一起，因此，土壤变得更加密实。由于没有大的孔隙，它是不通风的。这就是为什么冬天地表下的土壤是温暖的。粪便在压紧时比松散堆放时更温暖，一般来说，潮湿且压缩的物质会自发地变暖并迅速腐烂，因为它们被热量烧焦了：压缩阻止了空气的渗透。而如果它们是干燥且松散堆放的，它们变暖和腐烂的速度会慢得多。玉米和大麦也是如此，如果是潮湿状态下堆放在一起，将比干燥状态下摊开放置更容易变暖。皮革制品也是如此，如果将它们紧紧地捆绑在一起并压实，就会变得像被火烧一样。这是我亲眼所见的。事实上，只要考虑一下就会发现，所有压缩在一起的东西都比松散堆放的东西更暖，原因是这些物质无法通风和冷却。现在土地的情况也是如此：在地表之下，土壤由于湿气的重量密实地压缩在一起，因此在冬季是温暖的，因为它没有通风来散热。现在，当雨水落在地上，然后发出蒸汽，这种蒸汽被土壤的密度阻挡，并被迫回到水中。这就是冬季的泉水比夏季更温暖且流量更大的原因：从水中排出的空气回到了水中，因为土壤密实，空气无法渗透进去。大量的水会爆发出来，并顺势而流，开辟出比小水量更宽的通道。土壤中的水不会静止，而是源源不断地向低处流。如果土壤在冬季能为水排出的空气提供通道，则从土壤中流出的水量会减少，泉水在冬季就不会丰富。我已经列举了各种事实证明地表下的土壤在冬季比夏季更温暖。

25. 那么，为什么地表下的土壤在夏天会比冬天冷呢？（1）在夏季，土壤是多孔且轻盈的，因为太阳会蒸发其水分。当然，土壤本身总是含有少量或大量水分。（2）所有的风都来自水，你可以从风总是吹过河流和云层，而云层只是水在空中凝聚在一起来推断出这一结论。因此，在夏季，土壤是多孔且轻盈的，并且其中包含水分。土壤中水向下流动，在流动的过程中会呼出恒定的气流。空气渗透到轻质多孔的土壤中并冷却，同时将水冷却。如果你用力按压含水的皮肤，用针尖为水打通呼吸的通道，或者捏起一块皮肤并摇晃，也是一样的情况。你会发现通过孔腔的没有气，只有水，原因是水没有足够宽阔的通道来呼出空气。现在，这就好比冬季土壤中的水。但是，如果捏起并摇晃皮肤，给水打开了宽阔的通道，那么空气就会穿过孔腔。因为空气（来自水的流动）将具有足够宽的通道以通过皮肤逸出，这就是空气穿过孔腔的原因。夏季土壤中的水就是这样的情况，它有足够宽阔的通道。在夏天，太阳得以通过这些通道将水向上吸走而使土地变得多孔，来自水中的空气是冷的，穿透多孔和轻盈的土地，在此过程中也冷却了地表以下的土壤。此外，水是导致土地中的空气变冷的原因，水会将空气重新吸进其中并释放到土地中。

同样，从井中抽水可以使空气像一阵风一样流动，并使其冷却。然而，在夏天，如果不汲水而是让水静置，由于水的密度，它就不会像汲水那样吸收来自土壤的空气，也不会将其排放到土壤中。相反，当它在井中静止不动时，首先由太阳和空气对表面加热，然后热量会逐层向下传递。这就是夏天从井里打的水比较凉的原因。请注意，来自地下深处的泉水在夏天总是冷的。在冬季，当从地下抽水时，它最初是温暖的，因为大地本身是温暖的，但随着时间的流逝，它会变得寒冷，这显然是由于空气的作用，空气是冷的，风使水充满空气。同样，在夏季，从井中抽出的水最初是冷的，原因是空气通过多孔的土壤循环，将它冷却了，但抽出的井水静置一段时间，就会发现井水变暖，因为空气是温暖的。出于同样的原因，夏季深井中的静水也会变暖。因此，这个主题就讲到这里。

26. 然后，回到我原来的话题，地表以下的土地在夏季是凉的，在冬季是暖的，而地表以上则是相反的。现在，一棵树如果要强壮，它不可能同时受到两种热的影响，也不可能同时受到两种冷的影响：如果它受到来自地表以上热的影响，则必须受到来自地表以下冷的影响，反之亦然。树根将它们吸收的东西分配给树，而树将它吸收的东西分配给树根。实际上，热和冷是均衡分配的，就像人将食物吃到胃里，食物在消化时产生热，与此同时需要通过喝饮料来补偿性地冷却。对于树木而言，下部必须补偿上部，反之亦然。实际上，这正是树会既向上又向下生长的原因：因为它从上部和下部都接受养料。在它还非常娇嫩时，它不会结出果实：这时候，它还没有足够厚重和富含脂肪的潜能来形成果实。但是过一段时间，它的脉管会变得足够宽，可以从地面吸取厚重和肥沃的物质。太阳融化了这种物质，使其变轻，喷发到树木的末端，并变成果实。太阳还会蒸发果实中水性的部分，同时通过加热和熟化，使其较厚的部分变甜。某些树木不会结果的原因是它们所含的脂性物质不足以转化为果实。

斗转星移，一旦树木长得茁壮，根深蒂固，树木便会停止生长。但是，有些树是嫁接到其他树的植株上生长的：它们在这些树上生存，并结出果实，但果实与嫁接的树上结出的果实不同。原因是这样的：首先，所有的嫁接枝都会生芽，最初它的养分仍然来自母树，之后才从其嫁接的树中获得养分。

然后，当它发芽时，它将细根伸入树中，从嫁接树中汲取水分。再然后，随着时间的推移，它将根直接穿过嫁接树延伸到了大地。之后，它利用从大地吸收的水分来生长，这就是它获取养料的方式——从大地。因此，嫁接枝会结出不同的果实没有什么奇怪的：因为它们从地下汲取养料。对于树木及其果实，我们就说这么多。一说起这个主题，就滔滔不绝起来。

27. 回到我们的主要论点，也是我介绍这些问题的原因。我认为，所有在地面上生长的植物都依靠来自地面的水分生存，并且植物的特性取决于这种水分的特性。现在，胎儿在子宫里也是依赖母亲生存，而孩子的健康状况取决于母亲的健康状况。但是实际上，如果回顾一下我所说的话，你会发现植物和人类的生长过程从头到尾是完全一样的。关于这个主题就说到这里。

28. 胎儿在子宫中时，双手放在下巴上，头靠近脚。然而，即使你实际看到胎儿在子宫中，也无法准确判定胎儿的头部是在上还是在下。胎儿被从脐带延伸出来的膜固定在其位置。

29. 现在，为了兑现之前的承诺，我来描述一下我的观察结果。这是为了让任何想知道的人尽可能清楚地了解胚胎被包在一个有脐带的膜中，胚胎最初吸入并呼出空气，膜从脐带延伸出去。此外，如果你接受我将要提供的证据，你会发现婴儿的成长过程从头到尾都与我所描述的一样。当然，考虑到鸡的生长与人类生长的可比性，如果你将二十个或更多的鸡蛋放在两个或两个以上的母鸡身下孵化，从第二天开始，直到鸡蛋孵化好的那一天为止，每天拿一个蛋，打破它并检查，你会发现一切与我所描述的一样。例如，你会发现有膜从脐带延伸出去，实际上，所有发生在胎儿身上的现象在鸡蛋中也存在，无一例外。但是，如果没有实际地亲眼看到它，会很难相信鸡蛋中有脐带，但事实就是这样。那么，关于这个问题就说到这里。

30. 母亲要分娩时，胎儿通过手脚的痉挛性运动打破最内层的膜。一旦内膜被破坏，其他的膜势必会变弱，然后按照次序逐一破裂，直到最后一个。当膜破裂时，胚胎从其束缚中释放出来，并全部聚在一起从子宫中出来。一旦膜破裂，没有任何东西具有保持它的力量，而当膜被带走时，子宫本身无法再将胎儿留在里面——实际上，即使是包裹胎儿的膜也没有非常牢固地附着在子宫上。一旦胎儿开始露出，由于子宫是有弹性的，胎儿将会强行为自己打开一条宽阔的通道而离开子宫。它首先是头部出来——这是自然的胎位，因为肚脐上方的重量大于其下方的重量。

　　胎儿在子宫中的第十个月，会获得一种足以破坏膜的力量，这也就到了母亲分娩的时间。然而，如果胎儿遭受了一些暴力伤害，导致膜破裂，胎儿会早于预产期出生。还有一种情况也会导致母亲早于十个月分娩，即母亲提供给胎儿的养分在那之前已经耗竭。但是，那些认为自己怀孕超过十个月的女人们——我听她们说过不止一次——完全是大错特错了。她们的错误是这么产生的：有时由于胃胀气，子宫会膨胀和胀大，女人就想当然地认为自己怀孕了。而且，如果她们的月经没有出现而是积聚在子宫中，并且持续地流入子宫，有时伴随着胃中的气体，有时经血也会变热，那么她们尤其容易认为自己怀孕了。毕竟，她的月经已经停止，肚子还大了。然后，有时月经会自发地或进一步地流入子宫而带走了已经存在的东西，气体被排出。在许多情况下，月经流失后子宫立即张开并向阴道倾斜。那么，如果她们在那时与丈夫发生性关系，她们会在当天或几天后怀孕。对这些事实和原因不熟悉的妇女会将停经和子宫膨胀的时间计算进怀孕时间里。但事实上，怀孕不可能超过十个月，我会解释为什么。

　　在十个月后，母亲所提供的养分对胎儿的生长来说已经不足了，胎儿已经完全长成。它通过吸收血液中最甜的部分来滋养自己，尽管它从乳汁中获得了一定的营养。一旦这些养分不再足够，胎儿已经长大，为获得更多的养分，它会开始翻身，挣破内膜。在怀第一胎的妇女中，这种情况更为常见：她们给胎儿的养分往往不到十个月就已经耗尽了。原因在于：一些女性的月经量足够丰沛，而其他女性的月经量较少——如果情况总是如此，那是因为她从母亲那里遗传的体质禀赋使然。现在，月经量少的妇女在临近分娩时已经无法为长大的胎儿提供足够的营养，导致胎儿在不足十个月时就开始翻身，启动分娩了。这是由于她们的血流量小。通常这些妇女也无法产奶，这是因为她们体质干燥，肌肉致密。因此，我认为，分娩启动的原因是食物供应不足，实际受伤的情况除外。我的证据如下：考虑一下蛋黄发育为小鸡的方式。母鸡蹲在蛋上面，将其孵暖，由于同样的原因，其内容物也会开始运动。加热使蛋的内容物获得了呼吸，然后透过蛋壳从周围空气中吸入下一股冷空气——蛋壳是多孔的，可以使足量的空气吸入蛋中。鸡仔在蛋内生长，并以大致与我之前所说的婴儿相同的方式形成。鸡本身源自蛋黄，但它从蛋白中获得营养和增长——这一事实对于研究过这件事的人来说是显而易见的。当蛋的营养供应耗尽时，因没有足够的食物，它会在蛋壳内剧烈运动，撕破膜。当母鸡注意到小鸡的剧烈运动时，她会啄破蛋壳并孵出小鸡：这发生在孵蛋的第二十天。显然，情况就是这样，因为当母鸡啄破蛋壳时，里面几乎没有液体残留：它都被小鸡用尽了。孩子也是一样：一旦达到一定大小，母亲无法再提供足够的营养，婴儿在寻找更多营养时会翻身，撕破膜，并以这种方式被释放，从而分娩出来。这在最多十个月内发生。根据同样的原理，家畜和野生动物等各个物种都是在适当时间的分娩，并且不会晚于这个时间：因为每种动物必然有一个确定的时间点，到那时胚胎的食物供应会变得不足，然后耗尽，分娩。那些为胚胎提供较少营养的动物较早分娩，而那些提供较多营养的动物则较晚。就这个问题而言，就先说到这里。

　　一旦膜被挣破，如果婴儿是朝向头部方向动的，母亲分娩时会很容易。但如果它侧身或脚先出来——这发生在运动力量朝这个方向倾斜时，可能是因为子宫的大小给了它活动的空间，或因为母亲在产痛开始时没有保持静止——分娩则很困难，常常对母亲或孩子或两者都是致命的。在分娩中，第一次生育的妇女所经受的痛苦最大，因为她们没有疼痛的经验。除了身体的整体不适，腰部和臀部的疼痛最重，因为这些部位被撑大了。有更多生育经验的妇女受的苦较少。如果她们生过好几个孩子，痛苦则会少得多。

　　如果胚胎朝向头部方向移动，头部会先露出，然后是四肢，最后是附着在绒毛膜上的脐带。所有这些之后是血清，这是头部和身体其余部分由于暴力、痛苦和热而产生的分泌物。这种血清为恶露的排出开辟了道路：恶露紧随血清排出，形成月经的血流。恶露的排出使静脉排空，结果是乳房以及身体其他含有大量液体的部位塌陷。这种情况在第一次生育后发生得最轻，多次生育后变得更重。就这个问题而言，就是这样了。

　　31. 双胞胎是在一次性交中产生的。子宫中含有数量不等的弯曲小囊，与阴道的距离各不相同。一次能生产多个幼崽的动物比生产少量幼崽的动物有更多的小囊，这对家畜、野生动物和鸟类都适用。如果精液到达子宫时分别进入了两个小囊，并且其中一个没有将精液再释放到另一个囊中，那么每个小囊中的精液会分别形成膜，并按照我之前所说的方式存活下来。之所以说双胞胎是由一次性交产生的，证据可见于狗、猪及其他一次性交产生两个或更多后代的动物。子宫中的每个独立胚胎都包在自己的小囊中，有自己的膜——这是常见的观察——这些动物通常在一天内产下所有的幼崽。同样，当妇女因一次性交而怀上双胞胎时，每个胚胎都包在自己的小囊中，有自己的绒毛膜。她会在同一天生下两个孩子，一个先出来，然后是另一个，每个都有自己的绒毛膜。

至于另一个事实，即双胞胎中可能一个是男孩，另一个是女孩，我认为每个男人和每个女人都同时存在着较弱和较强的精子，实际上每个动物都是如此。精液不是一次性全部释放出来的，而是在两到三次连续的痉挛后才完全射精。从强度上来讲，第一次和最后一次的精子不可能是相同的。接收较稠和较强精子的小囊将孕育男孩，而接收较稀和较弱精子的小囊将孕育女孩。如果强精子进入两个小囊，那么两个都将孕育男性后代；如果精子都较弱，那么两个都将孕育女性后代。

至此，整个问题告一段落。

论 心 脏

1. 心脏形似金字塔，呈深红色，包裹于平滑的膜中。由于膜中有少量液体，极似尿液，让人觉得心脏像在一个类似膀胱的囊中运动。液体的作用是保护心脏搏动，唯有足够的液体才能降低心脏的热度。心脏在接收和利用这种液体后对它进行过滤，它在肺部被悉数吸收。

2. 人在喝水时，大部分水会进入腹部（食管好比一个漏斗，接住了我们摄入的大部分液体），但其中一部分也进入喉咙。不过，这部分的量非常少，不足以让我们感觉到它通过水流的压力挤压进去。会厌是一个严丝合缝的盖子，不会让饮料之外的任何东西穿过。证据是：取一些水，用蓝铜矿或红赭石染色，然后让一只近乎渴死的动物喝下去（最好是猪，因为这种动物在进食习惯上既不谨慎也不优雅）。在动物正在喝水时，割断它的喉咙，你会发现它的喉咙被喝的东西染色了。然而，这一操作需要一些特别的技巧。当我们说喝某种水对喉咙有影响，而且有好处时，我们无须质疑。那么，为什么当喝水过猛的时候会感到不适，引起急剧的咳嗽呢？我认为，这是因为水流的方向和呼吸的方向是相反的。在压力的作用下，液体会沿着喉咙的侧面向下流入，因此不会妨碍呼气向上的通道。事实上，恰恰相反：喉咙湿润后，可以为呼气提供一个光滑顺畅的通道。

3. 心脏从肺中吸收液体和空气。空气完成其功能后，心脏会按照吸入的路线将其呼出去，也会让一些液体进入包膜内，剩下的液体连同空气一起排出。呼吸也以这种方式呼出，在呼出的过程中，抬高会厌。当然，呼吸时空气必须在适当的时候原路返回，因为它不是食物——仅空气和水怎么能成为人的食物呢？它们不过是对先天不足的补偿。

4. 回到我的主题——心脏。心脏是一块极其强壮的肌肉，所谓"肌肉"，即它不是一种"肌腱"，而是一种紧致的肉。心脏外周呈圆形，内里包括两个独立的腔室，一个在这边，一个在另一边。这两个空腔是截然不同的：右侧的空腔朝下，两侧紧密贴合。当然，这里的"右"，我指的是在身体左侧的右边，因为整个心脏都位于身体左侧。此外，这个腔体是非常宽敞的，并比另一个更宽敞。它并不延伸到心脏的边缘，但顶部致密肥厚，看上去像是在此处从外面缝合收口一样。

5. 另一个腔体位置稍低，并延伸到左侧乳头线上，这实际上是观察心搏的位置。外壁肥厚，内陷形成腔体，如同研钵的腔室。肺脏在外侧包裹着心脏，起到缓冲作用，可以控制和调节温度。因为肺本身是冷的，并且可以通过呼吸得到冷却。

6. 两腔的内表面粗糙，看上去像被轻微腐蚀过一样，左腔较之右腔程度更甚，因为先天的热不在右边。可以预料左侧腔室比右侧更粗糙，因为它充满了未调和的热。因此，其结构更为肥厚，以增强它承受热的能力。

7. 切开心耳的顶端，并取下心脏的头部（即基部），即可暴露腔室。全部切开后，一个腔室的一对开口就会显现出来。一根粗大的静脉从一个开口向上延伸。除非解剖开，否则是无法看到的。

这些是人类存在之源：从它们那里流向全身的河流灌溉着人的凡躯，赋予了人类生命。如果它们干涸，人就会死去。

8. 在血管的起源附近，有一些柔软和多腔隙（或"多孔"）的小体包裹在心脏上。虽然它们被称为"心耳"，但它们不像耳朵那样穿孔，也听不到任何声音。事实上，它们是大自然捕捉空气的工具。我相信，这是一位优秀工匠的创造。他看到由于材料的密度，心脏会成为一个实心的物体，将没有吸引的力量，于是他装备了风箱。就像工匠对他们的炉子所做的一样，心脏用风箱控制着它的呼吸。以下是我陈述的证据：你可以看到整个心脏在跳动，而心耳则舒张和收缩，有自己单独的运动。

9. 也正是出于这个原因，我始终认为，静脉与左腔室相通，右腔室则与动脉相通，因为柔软的血管具有更大的吸引力，更具有舒张性。包裹它的那部分心脏需要较少的冷却，因为热量不在右侧。因此，这个器官（心脏）有了一个有利的缺陷，可以防止它被进入的空气完全左右。

10. 接下来，我将讨论心脏内隐藏的瓣膜，这堪称一件鬼斧神工的艺术品，颇值得仔细介绍。所有的腔室内都有瓣膜以及纤维，它们像蜘蛛网一样遍布心脏的腔室，围绕在开口的四周，并在心脏坚实的外壁上植入细丝，由此牵引和支撑心脏和它的血管，作为动脉的基础。现在，动脉是成对的，每个入口有三个瓣膜，其边缘大致呈半圆状。当它们合在一起时，关闭动脉入口的精确程度令人惊叹。如果一个人完全理解它们的原始结构，然后从尸体上取出心脏，并把三个瓣膜一个搭上一个，就会发现，水和空气都无法强行进入心脏。左腔室的瓣膜，情况尤其如此，这些瓣膜的设计更加精确。

这就是人们所期待的：因为人的智慧，统治灵魂其余部分的中心位于左腔室。

11. 它的营养既不是来自腹部的固体食物，也不是饮料，而是从血液中提炼出来的一种纯净而明亮的物质。它通过传输光线从邻近的血液容器中输送出这种营养，仿佛从腹部和肠道获取营养一样，当然事实并非如此。为了避免大动脉（即主动脉）中食物的混乱运动的干扰，它关闭了通往该动脉的通道，因为来自腹部和肠道的大动脉中充满了不适合统治原则的食物。

很明显，左腔室不是由可见的血液滋养的。如果你割断动物的喉咙杀死它，并打开左腔室，你会发现除了少量血清和胆汁，以及我前文描述的膜，它几乎是空的。但动脉不会没有血液，右腔室也是如此。在我看来，这正是血管上存在瓣膜的原因。

12. 至于来自右腔室的血管，这种血管也由合在一起的瓣膜关闭。但是它们太弱了，无法完全关闭血管。它在朝向肺部的方向是开放的，为肺部的营养提供血液，而朝向心脏的方向是闭合的，但不密封，这样空气就可以进入，尽管量很小。因为这一部分的热性是弱的，被冷性的混合物所支配。与普遍的观点相反，和其他任何液体一样，血液实际上并不是一种本质上就热的东西，虽然它可以被加热。

那么，这就是我对心脏的描述。

科学元典丛书（红皮经典版）

1	天体运行论	［波兰］哥白尼
2	关于托勒密和哥白尼两大世界体系的对话	［意］伽利略
3	心血运动论	［英］威廉·哈维
4	薛定谔讲演录	［奥地利］薛定谔
5	自然哲学之数学原理	［英］牛顿
6	牛顿光学	［英］牛顿
7	惠更斯光论（附《惠更斯评传》）	［荷兰］惠更斯
8	怀疑的化学家	［英］波义耳
9	化学哲学新体系	［英］道尔顿
10	控制论	［美］维纳
11	海陆的起源	［德］魏格纳
12	物种起源（增订版）	［英］达尔文
13	热的解析理论	［法］傅立叶
14	化学基础论	［法］拉瓦锡
15	笛卡儿几何	［法］笛卡儿
16	狭义与广义相对论浅说	［美］爱因斯坦
17	人类在自然界的位置（全译本）	［英］赫胥黎
18	基因论	［美］摩尔根
19	进化论与伦理学(全译本)(附《天演论》)	［英］赫胥黎
20	从存在到演化	［比利时］普里戈金
21	地质学原理	［英］莱伊尔
22	人类的由来及性选择	［英］达尔文
23	希尔伯特几何基础	［德］希尔伯特
24	人类和动物的表情	［英］达尔文
25	条件反射：动物高级神经活动	［俄］巴甫洛夫
26	电磁通论	［英］麦克斯韦
27	居里夫人文选	［法］玛丽·居里
28	计算机与人脑	［美］冯·诺伊曼
29	人有人的用处——控制论与社会	［美］维纳
30	李比希文选	［德］李比希
31	世界的和谐	［德］开普勒
32	遗传学经典文选	［奥地利］孟德尔 等
33	德布罗意文选	［法］德布罗意
34	行为主义	［美］华生
35	人类与动物心理学讲义	［德］冯特

36	心理学原理	［美］詹姆斯
37	大脑两半球机能讲义	［俄］巴甫洛夫
38	相对论的意义：爱因斯坦在普林斯顿大学的演讲	［美］爱因斯坦
39	关于两门新科学的对谈	［意］伽利略
40	玻尔讲演录	［丹麦］玻尔
41	动物和植物在家养下的变异	［英］达尔文
42	攀援植物的运动和习性	［英］达尔文
43	食虫植物	［英］达尔文
44	宇宙发展史概论	［德］康德
45	兰科植物的受精	［英］达尔文
46	星云世界	［美］哈勃
47	费米讲演录	［美］费米
48	宇宙体系	［英］牛顿
49	对称	［德］外尔
50	植物的运动本领	［英］达尔文
51	博弈论与经济行为（60周年纪念版）	［美］冯·诺伊曼 摩根斯坦
52	生命是什么（附《我的世界观》）	［奥地利］薛定谔
53	同种植物的不同花型	［英］达尔文
54	生命的奇迹	［德］海克尔
55	阿基米德经典著作集	［古希腊］阿基米德
56	性心理学、性教育与性道德	［英］霭理士
57	宇宙之谜	［德］海克尔
58	植物界异花和自花受精的效果	［英］达尔文
59	盖伦经典著作选	［古罗马］盖伦
60	超穷数理论基础（茹尔丹 齐民友 注释）	［德］康托
61	宇宙（第一卷）	［德］亚历山大·洪堡
62	圆锥曲线论	［古希腊］阿波罗尼奥斯
63	几何原本	［古希腊］欧几里得
64	莱布尼兹微积分	［德］莱布尼兹
65	相对论原理（原始文献集）	［荷兰］洛伦兹 ［美］爱因斯坦 等
66	玻尔兹曼气体理论讲义	［奥地利］玻尔兹曼
67	巴斯德发酵生理学	［法］巴斯德
68	化学键的本质	［美］鲍林
69	腐殖土的形成与蚯蚓的作用	［英］达尔文
70	宇宙（第二卷）	［德］亚历山大·洪堡
71	希波克拉底经典著作选	［古希腊］希波克拉底

科学元典丛书（彩图珍藏版）

自然哲学之数学原理（彩图珍藏版）	［英］牛顿
物种起源（彩图珍藏版）（附《进化论的十大猜想》）	［英］达尔文
狭义与广义相对论浅说（彩图珍藏版）	［美］爱因斯坦
关于两门新科学的对话（彩图珍藏版）	［意］伽利略
海陆的起源（彩图珍藏版）	［德］魏格纳

科学元典丛书（学生版）

1	天体运行论（学生版）	［波兰］哥白尼
2	关于两门新科学的对话（学生版）	［意］伽利略
3	笛卡儿几何（学生版）	［法］笛卡儿
4	自然哲学之数学原理（学生版）	［英］牛顿
5	化学基础论（学生版）	［法］拉瓦锡
6	物种起源（学生版）	［英］达尔文
7	基因论（学生版）	［美］摩尔根
8	居里夫人文选（学生版）	［法］玛丽·居里
9	狭义与广义相对论浅说（学生版）	［美］爱因斯坦
10	海陆的起源（学生版）	［德］魏格纳
11	生命是什么（学生版）	［奥地利］薛定谔
12	化学键的本质（学生版）	［美］鲍林
13	计算机与人脑（学生版）	［美］冯·诺伊曼
14	从存在到演化（学生版）	［比利时］普里戈金
15	九章算术（学生版）	〔汉〕张苍〔汉〕耿寿昌 删补
16	几何原本（学生版）	［古希腊］欧几里得

科学元典·数学系列

科学元典·物理学系列

科学元典·化学系列

科学元典·生命科学系列

科学元典·生命科学系列（达尔文专辑）

科学元典·天学与地学系列

科学元典·实验心理学系列

科学元典·交叉科学系列

全新改版·华美精装·大字彩图·书房必藏

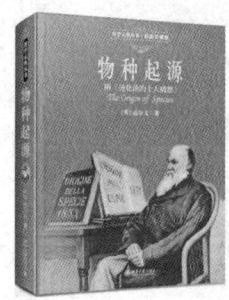 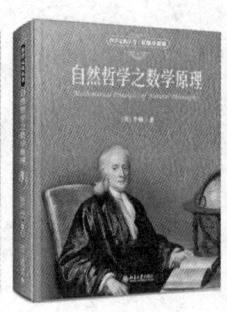 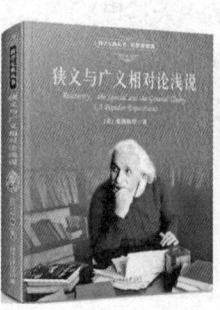 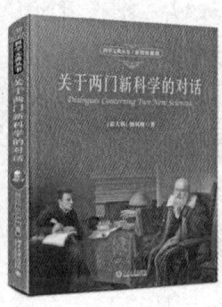 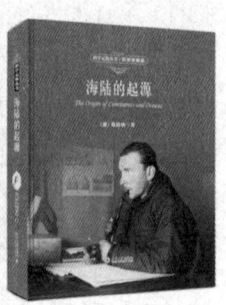

科学元典丛书，销量超过 100 万册！

——你收藏的不仅仅是"纸"的艺术品，更是两千年人类文明史！

科学元典丛书（彩图珍藏版）除了沿袭丛书之前的优势和特色之外，还新增了三大亮点：
① 增加了数百幅插图。
② 增加了专家的"音频＋视频＋图文"导读。
③ 装帧设计全面升级，更典雅、更值得收藏。

名作名译·名家导读

《物种起源》由舒德干领衔翻译，他是中国科学院院士，国家自然科学奖一等奖获得者，西北大学早期生命研究所所长，西北大学博物馆馆长。2015 年，舒德干教授重走达尔文航路，以高级科学顾问身份前往加拉帕戈斯群岛考察，幸运地目睹了达尔文在《物种起源》中描述的部分生物和进化证据。本书也由他亲自"音频＋视频＋图文"导读。

《自然哲学之数学原理》译者王克迪，系北京大学博士，中共中央党校教授、现代科学技术与科技哲学教研室主任。在英伦访学期间，曾多次寻访牛顿生活、学习和工作过的圣迹，对牛顿的思想有深入的研究。本书亦由他亲自"音频＋视频＋图文"导读。

《狭义与广义相对论浅说》译者杨润殷先生是著名学者、翻译家。校译者胡刚复（1892—1966）是中国近代物理学奠基人之一，著名的物理学家、教育家。本书由中国科学院李醒民教授撰写导读，中国科学院自然科学史研究所方在庆研究员"音频＋视频"导读。

《关于两门新科学的对话》译者北京大学物理学武际可教授，曾任中国力学学会副理事长、计算力学专业委员会副主任、《力学与实践》期刊主编、《固体力学学报》编委、吉林大学兼职教授。本书亦由他亲自导读。

《海陆的起源》由中国著名地理学家和地理教育家，南京师范大学教授李旭旦翻译，北京大学教授孙元林，华中师范大学教授张祖林，中国地质科学院彭立红、刘平宇等导读。